Ursula Wappelhorst   Andreas Kittelmann   Christoph Röbbelen

Lehr- und Arbeitsbuch Funktionelle Anatomie

Autoren

Ursula Wappelhorst, Jg. 1973, absolvierte von 1994–1997 die Ausbildung zur Physiotherapeutin in Marburg. Im Anschluss daran arbeitete sie in vorwiegend orthopädisch orientierten Praxen zunächst in Marburg, später in Karlsruhe. Sie hat u. a. Fortbildungen in Manueller Therapie, PNF und Brügger-Therapie abgeschlossen.

Seit 2001 ist sie Lehrkraft an der Physiotherapieschule des Universitätsklinikums Marburg, unterrichtet dort als Schwerpunkt das Fach PT-Orthopädie und betreut die Schüler bei der praktischen Arbeit in der Klinik. Zudem arbeitet sie als freie Mitarbeiterin in einer Physiotherapiepraxis.

Dr. med. Andreas Kittelmann, Jg. 1962, studierte Humanmedizin an der Universität in Göttingen und wurde 1993 als Arzt approbiert. Anschließend war er als ärztlicher Dozent in der Physiotherapieausbildung tätig und unterrichtete bis 2003 die Fächer Funktionelle Anatomie des Bewegungsapparates, Spezielle Krankheitslehre (u. a. Orthopädie, Chirurgie, Traumatologie, Sportmedizin), Neuro- und Muskelphysiologie sowie Trainingslehre. Von 2001–2003 hatte er die ärztliche Leitung der Loges-Schule in Bad Harzburg inne. Seine Fortbildungsschwerpunkte lagen neben der Manuellen Therapie v. a. im Bereich der Medizinischen Trainingslehre und der Sportmedizin.

Christoph Röbbelen, Jg. 1963, hat 1985–1988 an der Universität in Göttingen Biologie und Sportwissenschaften studiert und anschließend die Physiotherapie-Ausbildung absolviert. Seit 1990 arbeitete er als Physiotherapeut in verschiedenen Kliniken und EAP-Zentren, vorwiegend im orthopädisch-traumatologischen und sportmedizinischen Bereich. Seine Fortbildungen konzentrieren sich auf manuelle und orthopädische Techniken sowie eine Ausbildung in der analytischen Biomechanik nach Sohier. Zurzeit studiert er Osteopathie am College Sutherland in Großbritannien.

Seit 1998 ist er Lehrkraft und stellv. Schulleiter an der Schule für Physiotherapie der Stiftung Friedrichsheim in Frankfurt/M. und unterrichtet neben Physik und Biomechanik auch PT-Sportmedizin sowie Untersuchung und Therapie am Bewegungssystem.

Ursula Wappelhorst   Andreas Kittelmann
Christoph Röbbelen

Lehr- und Arbeitsbuch Funktionelle Anatomie

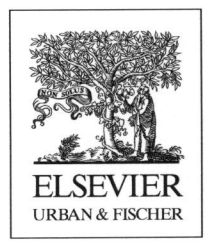

ELSEVIER
URBAN & FISCHER

URBAN & FISCHER
München • Jena

Zuschriften und Kritik an:
Elsevier GmbH,
Urban & Fischer Verlag,
Lektorat Fachberufe,
Karlstraße 45,
80333 München

Wichtiger Hinweis für den Benutzer

Die Erkenntnisse in der Medizin unterliegen laufendem Wandel durch Forschung und klinische Erfahrungen. Die Autoren dieses Werkes haben große Sorgfalt darauf verwendet, dass die in diesem Werk gemachten therapeutischen Angaben (insbesondere hinsichtlich Indikation, Dosierung und unerwünschten Wirkungen) dem derzeitigen Wissensstand entsprechen. Das entbindet die Nutzer dieses Werkes aber nicht von der Verpflichtung, ihre therapeutischen Entscheidungen in eigener Verantwortung zu treffen.
Wie allgemein üblich wurden Warenzeichen bzw. Namen (z.B. bei Pharmapräparaten) nicht besonders gekennzeichnet.

Bibliografische Information Der Deutschen Bibliothek

Die Deutsche Bibliothek verzeichnet diese Publikation in der Deutschen Nationalbibliografie; detaillierte bibliografische Daten sind im Internet unter http://dnb.ddb.de abrufbar.

Um den Textfluss nicht zu stören, wurde bei Patienten und Berufsbezeichnungen die grammatikalisch maskuline Form gewählt. Selbstverständlich sind in diesen Fällen immer Frauen und Männer gemeint.

Lektorat: Ines Mergenhagen, Hilke Dietrich
Herstellung: Hildegard Graf
Satz: Kösel, Krugzell
Druck und Bindung: Krips, Meppel/NL
Umschlaggestaltung: SpieszDesign, Neu-Ulm
Titelfotografie: Ursula Wappelhorst

ISBN 3-437-48030-8

Aktuelle Informationen finden Sie im Internet unter http://www.elsevier.com und http://www.elsevier.de

Geleitwort

„Osteopathie ist erstens Anatomie, zweitens Anatomie, drittens Anatomie" – dieser eine und entscheidende Satz von A. T. Still, dem Urvater der Osteopathie, hat uns schon als Studenten geprägt und bleibt uns unser ganzes (Berufs-)Leben in Erinnerung. Er lässt sich mühelos auch auf die Physiotherapie übertragen und auf alle anderen Berufe, die mit oder an dem menschlichen Körper arbeiten.

„Anatomie ist langweilig: Knochen mit unzähligen Details zu lernen, Muskeln mit Ursprung, Ansatz, Innervation sowie Blut- und Nervenversorgung – und das alles auf Latein – aufzusagen, ist öde und sture Paukerei ..." Wer diese Aussage macht, hat die Anatomie wohl nicht richtig verstanden oder vielleicht einen schlechten Lehrer gehabt.

Anatomie ist spannend! „Wie, was, wo und warum?" – viele solche Fragen lassen sich aus der Anatomie beantworten.

Der Ausdruck ‚Tuberositas' beispielsweise ist nicht nur ein lateinischer Begriff, der alleine eine Erhabenheit an einem Knochen beschreibt. Vielmehr erzählt er eine lange, interessante Geschichte von Kräften wie Druck und Zug, die ihn geformt haben. Die Individualität der verantwortlichen physischen und chemischen Prozesse schaffen Milliarden einzigartiger Tuberositae – alle ähnlich, aber trotzdem anders.

Die Anatomie kann uns viel lehren über Physiologie und Pathologie. Pathologien haben häufig ihre Ursache in einer veränderten funktionellen oder topographischen Anatomie. Diagnostisch ist es daher sehr wichtig, die ‚normale' Anatomie zu kennen, um daraus die Therapie abzuleiten und damit die Rückkehr zur Gesundheit anzuregen.

Die Autoren dieses Buches haben diese Botschaft A. T. Stills sehr gut verstanden. Die Funktion, die als Ausdruck der Struktur zu verstehen ist, wird mittels übersichtlicher Schemata und in Kombination mit biomechanischen Erklärungsmodellen eindrücklich veranschaulicht – und hebt sich damit erfrischend von den bekannten Standardwerken ab.

Somit wurde auch A. T. Stills zweites Prinzip berücksichtigt, das vereinfacht besagt, dass „Struktur und Funktion wechselseitig voneinander abhängig sind". Dies kann nur durch die genaue Kenntnis der Struktur und der Funktion vom Dogma zur Wahrheit erhoben werden. Der nötige therapeutische Eingriff wird sich unter Berücksichtigung der menschlichen Einheit (drittes Prinzip nach A. T. Still) dem geschulten und intuitiven Verstand dann von selbst erschließen.

Dieses Werk leistet auf dem langen Weg hin zur Erfüllung dieser Forderungen einen belebenden Beitrag. Die Möglichkeit, es als Nachschlagewerk, aber eben auch als interaktives Arbeitsbuch für den Unterricht zu verwenden, hebt es aus der Masse hervor.

Ich wünsche den Lesern und Studierenden viel Freude beim Lernen und hoffe, dass Sie als Therapeuten die Wichtigkeit einer umfangreichen anatomischen Kenntnis erkennen und einsehen möchten.

Schlangenbad, im Sommer 2005

Etienne Cloet D.O., Direktor des College Sutherland

Vorwort

„Ärzte ohne Anatomie gleichen Maulwürfen –
sie arbeiten im Dunkeln und ihrer Hände
Tagewerk sind Erdhügel."

Diesen Satz bezog Tiedemann 1754 ausschließlich auf Ärzte – heute aber gibt es eine Vielzahl von Berufen, die sich ebenfalls mit dem menschlichen Körper und seiner Anatomie beschäftigen und auf die dieses Zitat übertragbar ist.

Das hier vorliegende Buch richtet sich an all diejenigen, die sich mit Prävention, Therapie, Rehabilitation oder „einfach" mit der Funktion des Bewegungsapparates befassen und denen dabei eine fundierte Kenntnis der Anatomie hilfreich ist. So gehört der Anatomieunterricht für Physiotherapieschüler, aber auch für Lernende und Studierende anderer medizinischer oder sportwissenschaftlicher Berufe einerseits zwar zu einer eher unliebsamen Pflicht. Andererseits ist aber die genaue Kenntnis der Anatomie des menschlichen Körpers – vor allem die des Bewegungsapparates – Voraussetzung für jedes kompetente (physio-)therapeutische Handeln. Die Anatomie des Bewegungsapparates ist die Basis all unserer Techniken und Maßnahmen und nicht wegzudenken aus der Praxis. Nicht das Auswendiglernen von Ursprüngen, Ansätzen und Funktionen der scheinbar endlosen Anzahl von Muskeln ist entscheidend, sondern das Verstehen der funktionellen Zusammenhänge.

In unserer langjährigen Arbeit mit Physiotherapieschülern ist uns immer wieder die Frage nach „dem" Anatomiebuch gestellt worden, aus dem man lernen und mit dem man arbeiten kann. Diese Fragen waren für uns der Anlass zu überlegen, wie solch ein Buch aussehen könnte: Eines, das den Schüler von den ersten Anatomiestunden über das Examen hinaus bis ins spätere Berufsleben begleiten kann; in dem man diese kleinen Anmerkungen und Eselsbrücken notiert, die man ein Leben lang nicht mehr vergisst und das somit auch nach der Ausbildung noch als gutes Nach-

schlagewerk dient. Es entstanden viele Ideen und wurden wieder verworfen – übrig geblieben ist nun dieses Buch: ein Lehr- und Arbeitsbuch für die funktionelle Anatomie.

Wie wohl jedes Buch wäre auch dieses nicht ohne die Unterstützung von vielen Menschen entstanden, denen wir an dieser Stelle herzlich „Danke!" sagen möchten. Allen voran seien die genannt, die uns privat den Rücken frei gehalten und eine nicht unerhebliche „Vernachlässigung" ertragen haben!

Weiterhin danken wir sehr herzlich unserer Lektorin Ines Mergenhagen, die dieses Projekt mit auf den Weg gebracht und uns immer wieder daran erinnert hat, für wen wir dieses Buch schreiben. Ebenso allen Mitarbeitern vom Elsevier/ Urban & Fischer Verlag, besonders Hildegard Graf und Hilke Dietrich, die uns gemeinsam mit Frau Mergenhagen bei der Arbeit an diesem Buch tatkräftig unterstützt haben.

Ein großer Dank gebührt auch unserer Zeichnerin Susanne Adler, die die zahlreichen Muskelabbildungen gezeichnet und mit unermüdlicher Geduld immer wieder in Details verändert und verfeinert hat. Außerdem Anne Lauterbach, die mit fachlichem und geübtem Blick das Manuskript redaktionell überarbeitet und uns viele gute Anregungen gegeben hat. Auch Gabriele Steffers, die die Idee dieses Buches ein Stück weit mit geboren hat, darf an dieser Stelle nicht unerwähnt bleiben.

Und nicht zu vergessen sind all unsere Schüler, die uns mit ihren Fragen immer wieder motiviert haben, die Idee eines „besonderen Anatomiebuches" zu verfolgen – und denen wir hiermit hoffentlich ihren Wunsch erfüllt haben ...

Marburg, Göttingen, Frankfurt,
im Sommer 2005

Ursula Wappelhorst
Andreas Kittelmann
Christoph Röbbelen

Wegweiser

Dieses Buch möchte all denen eine Hilfe sein, die die Anatomie des Bewegungsapparates in ihren funktionellen Aspekten lernen und verstehen wollen. Dazu wird auf die deskriptive Anatomie ebenso eingegangen wie auf biomechanische Zusammenhänge – denn erst auf dieser Grundlage lässt sich die Anatomie funktionell erfassen.

Das 1. Kapitel ist eine **Einführung in die Biomechanik**. Hier werden klar und verständlich alle Grundlagen der Biomechanik erläutert, die für das Verständnis der funktionellen Anatomie des Bewegungsapparates und im Umgang mit den folgenden Kapiteln von Bedeutung sind. Gedankengänge und Zusammenhänge werden Schritt für Schritt erklärt und mit zahlreichen Abbildungen verdeutlicht. Wir empfehlen deshalb, die Lektüre des Buches mit diesem Kapitel zu beginnen, um die Zusammenhänge in den späteren Kapiteln leichter zu verstehen. Die folgenden Kapitel können unabhängig voneinander gelesen und bearbeitet werden.

Die Kapitel 2–4 beschäftigen sich mit der **Anatomie des Bewegungsapparates** (Rumpf, obere Extremität und untere Extremität) und sind immer gleich aufgebaut:

- Zunächst werden die **knöchernen Strukturen** der entsprechenden Region dargestellt. Dabei ist unter jeder Abbildung Platz gelassen, um die einzelnen Strukturen selbst zu benennen. Es ist auch möglich, die Abbildungen direkt zu beschriften, z. B. als Wiederholung kurz vor dem Examen. Die Lösungen können in Kapitel 5 überprüft werden. Um den Überblick für Schüler und Studenten nicht zu erschweren, haben wir uns in diesen Abschnitten bewusst auf funktionell bedeutsame Strukturen beschränkt.
- Auf die Knochenstrukturen folgen **Steckbriefe zu den einzelnen Gelenken**, in denen stichpunktartig alle wichtigen Informationen für die Biomechanik und Bewegungen des jeweiligen Gelenkes gegeben werden. Diese Steckbriefe gliedern sich in:
  - Gelenktyp und Bewegungsausmaß
  - Gelenkpartner
  - Gelenkkapsel und Bänder
  - funktionelle Aspekte des Gelenks.

Einzelne Informationen können hier gezielt nachgeschlagen werden, zusätzlich erleichtern zahlreiche Abbildungen das Verständnis der Gelenkfunktionen.

- An die Steckbriefe schließt sich die jeweilige **Muskulatur** des Gelenks bzw. der Region an. Jeder Muskel ist schematisch mit seinem Faserverlauf dargestellt und kann farbig gestaltet werden – so lassen sich z. B. unterschiedliche Anteile eines Muskels mit verschiedenen Farben ausmalen. Insofern kann jeder Leser sein Anatomiebuch gestalten, wie es seinen Lernbedürfnissen entgegen kommt.

Im Text werden Ansatz, Ursprung, Verlauf sowie Innervation und topografische Besonderheiten der Muskeln kurz und übersichtlich erläutert – für die Funktionen sind jedoch nur die Bewegungsachsen vorgegeben: die Leser mögen sich selbst herleiten, welche Bewegung der Muskel ausführt – um damit ihr Verständnis für Muskelfunktionen zu schulen und zu verfeinern. Zur Kontrolle sind auch hier die richtigen Angaben in Kapitel 5 zu finden.

Wir haben uns entschlossen, die Funktionen der Muskeln nicht in Ebenen, sondern um *Bewegungsachsen* zu beschreiben, da sich Bewegungsachsen bei einigen Gelenken genauer definieren lassen. Die Bewegungsachsen sind in den jeweiligen Steckbriefen der Gelenke nochmals genau erläutert.

Wo es für Bewegungsberufe sinnvoll ist, sind zudem funktionell bedeutsame, biomechanische Aspekte und interessante klinische Anmerkungen bei den einzelnen Muskeln genannt.

Im Buch finden sich verschiedentlich **Übungsaufgaben**, die eine kurze Wiederholung ermöglichen: um sich wichtige Zusammenhänge nochmals zu vergegenwärtigen oder um biomechanische Betrachtungen des 1. Kapitels auf den Bewegungsapparat zu übertragen. So erschließt sich erneut ein Verständnis für die funktionellen Zusammenhänge zwischen Anatomie und Bewegung. Die Lösungen sind wiederum in Kapitel 5 genannt – wobei die Lösungsabbildungen auch weiterhelfen, wenn eine anspruchsvollere Aufgabe einmal nicht selbstständig gelöst werden kann.

Das **Glossar** ist eine bei Schülern und Studenten beliebte Hilfe, um „fragwürdige" Begriffe schnell zu klären – und fehlt natürlich auch in diesem Buch nicht. Weiterhin zeigt eine Liste mit wichtigen anatomischen Begriffen die jeweilige Übersetzung ins Deutsche, so dass manche lateinische Bezeichnung nachvollziehbarer und damit besser lernbar wird.

Zu guter Letzt empfehlen wir in der **Literaturliste** interessierten Schülern und Studenten Nachschlagewerke zur Vertiefung des bereits Gelernten.

Das Lektorat Physiotherapie und die Autoren wünschen allen Schülern und Studenten viel Spaß, Erfolg und vor allem Aha-Erlebnisse, wenn sie mit diesem Buch die funktionellen Zusammenhänge des Bewegungsapparates klarer erkennen und in Bewegung und Therapie übertragen können!

Natürlich interessiert uns die Meinung unserer LeserInnen. Daher freuen wir uns über Lob, Kritik und Anregungen – so dass wir das Lehr- und Arbeitsbuch weiter verbessern können. Wer uns seine Meinung über dieses Buch mitteilen möchte, kann dies tun unter: www.elsevier.de/meinung

Abkürzungen

↻	**Dieser Muskel hat eine Funktionsumkehr** (s. auch S. 20 ff)
A./Aa.	Arteria/Arteriae
Art./Artt.	Articulatio/Articulationes
ARO	Außenrotation
BWS	Brustwirbelsäule
DP	Drehpunkt
HWS	Halswirbelsäule
IRO	Innenrotation
ISG	Iliosakralgelenk
Lig./Ligg.	Ligamentum/Ligamenta
LWS	Lendenwirbelsäule
M./Mm.	Musculus/Musculi
N-0	Neutral-Null (-Stellung)
N./Nn.	Nervus/Nervi
OSG	oberes Sprunggelenk
Proc./Procc.	Processus/Processus
SIAI	Spina iliaca anterior inferior
SIAS	Spina iliaca anterior superior
SIPI	Spina iliaca posterior inferior
SIPS	Spina iliaca posterior superior
SP	Schwerpunkt
USG	unteres Sprunggelenk
V./Vv.	Vena/Venae
WS	Wirbelsäule

Inhaltsverzeichnis

1 Einführung in die Biomechanik

Biomechanik

1.1 Einleitung

In der Biomechanik werden die Gesetze der Mechanik auf Lebewesen angewendet. Neben einer rein physikalischen Betrachtung ist es notwendig, die Besonderheit der biologischen Strukturen des menschlichen Körpers zu berücksichtigen.

Das Skelettsystem des Menschen kann als Hebelsystem verstanden werden, an dem verschiedene Kräfte wirken und Drehmomente (Drehimpulse) produzieren. Diese Drehmomente führen zu den sichtbaren Bewegungen der Gelenkpartner (Osteokinematik). Daneben findet eine Vielzahl von Bewegungen innerhalb der biologischen Gelenke statt, die im Rahmen der Arthrokinematik analysiert werden.

In diesem Kapitel werden die mechanischen Grundlagen beschrieben, die für das Verständnis der Muskelfunktionen von entscheidender Bedeutung sind. Folgende Fragen werden beantwortet:

1. Was versteht man unter Bewegung und welche Bedeutung hat dies für die Gelenke?
2. Welche Aspekte der Kraft sind für die Analyse von Muskelfunktionen wichtig?
3. Welche Rolle spielen Drehmomente und Hebel am menschlichen Körper?

1.2 Bewegung

Eine Bewegung beschreibt die Ortsveränderung eines Körpers im Raum. Die physikalische Größe, die Bewegung misst, ist die Geschwindigkeit. Dabei ist eine Bewegung nur in Beziehung zu einem anderen Körper festzustellen und wird relativ zu diesem beschrieben. Die Kinematik beschäftigt sich mit der räumlich-zeitlichen Charakteristik von Bewegungen, ohne auf die verursachenden Kräfte der Bewegung einzugehen. Dabei unterscheidet man grundsätzlich zwei Bewegungsarten: Rotation und Translation.

Bei allen Bewegungen an Gelenken unterscheidet man wiederum zwischen Osteokinematik und die Arthrokinematik.

1.2.1 Osteokinematik

Die Osteokinematik beschreibt die Knochenbewegung im Raum, wobei wir zwischen Rotation und Translation unterscheiden.

Rotation

Unter Rotation versteht man eine kreisförmige Bewegung um einen Drehpunkt, so dass sich die Punkte eines Körpers auf konzentrischen Kreisen je nach Abstand und Lage zum Drehpunkt mit unterschiedlicher Geschwindigkeit und Richtung bewegen. Die einzelnen Punkte des Körpers legen dabei unterschiedliche Strecken zurück

(s. Abb. 1.1). Die Drehachse kann dabei innerhalb (a) oder außerhalb (b) des Körpers liegen.

Alle Knochenbewegungen, die aktiv oder passiv um einen Drehpunkt bzw. eine Drehachse stattfinden, sind physikalisch gesehen Rotationen.

Anatomische Knochenbewegungen

Alle anatomischen Knochenbewegungen sind also Rotationen um eine transversale, sagittale oder longitudinale Achse in der entsprechenden Ebene (s. Abb. 1.2–1.4).

Im Gegensatz zu den anatomisch beschriebenen Knochenbewegungen, die definitionsgemäß um eine starre Achse stattfinden, werden die physiologischen Bewegungen im täglichen Leben um mehrere Achsen gleichzeitig ausgeführt. D.h. die physiologischen Bewegungen in den Gelenken des Menschen sind Kombinationsbewegungen um mehrere anatomische Achsen. Sie sind in der Regel aus Rotation und Translation zusammengesetzt.

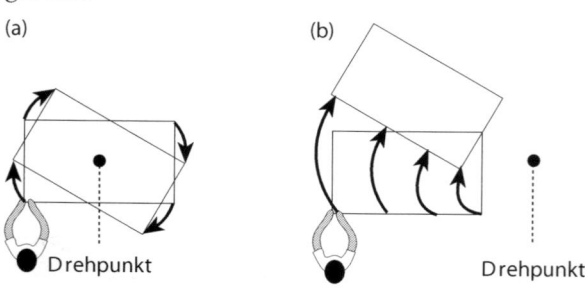

(a)   (b)

Drehpunkt   Drehpunkt

Abb. 1.1 Rotatorische Bewegung

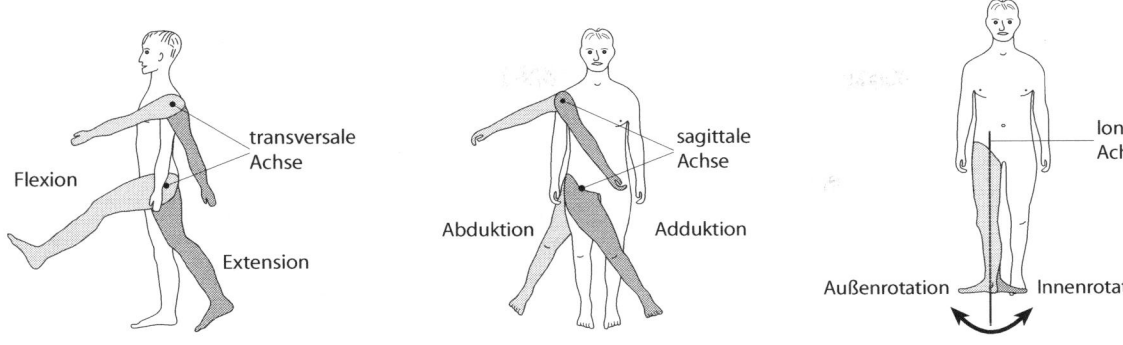

Flexion
transversale Achse
Extension

Abduktion
sagittale Achse
Adduktion

longitudinale Achse
Außenrotation
Innenrotation

Abb. 1.4 Rotation um eine longitudinale Achse

Translation

Die Translation beschreibt die Bewegung aller Punkte eines Körpers in die gleiche Richtung und in der gleichen Zeit. Dabei legen alle Punkte des Körpers die gleiche Strecke zurück (s. Abb. 1.5). Diese Bewegung kann auf geraden oder gekrümmten Bahnen stattfinden. Eine Translation entsteht, wenn eine Kraft genau im Drehpunkt eines Körpers oder in seiner gradlinigen Verlängerung ansetzt.

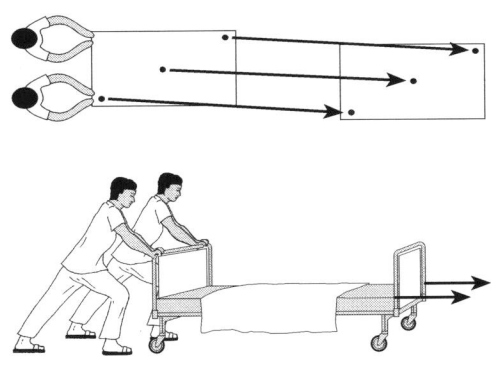

1.2.2 Arthrokinematik

Jeder Muskel, der einen Knochen bewegt, ist auch an einer kaum sichtbaren Bewegung der Gelenkflächen innerhalb der Gelenkkapsel beteiligt. Dabei unterscheiden wir zwei verschiedene Bewegungen: das Rollen und das Gleiten.

Rollen

Unter Rollen versteht man die Rotationsbewegung zwischen zwei inkongruenten, d.h. unterschiedlich gekrümmten Flächen. Das einfachste

Beispiel ist die Kugel, die auf einer planen Fläche rollt. Dabei kommen immer neue Punkte der Kugel mit immer neuen Punkten der Fläche in Kontakt (s. Abb. 1.6). In diesem Beispiel rollt ein konvexer Körper – die Kugel – auf einer planen Fläche. Die Kugel kann aber auch in einer Mulde, d.h. auf einer konkaven Fläche rollen. Ebenso ist es möglich, dass eine konkave Fläche über eine konvexe Fläche rollt.

Eine reine Rollbewegung in einem Gelenk führt zu einer Kompression auf der einen und zu einer Separation auf der anderen Seite des Gelenks (s. Abb. 1.7).

Klinische Anmerkungen

Da eine Rollbewegung weniger Reibung verursacht, finden wir diese Bewegung vermehrt bei starker Druckbelastung eines Gelenks oder pathologischen Veränderungen des Gelenkknorpels, z.B. bei einer Arthrose. Durch die Verlagerung der Belastung auf immer andere Punkte des Gelenks bekommt man einen physiologischen Wechsel von Belastung und Entlastung des Gelenkknorpels. Das Rollen wirkt sich aber nachteilig auf die Zentrierung eines Gelenks aus.

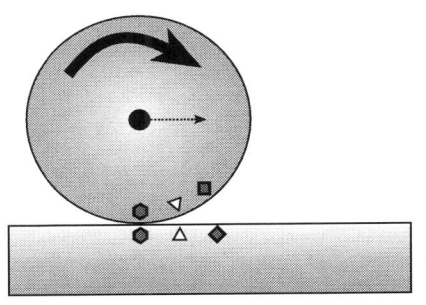

Abb. 1.6 Rollen

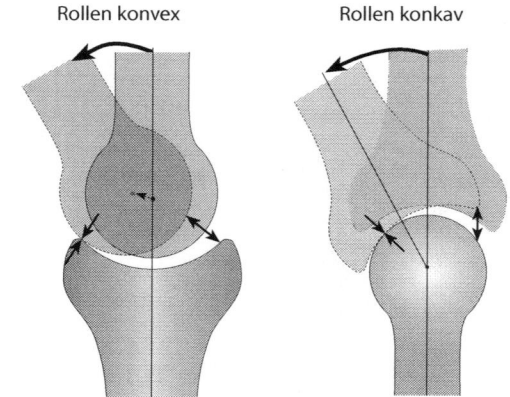

Abb. 1.7 Reine Rollbewegung im Gelenk

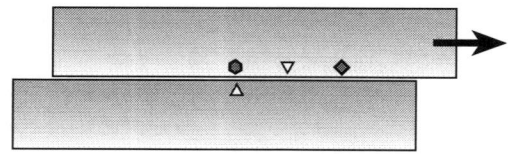

Abb. 1.8 Gleiten

Gleiten

Unter Gleiten versteht man die Bewegung zwischen zwei kongruenten Flächen, wobei ein und derselbe Punkt des einen Körpers mit immer neuen Punkten des anderen Körpers in Kontakt tritt (s. Abb. 1.8). Das hat zur Folge, dass die Belastung des Gelenkknorpels bei einem Gelenkpartner immer auf der gleichen Stelle auftrifft, was zu einer höheren Beanspruchung und schnellerem Verschleiß führt. Das Gleiten ist entweder als gerades Gleiten bei flachen Flächen oder als gebogenes Gleiten zwischen zwei gebogenen Flächen möglich.

Rollgleiten

Da kein Gelenk im menschlichen Körper vollständig kongruente Flächen besitzt, entsteht bei der Rotation eines Knochens eine Kombinationsbewegung aus Rollen und Gleiten im Gelenk: das Rollgleiten. Je kongruenter die Gelenkflächen sind, desto größer ist der Anteil des Gleitens, je inkongruenter die Gelenkflächen sind, desto größer ist der Anteil des Rollens.

Die Richtung des Rollens ist unabhängig von der Krümmung der Gelenkfläche und geht immer gleichsinnig in die Richtung der Rotationsbewegung des Knochens. Die Richtung des Gleitens ist von der Krümmung der Gelenkfläche des bewegten Knochens abhängig (s. Abb. 1.9–1.10) und wird durch die Konvex-Konkav-Regel beschrieben.

Konvex-Konkav-Regel

Die Konvex-Konkav-Regel bezieht sich auf alle Bewegungen, bei denen die Drehachse parallel zur Gelenkfläche liegt.

Wird der konvexe Gelenkpartner bewegt, findet das Gleiten im Gelenk entgegengesetzt zur Richtung der Knochenbewegungen im Raum, d. h. gegensinnig statt (s. Abb. 1.11).
Wird der konkave Gelenkpartner bewegt, findet das Gleiten im Gelenk in derselben Richtung der Knochenbewegungen im Raum, d. h. gleichsinnig statt (s. Abb. 1.12).

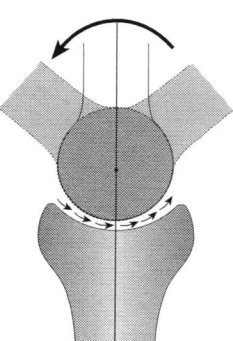

Abb. 1.9 Rollgleiten des konvexen Gelenkpartners

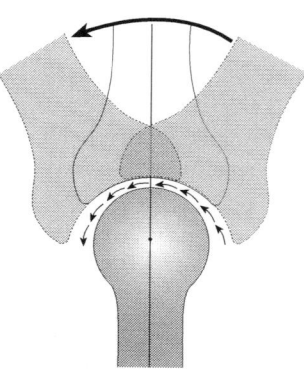

Abb. 1.10 Rollgleiten des konkaven Gelenkpartners

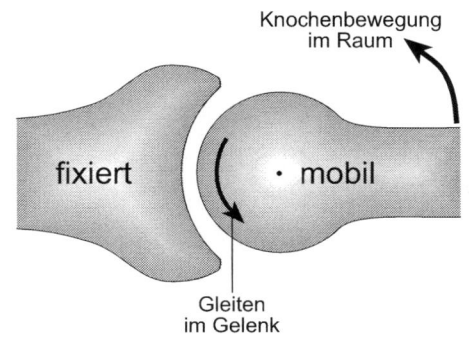

Abb. 1.11 Konvex-Regel

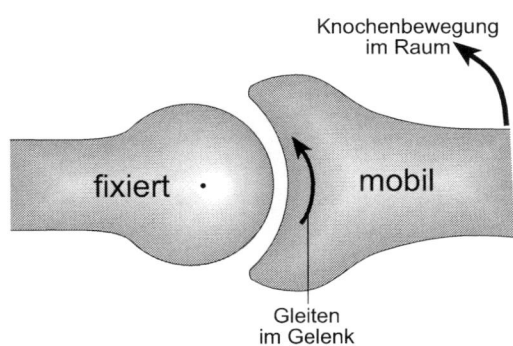

Abb. 1.12 Konkav-Regel

Bei allen Bewegungen, bei denen die Drehachse senkrecht auf der Gelenkfläche steht, kommt die Konvex-Konkav-Regel nicht zur Anwendung. Diese Rotation wird auch Spin-Bewegung genannt (s. Abb. 1.13). Dabei kommt es entweder zu einem Gleiten im Uhrzeigersinn oder gegen den Uhrzeigersinn.

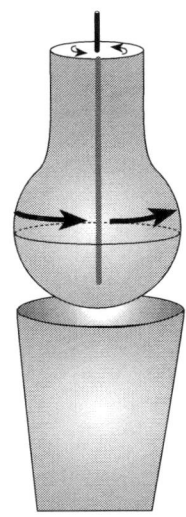

Abb. 1.13 Spin-Bewegung

1.3 Aspekte der Kraft

Kraft kann als das Ergebnis der Kontraktion eines Muskels beziehungsweise einer Muskelgruppe beschrieben werden. Sie spielt in der Physiotherapie eine zentrale Rolle.

Die Kraft ist eine grundlegende Größe der Physik, die in Newton (N) gemessen wird. Das physikalische Formelzeichen für die Kraft ist F.

Eine Kraft erkennt man an ihrer Wirkung:
- Eine Kraft kann einen Körper verformen.
- Eine Kraft kann die Bewegungsrichtung eines Körpers verändern.
- Eine Kraft kann die Geschwindigkeit eines Körpers verändern.

Physikalische Definition der Kraft
Da man Kräfte nicht sehen kann, werden sie anhand ihrer Wirkung definiert:

Die Kraft (F) ist die Ursache jeder Zustandsänderung (Ruhe- oder Bewegungszustand) oder Verformung eines Körpers. Die Einheit der Kraft ist das Newton.

Ein Newton (1 N) liegt vor, wenn ein Körper von 1 kg in einer Sekunde aus dem Ruhezustand auf die Geschwindigkeit 1 Meter pro Sekunde beschleunigt wird.

$$\text{Kraft} = \text{Masse} \times \text{Beschleunigung}$$
$$F = M \times a \ (N = kg \times m/s^2)$$

Beispiel
Wenn ein 1000 kg schweres Auto von 0 auf 100 km/h in 10 sec beschleunigt, entspricht das einer Krafteinwirkung von 2777,8 N.

Rechenweg: $F = 1000\,kg \times 100\,km/h : 10\,sec \rightarrow$ also $F = 1000\,kg \times 27,\overline{7}\,m/sec : 10\,sec$

1.3.1 Muskelkräfte

Die Muskulatur ist ein Gewebe, das chemische Energie in Bewegung umwandeln kann. Durch eine Kontraktion der Muskelfasern wird Kraft erzeugt. Diese Muskelkraft wirkt auf das Skelettsystem, indem sie Bewegungen in den Gelenken erzeugt oder abbremst. Auch eine Verformung der Knochen kann von den Muskelkräften ausgehen.

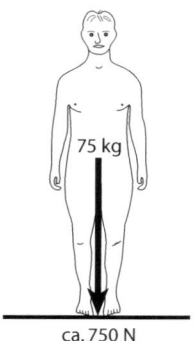

Abb. 1.14 Gewichtskraft

1.3.2 Kontaktkräfte

Kräfte, die durch den physikalischen Kontakt zwischen zwei Objekten hervorgerufen werden, nennt man Kontaktkräfte. Sie werden wie folgt unterteilt:

- Druckkräfte: senkrecht zur Oberfläche gegeneinander wirkende Kräfte
- Zugkräfte: senkrecht zur Oberfläche auseinander wirkende Kräfte
- Schubkräfte: parallel zur Oberfläche wirkende Kräfte
- kombinierte Kräfte: schräg zur Oberfläche wirkende Kräfte, die aus einer Kombination von senkrechten und parallelen Kräften entstehen.

1.3.3 Anziehungskräfte

Zwischen allen Objekten besteht, ebenso wie zwischen zwei Magneten, eine Wechselwirkung in Form der Anziehungs- oder Gravitationskraft. Die Gravitationskraft der Erde zieht einen Körper mit einer Kraft von 9,81 m/s² an. Man spricht auch von der Erdanziehungskraft [F_g].
Um die Kraft in Newton (N) zu bestimmen, mit der ein Gewicht auf einen Körper wirkt, muss seine Masse (kg) mit der Erdanziehungskraft multipliziert werden (s. Abb. 1.14).
Zur Vereinfachung rechnen wir:

Gewicht (kg) × 10 = Gewichtskraft (N)

1.3.4 Druck

Druck und Zug oder Belastung und Entlastung sind elementare Prinzipien der Biomechanik und entscheidend für die Ernährung und Adaptation von lebendem Gewebe. Ist die Belastung zu groß oder fehlt der Wechsel von Belastung und Entlastung, führt eine Überbelastung zur Degeneration und die Entlastung zur Athrophie.

So hat beispielsweise die fehlende Belastung der Knochen bei Raumfahrern eine Entkalkung der Knochen (Space-Travel-Osteoporosis) zur Folge. Der vergrößerte Druck im Hüftgelenk, z. B. aufgrund einer zu kleinen Hüftpfanne (Hüftdysplasie), führt zu einer vorzeitigen Degeneration (Arthrose) des Gelenks.
Druck [p] entsteht dadurch, dass sich eine Kraft [F] auf eine bestimmte Fläche [A] verteilt.
Drückt man einen Nagel zunächst mit der Spitze und später mit dem Kopf in einen weichen Gegenstand, z. B. in eine Salatgurke, fällt auf, dass sich der Nagel mit der Spitze leichter in den Gegenstand drücken lässt. Man muss weniger Kraft aufwenden. Entscheidend ist, dass die Spitze eine sehr viel kleinere Fläche besitzt als der Kopf des Nagels.
Das bedeutet, dass bei gleichbleibender Kraft der Druck auf einer kleineren Fläche größer ist (s. Abb. 1.15).
Für die Druckmessung wurden folgende Einheiten festgelegt:
Ein Pascal entsteht, wenn die Kraft von 1 N auf die Fläche von 1 m² wirkt.

Druck [Pa] = Kraft [N] : Fläche [m²]

Die Einheit Pascal ist sehr klein und man gebraucht daher häufig die Einheiten Kilopascal (1000 Pa) und Megapascal (1 000 000 Pa). Daneben werden auch noch die alten Einheiten bar (Luftdruck) und mmHg (Blutdruck) verwendet: Ein bar entspricht dabei 100 000 Pascal (1 bar = 100 000 Pa), 1 mmHg entspricht 133 Pascal (1 mmHg = 133 Pa).

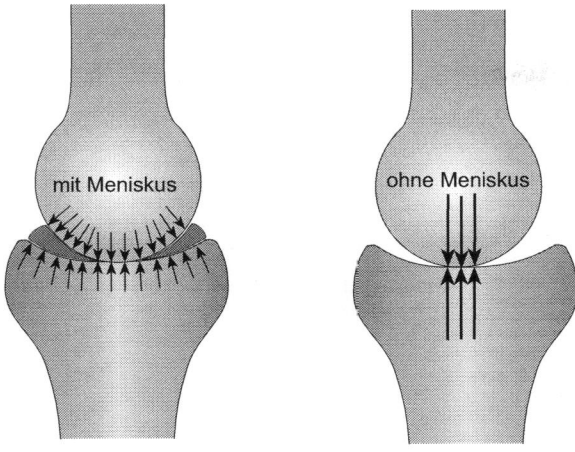

Abb. 1.15 Druck

1.3.5 Kraftvektoren

Eine physikalische Größe wie die Kraft kann man grafisch als Pfeil (Kraftvektor) darstellen (s. Abb. 1.16). Dabei sind drei Fragen zu klären:

1. Wo hat die Kraft ihren Angriffspunkt?
   - Der Angriffspunkt ist der *Ort* am Knochen (Hebelarm, Kraftarm), an dem der Muskel seinen Ansatz hat.
2. In welche Richtung wirkt die Kraft?
   - Die Richtung der Kraft wird durch die *Spitze* des Pfeils angezeigt.
3. Wie groß ist die Kraft?
   - Die Größe der Kraft wird durch die *Länge* des Pfeils angezeigt. Um eine quantitative Berechnung mit Vektoren durchzuführen, wird dem Vektor ein beliebiger Maßstab gegeben, z. B. 1 cm Vektorenlänge entspricht einer Kraft von 100 N.

Regeln im Umgang mit Kraftvektoren

Verschieben einer Kraft

Eine Kraft kann man entlang ihrer Wirkungslinie ohne Einfluss auf ihre Wirkung verschieben: $F = F'$. Die Wirkungslinie einer Kraft ist eine gedachte Linie, die in Richtung des Pfeils verläuft und unendlich verlängert werden kann. Die Kraft wird also entlang dieser gezeichneten Linie, die durch die Spitze und das Ende des Pfeils verläuft, verschoben (s. Abb. 1.17).

Addition von Kräften mit gleicher Wirkungslinie

Zwei Kräfte mit gleicher Wirkungslinie und gleicher Richtung kann man zusammenfassen, indem man ihre Beträge zeichnerisch addiert. Dazu verschiebt man die Kräfte auf ihrer Wirkungslinie so weit, bis die Pfeilspitze des einen Kraftvektors an das Pfeilende des anderen Kraftvektors stößt. Das grafische Ergebnis ist die Gesamtlänge beider Vektoren und kann durch einen Vektor ersetzt werden (s. Abb. 1.18). Dieser Vektor stellt die resultierende Kraft dar und wird mit F_R gekennzeichnet ($F_1 + F_2 = F_R$).

Subtraktion von Kräften mit gleicher Wirkungslinie

Zwei Kräfte mit gleicher Wirkungslinie und entgegengesetzter Richtung kann man zeichnerisch zusammenfassen, indem man die kleinere Kraft von der größeren Kraft subtrahiert. Dazu verschiebt man die Kräfte auf ihrer Wirkungslinie so weit, bis die Pfeilspitze des größeren Kraft-

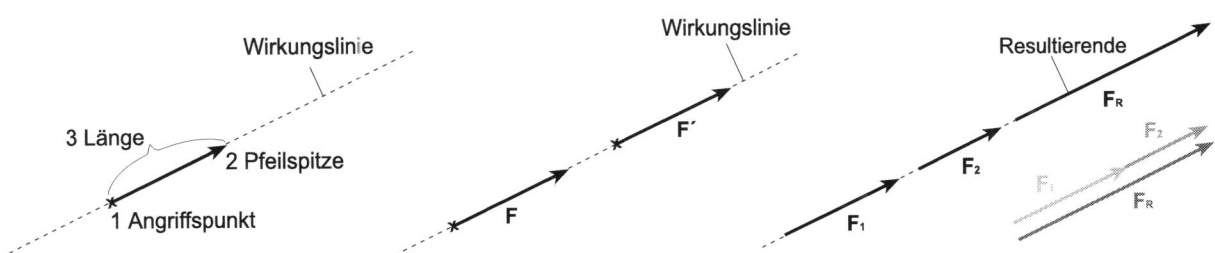

Abb. 1.16 Kraftvektor

Abb. 1.17 Verschieben eines Kraftvektors

Abb. 1.18 Addition von zwei Kraftvektoren

vektors an das Pfeilende des kleineren Kraftvektors stößt (s. Abb. 1.19). Das grafische Ergebnis ist die Restlänge des größeren Vektors
und wird wieder durch F_R repräsentiert ($F_1 - F_2 = F_R$).

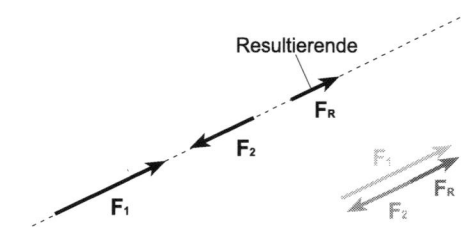

Abb. 1.19 Subtraktion von zwei Kraftvektoren

Addition von zwei Kräften mit gleichem Angriffspunkt

Zwei Kräfte mit gleichem Angriffspunkt aber
unterschiedlichen Wirkungslinien kann man zusammenfassen, indem man ein Kräfteparallelogramm bildet: $F_1 + F_2 = F_R$ (s. Abb. 1.20 a–d).

Addition von drei Kräften mit gleichem Angriffspunkt

Drei Kräfte mit gleichem Angriffspunkt kann
man schrittweise zusammenfassen.
Im ersten Schritt werden zwei der Kräfte über ein
Kräfteparallelogramm zu einer Resultierenden
addiert (s. Abb. 1.21 a).
Im zweiten Schritt wird die Resultierende mit der
dritten Kraft in einem neuen Kräfteparallelogramm zusammengefasst (s. Abb. 1.21 b).

Addition von zwei Kräften mit unter- schiedlichem Angriffspunkt

Zwei Kräfte mit unterschiedlichen Angriffspunkten und unterschiedlichen Wirkungslinien kann
man, sofern sie nicht parallel liegen, addieren.
Dazu verschiebt man die Vektoren entlang ihrer
Wirkungslinie bis sie einen gemeinsamen Angriffspunkt haben (s. Abb. 1.22). Dann bestimmt
man die Resultierende mit Hilfe eines Kräfteparallelogramms ($F_1 + F_2 = F'_1 + F'_2$) ($F'_1 + F'_2 = F_R$).

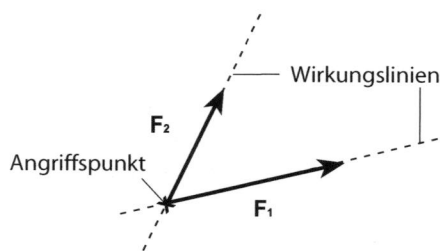

Abb. 1.20 a Sie zeichnen die Wirkungslinien für
F_1 und F_2 ein.

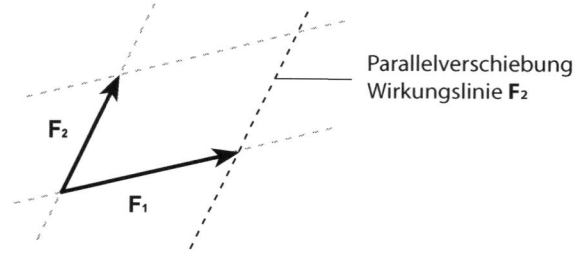

Abb. 1.20 c Sie verschieben auch die Wirkungslinie
von F_2 parallel bis zur Spitze von F_1 und markieren den
Schnittpunkt der Wirkungslinien.

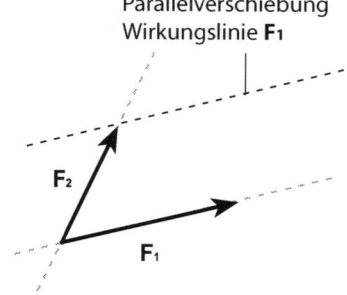

Abb. 1.20 b Sie verschieben die Wirkungslinie von
F_1 parallel bis zur Spitze von F_2.

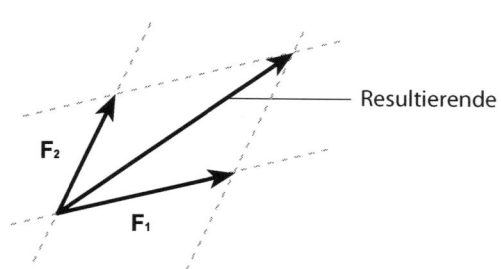

Abb. 1.20 d Sie Zeichnen die resultierende Kraft ein,
indem Sie eine diagonale Verbindung vom gemeinsamen
Angriffspunkt der Kräfte zum Schnittpunkt der ver-
schobenen Wirkungslinien bilden.

Grafische Darstellung des Kräfteparallelogramms

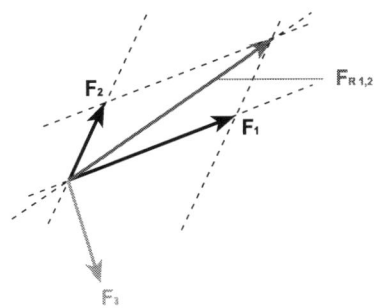

Abb. 1.21 a Sie bilden ein Kräfteparallelogramm aus F_1 und F_2 und ermitteln die Resultierende $F_{R1,2}$.

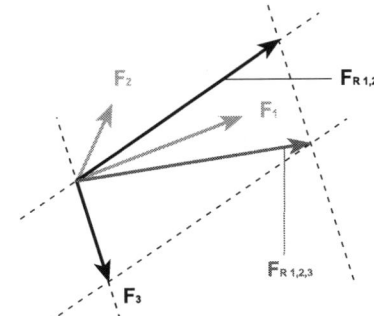

Abb. 1.21 b Sie bilden ein Kräfteparallelogramm aus $F_{R1,2}$ und F_3 und ermitteln die Gesamtresultierende $F_{R1,2,3}$.

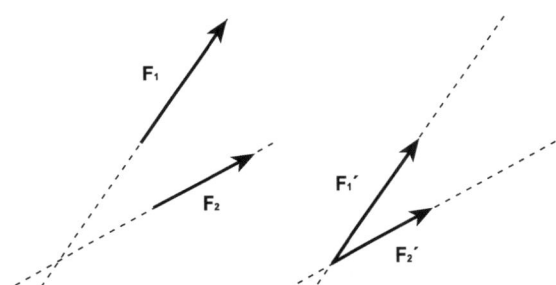

Abb. 1.22 Ermitteln eines gemeinsamen Angriffspunkts

1.3.6 Zerlegung von Muskelkräften

Wirkt ein Muskel über ein Gelenk auf einen Knochen, dann verursacht nur ein Teil dieser Kraft die für uns sichtbare Bewegung. Der andere Teil der Kraft wirkt direkt am Gelenk und ist nicht sichtbar. Um die genaue Wirkung einer Muskelkontraktion auf ein Gelenk zu analysieren, wird die Muskelkraft in zwei Komponenten zerlegt (s. Abb. 1.23 a–f):
Der eine Teil der Muskelkraft, der für die Knochenbewegung zuständig ist, wird **rotatorische**

Kraftkomponente oder Bewegungskomponente genannt. Der andere Teil wird als **longitudinale Kraftkomponente** oder Gelenkkomponente bezeichnet. Dieser Teil der Kraft kann das Gelenk zentrieren, dezentrieren, komprimieren, separieren oder eine Translation auslösen.

Die longitudinale Kraftkomponente ist der Teil der Muskelkraft, dessen Wirkungslinie vom Ansatz des Muskels durch den Drehpunkt geht. Die rotatorische Kraftkomponente ist der Teil der Muskelkraft, dessen Wirkungslinie im Ansatz des Muskels senkrecht zur longitudinalen Kraft steht.

Vorgehensweise bei der Zerlegung von Muskelkräften

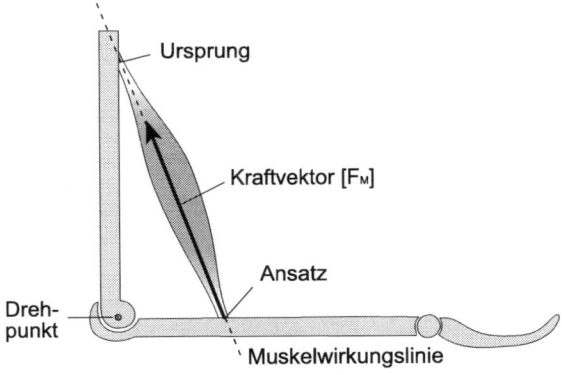

Abb. 1.23 a Sie zeichnen den Muskel als Kraftvektor auf einer Wirkungslinie vom Ansatz zum Ursprung ein. Dazu bilden Sie zuerst die Muskelwirkungslinie, indem Sie Ansatz und Ursprung des Muskels verbinden. Dann wird der Kraftvektor mit Angriffspunkt am Muskelansatz in Richtung Ursprung eingezeichnet.

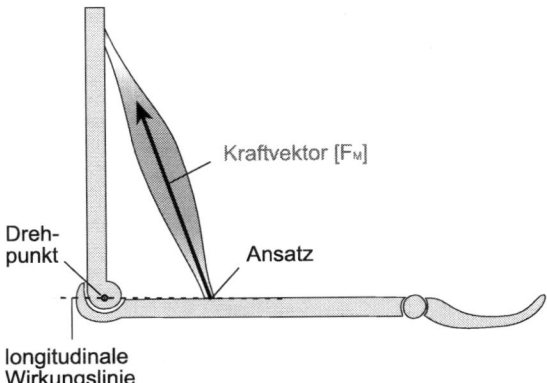

Abb. 1.23 b Sie zeichnen die longitudinale Wirkungslinie vom Angriffspunkt des Vektors durch den Drehpunkt des Gelenks ein.

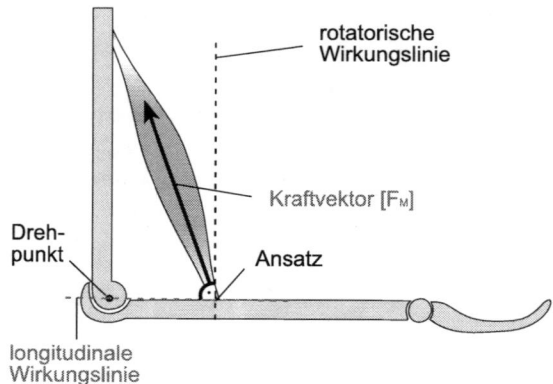

Abb. 1.23 c Sie zeichnen die rotatorische Wirkungslinie rechtwinklig zur longitudinalen Wirkungslinie am Angriffspunkt des Vektors ein.

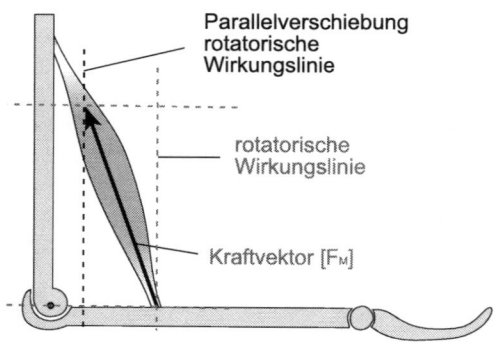

Abb. 1.23 e Sie zeichnen eine Parallelverschiebung der rotatorischen Wirkungslinie bis zur Pfeilspitze des Vektors ein und bilden so ein Parallelogramm.

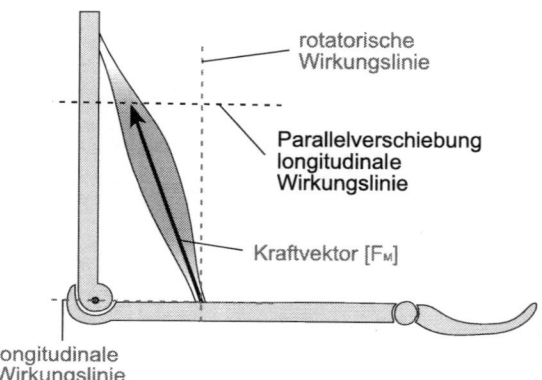

Abb. 1.23 d Sie zeichnen eine Parallelverschiebung der longitudinalen Wirkungslinie bis zur Pfeilspitze des Vektors ein.

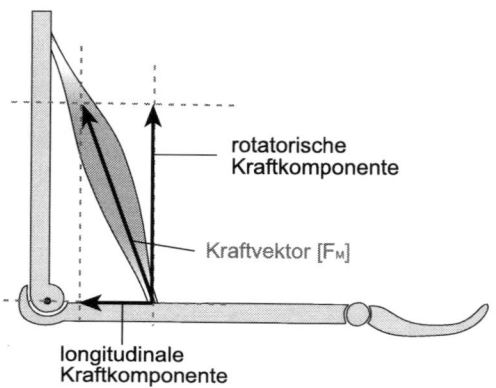

Abb. 1.23 f Die beiden vom Angriffspunkt des Muskelvektors wegziehenden Schenkel des Parallelogramms stellen nun die rotatorische und longitudinale Kraftkomponente des Muskels dar.

Analyse der Kraftkomponenten

Da man in der Regel keine genaue Größenangabe für die Kraft des zu untersuchenden Muskels hat, beschränken wir uns in unseren Analysen auf die grafische Darstellung der Kraftverhältnisse. Das heißt, nicht die absolute Größe der Kraft ist interessant, sondern das Verhältnis der einzelnen Komponenten zueinander. Ist die Bewegungskomponente bzw. rotatorische Komponente (B) eines Muskels in einer bestimmten Gelenkstellung 5-mal größer als seine longitudinale Kraftkomponente (L), kann man folgende Verhältnisgleichung aufstellen:

Bewegungskomponente (B) : longitudinalen
Kraftkomponente (L) =
5 : 1 (kurz: B : L = 5 : 1)

Daraus lässt sich schließen, dass der Muskel überwiegend eine bewegende Funktion hat.

Bei dem Verhältnis B : L = 1 : 2 besitzt der Muskel eine geringere Bewegungsfunktion. Seine longitudinale Kraftkomponente (L) ist doppelt so groß wie seine Bewegungskomponente.

Wirkungen der longitudinalen Kraftkomponente

Die longitudinale Kraftkomponente wirkt in Richtung des Gelenks und kann je nach Größe, Richtung und Winkel, in dem sie auftrifft, verschiedene Wirkungen im Gelenk verursachen:

- Wenn die longitudinale Kraftkomponente senkrecht zur Gelenkfläche wirkt, entsteht Kompression oder Separation im Gelenk.
- Wenn die longitudinale Kraftkomponente parallel zur Gelenkfläche wirkt, entstehen dezentrierende oder zentrierende Schubkräfte.
- Wenn die longitudinale Kraftkomponente schräg auf die Gelenkfläche wirkt, entstehen

Druck- und Scherkräfte. Ihr Größenverhältnis kann man in einer weiteren Kraftzerlegung genauer analysieren (s. u. 1.3.7 Schiefe Ebene).

- Eine weitere Funktion kann die Zuggurtung von Knochen oder die Stabilisation von Gelenken sein.

1.3.7 Schiefe Ebene

In der Regel stehen die Gelenkflächen des menschlichen Körpers nicht rechtwinklig zur einwirkenden Kraft. Je nach Winkelstellung der einzelnen Gelenkpartner, können die Kräfte schräg auf die Gelenkflächen auftreffen. Für diesen Fall betrachtet man die Gelenkfläche als „schiefe Ebene". So ist z.B. das Tibiaplateau im Stand bei leichter Knieflexion horizontal ausgerichtet, und die Gewichtskraft des Körpers kann über die Femurkondylen senkrecht auf der Gelenkfläche wirken. Bei zunehmender Knieflexion (Beugewinkel ≥ 10°) kippt die tibiale Gelenkfläche nach ventral ab und wird zu einer „schiefen Ebene". Die einwirkende Kraft trifft nicht mehr senkrecht auf das Tibiaplateau und lässt sich in zwei Komponenten (Schubkraft und Normalkraft) zerlegen. Die Schubkraft hat diesem Fall die Tendenz, die Femurkondylen nach ventral zu drücken.

Definition der schiefen Ebene

Unter einer schiefen Ebene versteht man eine gegen die Horizontale geneigte Ebene (s. Abb. 1.24). Die Gewichtskraft [F] eines Körpers auf der schiefen Ebene lässt sich ähnlich der Zerlegung der Muskelkräfte in 2 Komponenten aufteilen:
1. die Hangabtriebskraft [F_H] parallel zur schiefen Ebene
2. die Normalkraft [F_N] rechtwinklig zur schiefen Ebene.

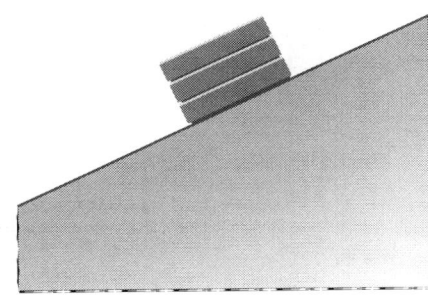

Abb. 1.24 Schiefe Ebene

Die Normalkraft ist der Teil der Gewichtskraft, der einen Druck senkrecht auf die schiefe Ebene ausübt. Die Hangabtriebskraft kann entsprechend ihres Namens den Körper auf der schiefen Ebene abrutschen lassen. Je nach Winkel, in dem die Gewichtskraft auf die schiefe Ebene einwirkt, entsteht mehr Normalkraft oder mehr Hangabtriebskraft (s. Abb. 1.25 a–f). Ob der Körper auf der Schiefen Ebene wirklich abrutscht ist neben der Größe der Hangabtriebskraft auch von der Reibung abhängig.

Grafische Darstellung der Kräfte auf schiefen Ebenen

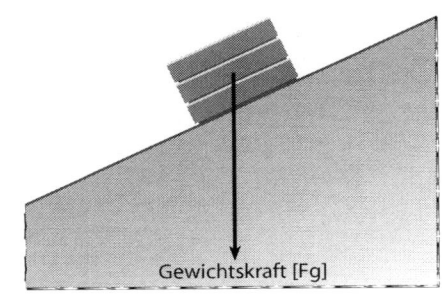

Abb. 1.25 a Sie zeichnen die Gewichtskraft [F] als Kraftvektor ein. Dabei wählen Sie einen Maßstab (z. B. 10 N entsprechen 1 cm Pfeillänge).

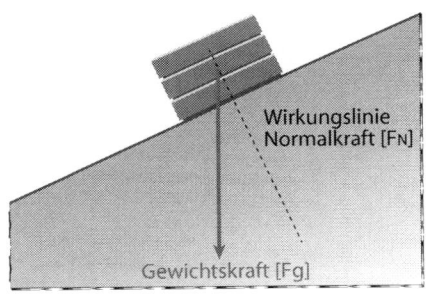

Abb. 1.25 b Sie zeichnen die Wirkungslinie der Normalkraft [F_N] rechtwinklig zur schiefen Ebene am Angriffspunkt des Gewichtskraft-Vektors ein.

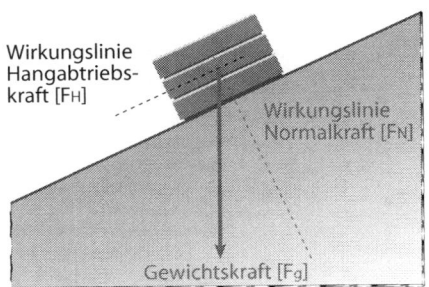

Abb. 1.25 c Sie zeichnen die Wirkungslinie der Hangabtriebskraft [F_H] parallel zur schiefen Ebene ein.

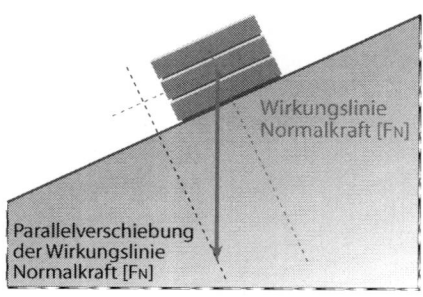

Abb. 1.25 d Sie zeichnen eine Parallelverschiebung der Wirkungslinie der Normalkraft [F_N] in die Pfeilspitze des Gewichtskraft-Vektors ein und bilden so ein Parallelogramm.

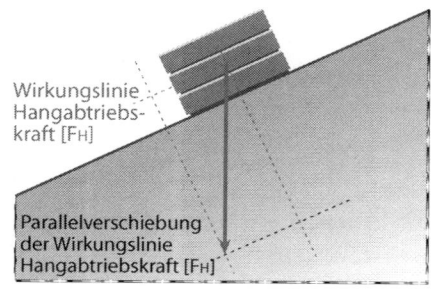

Abb. 1.25 e Sie zeichnen eine Parallelverschiebung der Wirkungslinie der Hangabtriebskraft [F_H] in die Pfeilspitze des Gewichtskraft-Vektors ein.

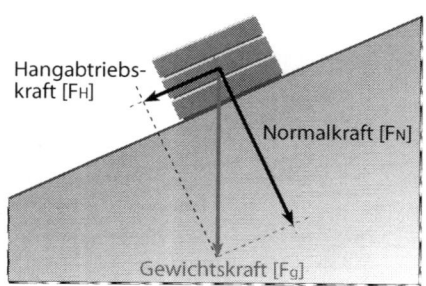

Abb. 1.25 f Die beiden vom Angriffspunkt des Gewichtskraft-Vektors wegziehenden Schenkel des Parallelogramms stellen dann die Hangabtriebskraft [F_H] und die Normalkraft [F_N] dar.

Schiefe Kräfte

Das Prinzip der schiefen Ebene kann man auch auf jede Kraft übertragen, die nicht senkrecht auf eine Ebene einwirkt.

Trifft eine Kraft schräg auf eine horizontale Fläche, kann ihre Wirkung ebenso wie bei der schiefen Ebene durch eine Kraftzerlegung ermittelt werden (s. Abb. 1.26). Dazu wird die Ausgangskraft [F] in den Kontaktpunkt der Ferse am Boden verschoben [F']. Dann wird die Kraft am Kontaktpunkt zwischen Kraft und Fläche zerlegt.

Dabei entsteht:
1. die Schubkraft [F_S] parallel zur Fläche
2. die Normalkraft [F_N] rechtwinklig zur Fläche.
Die Größe und das Verhältnis der Hangabtriebskraft [F_H] bzw. der Schubkraft [F_S] zur Normalkraft [F_N] gibt Aufschluss über Druck und Schubkräfte, die in einem Gelenk wirken. Den Schubkräften [F_S] entgegen wirkt die Reibungskraft.

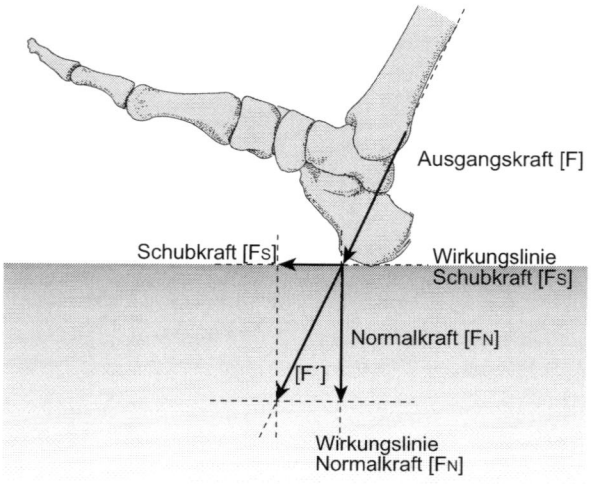

Abb. 1.26 Schiefe Kräfte

Wirkungen der Schubkräfte im Gelenk

Die Wirkung von Schubkräften in einem Gelenk lässt sich ermitteln, indem man die Tangentialebene am konkaven Gelenkpartner als schiefe Ebene betrachtet (s. Abb. 1.27).

Die Schubkräfte wirken parallel zur Tangentialebene eines Gelenks. Je nach Größe und Richtung können die Schubkräfte verschiedene Wirkungen im Gelenk verursachen:

- Die Schubkräfte können bei entsprechender Richtung das arthrokinematische Gleiten im

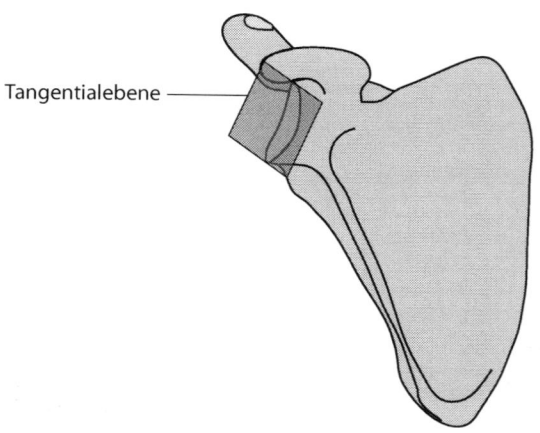

Abb. 1.27 Tangentialebene der Fossa glenoidale, Ansicht von ventral

Gelenk unterstützen. Die Extensoren des Handgelenks können z. B. das Gleiten nach palmar bei der Dorsalextension unterstützen.

- Ist die Schubkraft aus dem Gelenkzentrum nach außen gerichtet, kann eine Dezentrierung oder eine Subluxation die Folge sein. So hat z. B. der M. infraspinatus bei der horizontalen Abduktion der Schulter eine nach ventral subluxierende Wirkung.
- Ist die Schubkraft von außen in Richtung des Gelenkzentrums gerichtet, so wirkt sie hauptsächlich zentrierend auf das Gelenk.

1.3.8 Reibung

Unter Reibung versteht man die einer Bewegung entgegengesetzte Kraft, die an der Kontaktfläche zweier sich berührender Körper auftritt (s. Abb. 1.28). Sie wirkt immer parallel zur Kontaktfläche und ist abhängig von der Größe der Normalkraft und der Oberflächenbeschaffenheit beider Kontaktflächen. Diese Oberflächenbeschaffenheit wird durch den Reibungskoeffizient [μ] repräsentiert und ist abhängig von der Rauigkeit, dem Schmierzustand und der Relativgeschwindigkeit zwischen beiden Körpern.

$$\text{Reibungskraft } [F_R] = \text{Normalkraft } [F_N] \times \text{Reibungskoeffizient } [\mu]$$

Bedeutung der Reibung

Der Reibungskoeffizient in einem gesunden Gelenk bei intaktem Knorpel und Synovialflüssigkeit beträgt 0,001–0,002 (vgl. Metall auf Metall $\mu = 0,3$–$0,8$). Dem arthrokinematischen Gleiten tritt also so gut wie kein Widerstand entgegen.

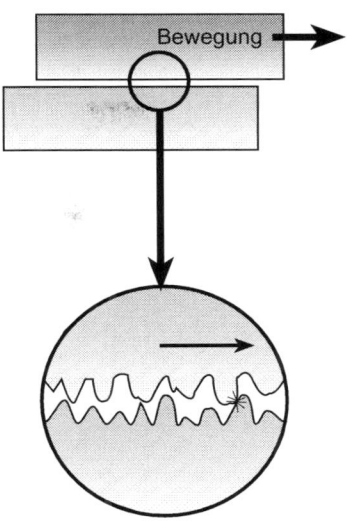

Abb. 1.28 Reibung

Bei einer Arthrose wird die Oberfläche des Knorpels rauer und die Reibung im Gelenk nimmt zu. Dadurch wird das arthrokinematische Gleiten behindert und es kommt zu einer verstärkten Rollbewegung im Gelenk. Infolgedessen kommt es zu einer Veränderung der Gelenkkinematik mit Bewegungseinschränkungen oder Subluxationen. Im schlimmsten Fall kann die vermehrte Reibung zum Funktionsverlust des Gelenks führen.

Klinische Anmerkungen
Bei einer Arthroskopie wird die Synovialflüssigkeit aus dem Gelenk herausgespült und im Gelenk kommt es durch die fehlende Schmierung und Veränderung des Knorpels zu einer erhöhten Reibung. Es kann 1–2 Wochen dauern, bis die Homöostase des Gelenks wieder hergestellt ist.

1.4 Drehmomente und Hebelgesetze

1.4.1 Drehmoment

Wirkt eine Kraft außerhalb des Drehpunkts auf einen drehbaren Körper oder Hebel, so erzeugt sie ein Drehmoment [D_M].
Das Drehmoment (D_M) ist eine physikalische Größe, die den Drehimpuls eines Körpers ändert. Aus dem Produkt einer Kraft [F] und dem senkrechten Abstand ihrer Wirkungslinie zum Drehpunkt (Länge des wirksamen Hebels) ergibt sich eine Drehwirkung (s. Abb. 1.29).

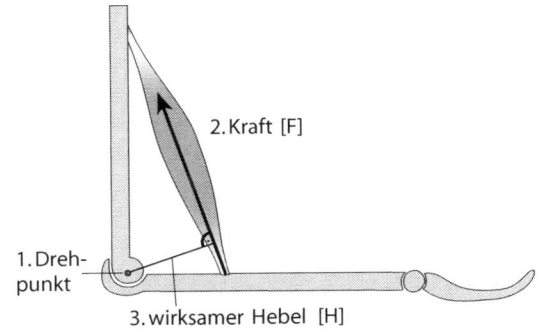

Abb. 1.29 Wirksamer Hebel

Die Einheit für das Drehmoment ist das Newtonmeter (Nm).

$$D_M = F \times l \qquad D_M \, (Nm) = F(N) \times l(m)$$

Zur Berechnung eines Drehmoments sind drei Fragen zu klären:

1. Um welchen Punkt findet die Drehung statt?
   - Der Drehpunkt ist der Punkt, um den sich alle Masseteilchen des Körpers bewegen.
2. Wie wirkt die Kraft?
   - Dazu muss ein Kraftvektor mit Wirkungslinie, Angriffspunkt, Größe und Richtung definiert werden.
3. Wie groß ist der wirksame Hebel?
   - Der senkrechte (kürzeste) Abstand der Kraftwirkungslinie zur Drehachse gibt den wirksamen Hebel an. Die Maßeinheit dafür ist Meter.

Addition von Drehmomenten

Wirken auf einen drehbaren Körper mehrere Kräfte, so ist das resultierende Drehmoment gleich der Summe der einzelnen Drehmomente. Dazu muss man Drehmomente, die in die gleiche Richtung wirken, addieren und von den Drehmomenten, die in die andere Richtung wirken, subtrahieren. Man spricht von Drehungen im Uhrzeigersinn oder gegen den Uhrzeigersinn. Ist die Summe der Drehmomente Null, dreht sich der Körper nicht (Gleichgewichtszustand oder Momentausgleich).

1.4.2 Hebelgesetze

Das Skelettsystem des Menschen kann als Hebelsystem verstanden werden, über das durch Muskelkraft unterschiedliche Drehmomente produziert werden.

Unter einem Hebel versteht man einen starren, um eine Achse drehbaren Körper, vergleichbar z.B. mit einer Wippe oder einer Schubkarre.

In jedem Hebelsystem gibt es mindestens zwei Drehmomente, die in entgegengesetzter Richtung wirken und folglich auch mindestens zwei Hebelarme. Diese Hebelarme können auch als Kraftarm oder Lastarm bezeichnet werden. Aus dem Gleichgewichtszustand dieser beiden Drehmomente ergibt sich das Hebelgesetz:

$$\text{Kraft [N]} \times \text{Kraftarm [m]} =$$
$$\text{Last [N]} \times \text{Lastarm [m] oder } K \times L_K = L \times L_L$$

Da wir das Hebelgesetz auf die Gelenke im menschlichen Körper anwenden, ist die Belastung des Drehpunktes ein wichtiger Aspekt.

Je nach Lage des Drehpunkts und den Angriffspunkten von Last und Kraft unterscheiden wir 3 verschiedene Hebelarten.

Hebel 1. Ordnung oder zweiseitiger Hebel

Bei einem zweiseitigen Hebel liegt der Drehpunkt zwischen dem Angriffspunkt der Kraft und dem Angriffspunkt der Last (s. Abb. 1.30).

Die Belastung im Drehpunkt bzw. im Gelenk entspricht der Last plus der aufzubringenden Muskelkraft (Gelenkbelastung = Last + Muskelkraft, s. Abb. 1.31).

Bei einem kurzen Kraftarm muss sehr viel Muskelkraft aufgewandt werden, um das Hebelsystem ins Gleichgewicht zu stellen. Bedingt durch die große Muskelkraft steigt auch die Gelenkbelastung.

Je größer die Kräfte, die bei einem zweiseitigem Hebel im Gleichgewichtszustand auf beiden Seiten wirken, desto größer ist die Gelenkbelastung.

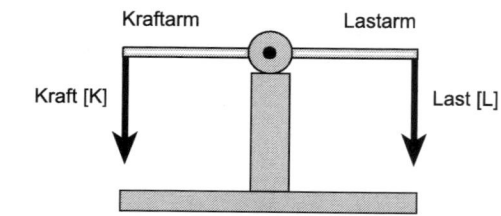

Abb. 1.30 Zweiseitiger Hebel

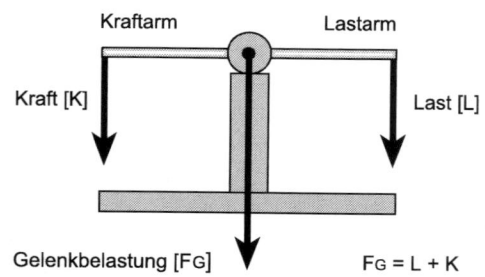

Abb. 1.31 Gelenkbelastung beim zweiseitigen Hebel

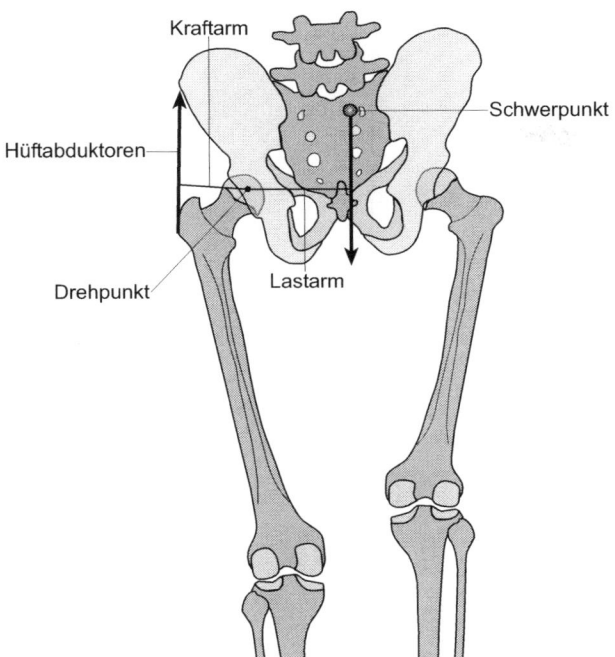

Abb. 1.32 Pauwelsche Waage

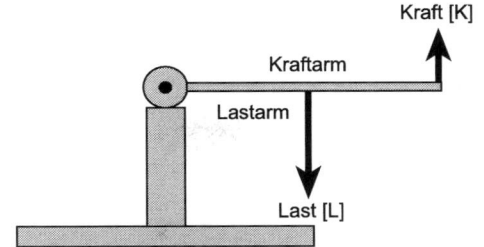

Abb. 1.33 Einseitiger Lasthebel

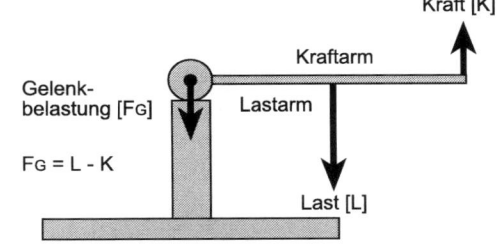

$$F_G = L - K$$

Abb.1.34 Gelenkbelastung beim einseitigen Lasthebel

Ein zweiseitiger Hebel am menschlichen Körper ist z. B. das Hüftgelenk im Einbeinstand, wobei die Hüftabduktoren die Kraft, das Gewicht des Körpers die Last darstellen (s. Abb. 1.32). Dieses Hebelbeispiel wird nach Dr. Pauwels auch als Pauwelsche Waage bezeichnet.

Hebel 2. Ordnung oder einseitiger Lasthebel

Bei einem einseitigen Lasthebel liegt der Angriffspunkt der Last zwischen der Drehachse und dem Angriffspunkt der Kraft (s. Abb. 1.33).
Die Belastung des Drehpunkts bzw. des Gelenks ergibt sich hierbei aus der äußeren Last abzüglich der Muskelkraft (Gelenkbelastung = äußere Last – Muskelkraft, s. Abb. 1.34).
Einen einseitigen Lasthebel am menschlichen Körper findet man am Fuß. Dabei ist während des Zehenstandes die Drehachse im Bereich der Zehengrundgelenke anzunehmen. Der M. triceps surae hat seinen Angriffspunkt am Kalkaneus. Der Angriffspunkt der Last (das Körpergewicht) wird im Bereich des oberen Sprunggelenks über die Malleolengabel auf den Lastarm übertragen (s. Abb. 1.35). Dabei wird deutlich, dass die Hebelarme auch außerhalb des Knochens liegen können und die Kraftvektoren nicht immer parallel liegen.

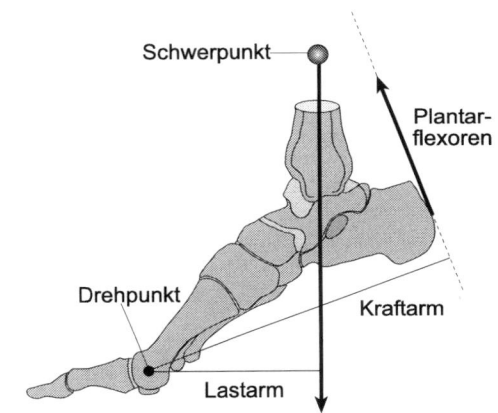

Abb. 1.35 Einseitiger Lasthebel im Zehenstand

Hebel 3. Ordnung oder einseitiger Geschwindigkeitshebel

Bei einem einseitigen Geschwindigkeitshebel liegt der Angriffspunkt der Kraft zwischen dem Drehpunkt und dem Angriffspunkt der Last (s. Abb. 1.36). Die Bezeichnung Geschwindigkeitshebel kommt daher, dass der Muskel nah am Drehpunkt liegt und mit einer kleinen Verkürzung einen großen Weg am distalen Knochenende bewirkt.
Die Belastung des Drehpunkts bzw. des Gelenks ergibt sich aus der Muskelkraft abzüglich der äußeren Kraft (Gelenkbelastung = Muskelkraft – äußere Last, s. Abb. 1.37).

Ein einseitiger Geschwindigkeitshebel am menschlichen Körper ist z. B. der M. biceps brachii bei der Ellenbogenflexion (s. Abb. 1.38). Die Hebellänge des M. biceps brachii entspricht nur 1/3 der Hebellänge des Unterarmschwerpunkts. Daraus folgt, dass der Muskel die dreifache Kraft aufwenden muss, um ein Gleichgewicht herzustellen.

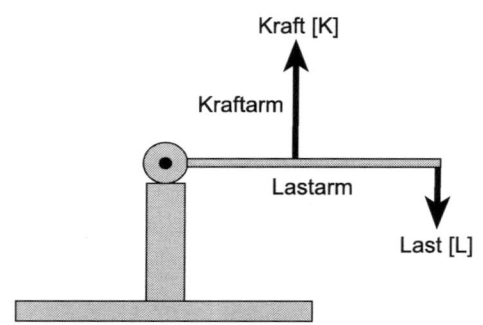

Abb. 1.36 Einseitiger Geschwindigkeitshebel

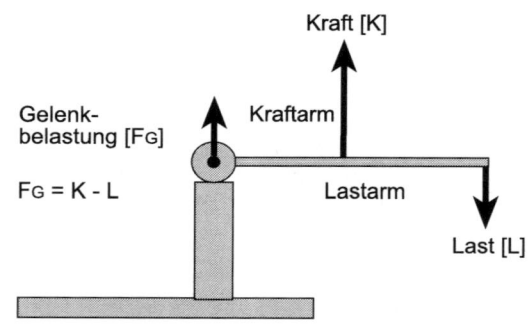

Abb. 1.37 Gelenkbelastung beim einseitigen Geschwindigkeitshebel

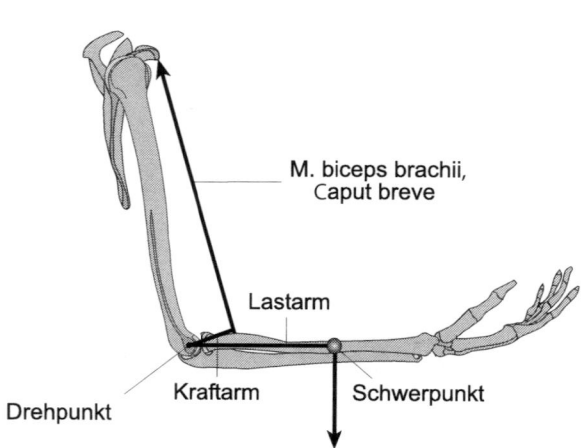

Abb. 1.38 Einseitiger Geschwindigkeitshebel bei der Ellenbogenflexion

1.4.3 Biegespannung

Wenn eine Kraft nicht axial auf einen Körper bzw. Knochen wirkt, entsteht ein Drehmoment innerhalb des Knochens. Dieses hat eine Biegespannung im Knochen zur Folge.

Wirken Biegespannungen auf einen Knochen, entsteht auf der konkaven Seite eine Druckbelastung und auf der konvexen Seite eine Zugbelastung. Diese Belastungen nehmen zur Mitte des Körpers hin ab. In diesem Bereich, der sog. „neutralen Faser", gibt es weder Druck- noch Zugbelastung (s. Abb. 1.39).

Der menschliche Knochen ist durch seine Bauweise sehr stabil gegenüber axialer Kompression oder Zug, kann aber bei Biegespannung leicht brechen. Der Körper ist deshalb bemüht, diese ungünstige Biegebeanspruchung in eine Druckbelastung umzuwandeln. Eine Möglichkeit dies zu erreichen, ist die Zuggurtung.

Zuggurtung

Der Körper schützt sich vor unphysiologischer Biegebeanspruchung, indem er mit Muskeln und Bändern auf der unbelasteten Seite eine Gegenkraft erzeugt. Dadurch wandelt er die einwirkende Biegespannung in eine axiale Belastung um. Diese Zuggurtung finden wir vor allem im Bereich der Wirbelsäule und der langen Röhrenknochen, aber auch an Gelenken.

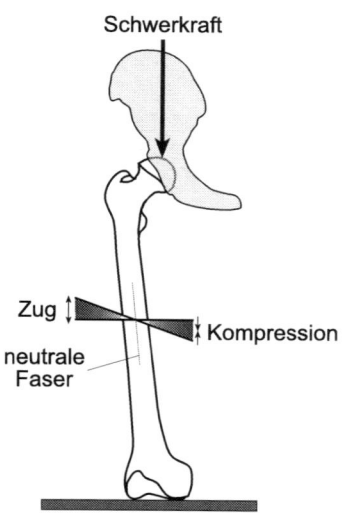

Abb. 1.39 Biegespannung

Muskeln, die diese Aufgabe übernehmen, sind oft relativ lang, liegen dicht und häufig parallel am Knochen an und haben nur eine geringe Bewegungsfunktion. Bei der Muskelkraftzerlegung erkennen wir diese Funktion durch eine große longitudinale Kraftkomponente im Verhältnis zur bewegenden Kraftkomponente.

Der M. tensor fasciae latae stellt z.B. über den Tractus iliotibialis eine laterale Zuggurtung für den Femur dar (s. Abb. 1.40). Durch den Tractus iliotibialis werden die Zugkräfte auf der lateralen Seite des Femur aufgefangen und der Knochen nur noch mit Druckkräften belastet. Die Kompression des Femur nimmt dabei von lateral nach medial zu und ist insgesamt größer als bei axialer Belastung eines Knochens.

Klinische Anmerkungen
Die wichtigste Ursache der Schenkelhalsfraktur bei Osteoporosepatienten ist neben der pathologischen Knochenbeschaffenheit die vermehrte Biegebeanspruchung des Knochens bei nachlassender Muskelkraft des M. gluteus maximus und des M. tensor fasciae latae. Beide Muskeln spannen als M. deltoideus coxae den Tractus iliotibialis und unterstützen die laterale Zuggurtung des Femur.

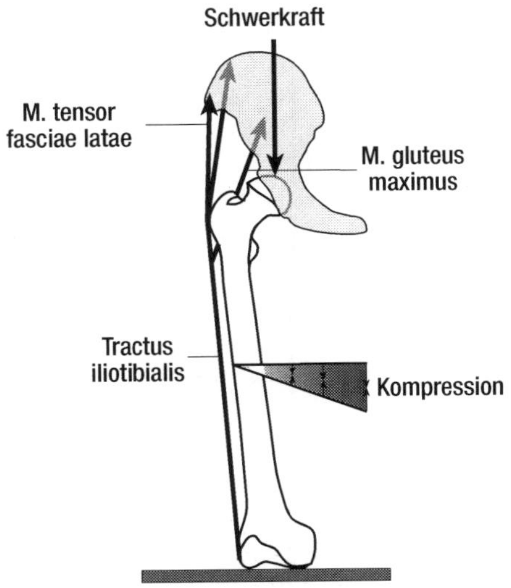

1.4.4 Rollensysteme

Immer wenn ein Muskel nicht auf direktem Weg vom Ansatz zum Ursprung zieht, sondern durch einen Knochen umgelenkt wird, müssen die Gesetzmäßigkeiten von Rollensystemen angewandt werden.

Feste Rolle

Eine feste Rolle entspricht einem zweiseitigen Hebel. Die auf beiden Seiten wirkenden Kräfte haben als wirksamen Hebel den Radius der Rolle (r). Daraus ergibt sich, dass die Drehmomente ($F_1 \times r = F_2 \times r$) ebenso wie die einwirkenden Kräfte gleich groß sind (s. Abb. 1.41). Eine feste Rolle vermag daher nur die Richtung der erforderlichen Kraft zu ändern. Diese Kraftumlenkung führt jedoch zu einer Belastung der Rolle selbst (s. Abb. 1.42 a–d).

Klinische Anmerkungen
Der M. quadriceps femoris erfährt im Kniegelenk über die Patella eine solche Umlenkung, wodurch der retropatellare Knorpel stark belastet wird. Diese Kraft sichert aber auch den Femur vor einem Abrutschen im Kniegelenk nach ventral.

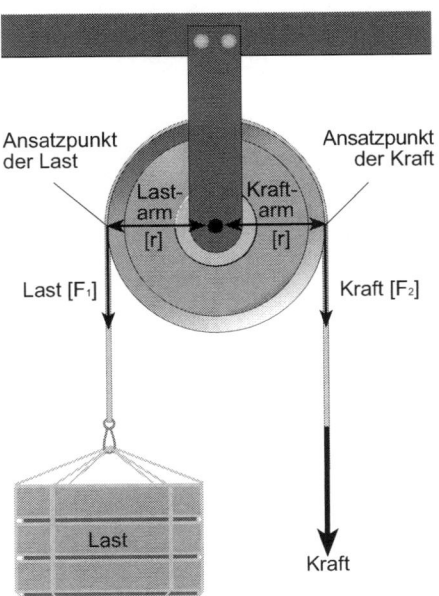

Abb. 1.40 Zuggurtung des Femur durch den Tractus iliotibialis

Abb. 1.41 Feste Rolle

Grafische Darstellung der Kraftumlenkung am Beispiel des M. quadriceps femoris

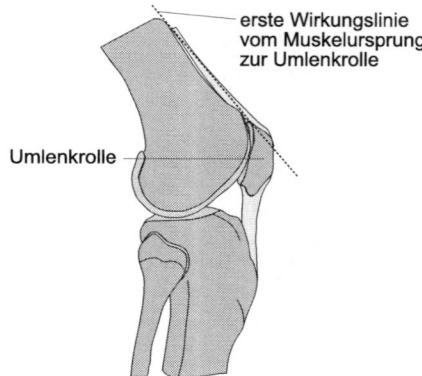

Abb. 1.42 a Sie zeichnen die erste Wirkungslinie des Muskels als Gerade im Muskelverlauf vom Ursprung zur Rolle ein.

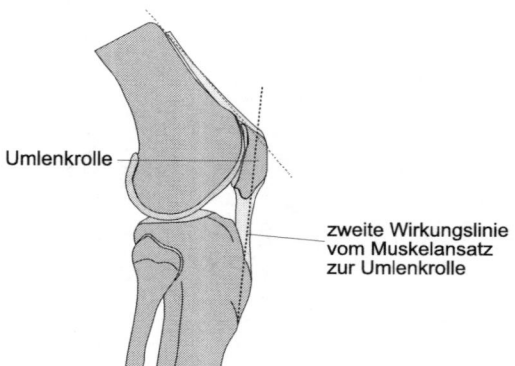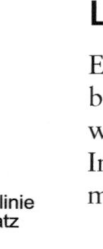

Abb. 1.42 b Sie zeichnen die zweite Wirkungslinie des Muskels als Gerade vom Ansatz des Muskels zur Rolle ein.

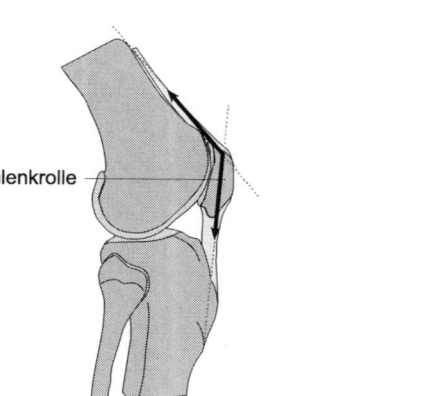

Abb. 1.42 c Vom Schnittpunkt der beiden Wirkungslinien zeichnen Sie zwei gleich große Kraftvektoren in Richtung Ursprung und Ansatz ein. Dabei richtet sich die Größe der Vektoren nach der Muskelkraft und nach Ihrem Maßstab.

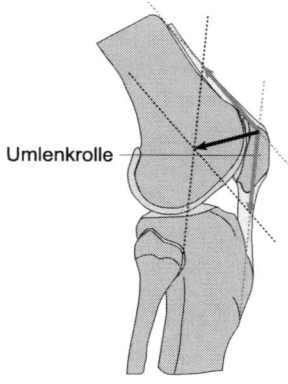

Abb. 1.42 d Addieren Sie die beiden Kraftvektoren mittels eines Kräfteparallelogramm. Die Resultierende entspricht der Belastung der Rolle.

Lose Rolle

Eine lose Rolle entspricht einem einseitigen Hebel (s. Abb. 1.43). Bezogen auf den Drehpunkt wirken folgende Drehmomente: $F_1 \times 2r = F_2 \times r$. Im Fall eines Gleichgewichts müssen beide Drehmomente gleich groß sein.

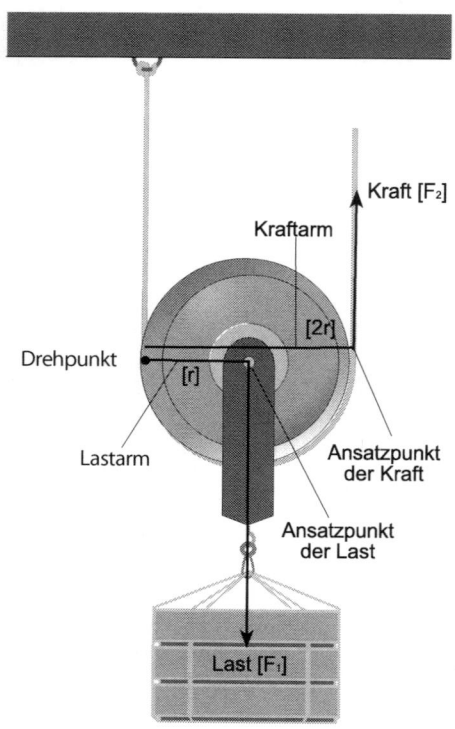

Abb. 1.43 Lose Rolle

Daraus folgt: Kraft = halbe Last ($F_1 = F_2 : 2$). Eine lose Rolle vermag daher die Größe der erforderlichen Kraft zu halbieren. Dieses Prinzip macht man sich z. B. bei einem Flaschenzug oder am Schlingentisch zu Nutze.

Bei der Betrachtung einzelner Muskeln kommt dieses Prinzip am menschlichen Körper nicht zur Anwendung. Innerhalb der Funktion von Muskeln in Muskelketten jedoch nutzt der Körper die lose Rolle. Bei der Stabilisation der Fußgewölbe z. B. stellen die Fußwurzelknochen eine lose Rolle für den M. peroneus longus und den M. tibialis posterior (funktioneller Steigbügel) dar.

1.5 Muskelfunktionen

Um zu ermitteln, welche Bewegung ein Muskel am Skelettsystem um die entsprechende Achse bewirkt, muss man die Zugrichtung und die Lage seiner Fasern zum Drehpunkt analysieren.

Eine gedachte Gerade, die den Ansatz eines Muskels mit dem Ursprung verbindet, bezeichnet man als Muskelwirkungslinie (s. Abb. 1.44).

Je größer der rechtwinklige Abstand dieser Muskelwirkungslinie vom Drehpunkt ist, desto größer ist das Drehmoment, das der Muskel erzeugen kann.

Analyse der Bewegungsfunktion eines Muskels

Bei der Analyse der Muskelfunktion gehen wir davon aus, dass der Ursprung des Muskels am Rumpf das Punctum fixum bildet und der Ansatz am Bein oder Arm die Bewegung ausführt. Er fungiert als Punctum mobile. Bei der Rumpfmuskulatur wird normalerweise der Ursprung des Muskels als Punctum fixum bezeichnet, sein Ansatz als Punctum mobile.

Bei der Analyse der Bewegungsfunktion eines Muskels gehen Sie folgendermaßen vor:
- Legen Sie die Achse/Ebene fest, in der Sie den Muskel analysieren wollen.
- Bestimmen Sie die Lage der Muskelwirkungslinie zum Drehpunkt.
- Legen Sie die Richtung des Muskelzuges vom Ansatz Richtung Ursprung fest.
- Ermitteln Sie das Drehmoment und damit die Bewegung, die der Muskel ausführt.
- Wiederholen Sie diese Schritte für jede Bewegungsachse, über die der Muskel hinweg zieht.

Sie wollen z. B. die Muskelfunktion des M. supraspinatus in der Frontalebene ermitteln:
- Die Muskelwirkungslinie liegt kranial der Drehachse.
- Die Richtung des Muskelzugs zeigt nach medial.
- Daraus ergibt sich für die Bewegung aus N-0-Stellung eine Abduktion (s. Abb. 1.45).

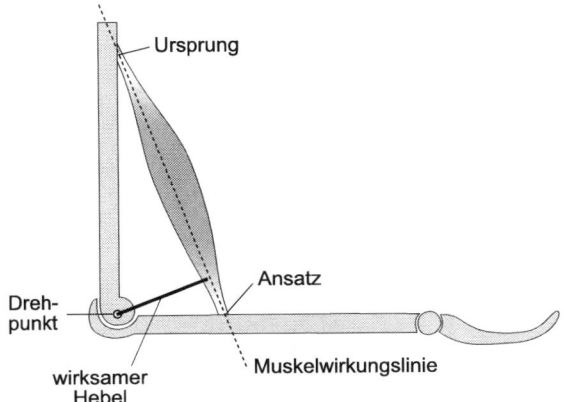

Abb. 1.44 Muskelwirkungslinie

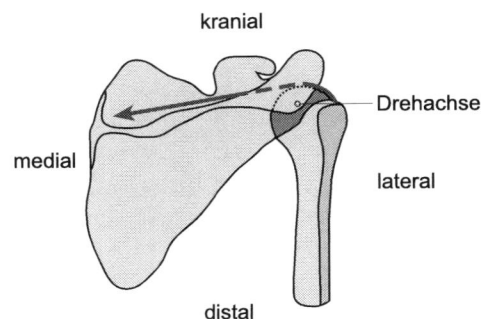

Abb. 1.45 Analyse der Bewegungsfunktion am Beispiel des M. supraspinatus

1.5.1 Funktionsumkehr von Muskeln

Bei der Beschreibung der Funktion eines Muskels geht man in der Literatur normalerweise von der N-0-Stellung aus und betrachtet die Extremitäten als Punctum mobile.

Dabei gibt die Lage der Muskelfasern zum Drehpunkt die Richtung der Bewegung an. Wenn aber Muskelfasern im Laufe einer Bewegung ihre Lage zum Drehpunkt ändern, kommt es zu einer Funktionsumkehr. Den Punkt der Bewegung, an dem die Wirkungslinie der Muskelkraft genau durch den Drehpunkt verläuft, nennt man Umkehrpunkt. In diesem Umkehrpunkt hat die Muskelfaser in der entsprechenden Ebene keine Bewegungsfunktion.

Je breiter ein Muskel in seinem Ursprung oder Ansatz ist, desto schwieriger ist es, genau einen Winkel als Umkehrpunkt zu definieren. In den folgenden Kapiteln 2–4 wird jeder Muskel, der eine Funktionsumkehr hat, durch ein ↻ gekennzeichnet. Die dabei angegebenen Winkelstellungen sind dann lediglich als Anhaltspunkte zu sehen, nicht aber als Absolutwerte.

Man unterscheidet drei verschiedene Arten der Funktionsumkehr.

Funktionsumkehr zum Umkehrpunkt hin

Einige Muskelfasern nähern sich beim Ausführen ihrer Bewegungsfunktion dem Umkehrpunkt an. Beim Erreichen des Umkehrpunkts verliert die Muskelfaser ihre Bewegungsfunktion. Wird diese Bewegung durch andere Muskeln weiter in dieselbe Richtung ausgeführt, verlagern sich die Muskelfasern auf die andere Seite des Drehpunkts. Wenn der Muskel jetzt anspannt, führt er genau die entgegengesetzte Bewegung aus. D.h. seine Funktion kehrt sich um, der Muskel bewegt das Skelettelement wieder zurück in Richtung seines Umkehrpunkts (s. Abb. 1.46). Bei dieser Art der Funktionsumkehr bewegt der Muskel immer aus den jeweiligen Endstellungen eines Gelenks zu seinem Umkehrpunkt hin. Der Muskel ist daher an seinem Umkehrpunkt in der entsprechenden Ebene maximal angenähert und in den jeweiligen Endstellungen des Gelenks maximal gedehnt.

Beispiel

Der M. adductor longus beugt das Hüftgelenk in der Sagittalebene aus der Neutral-0-Stellung. Bei ca. 70° Flexion liegen seine Muskelfasern auf dem Drehpunkt. Dadurch wird der Muskel oberhalb von 70° zu einem Extensor im Hüftgelenk, d.h. er zieht den Oberschenkel bis zu seinem Umkehrpunkt zurück. Bei 70° Flexion ist der Muskel in der Sagittalebene maximal angenähert.

Funktionsumkehr vom Umkehrpunkt weg

Einige Muskeln sind aufgrund ihrer Lage in ihrem Umkehrpunkt maximal verlängert. Aus eigener Kraft können diese Muskeln ihren Umkehrpunkt nicht erreichen. An ihren Umkehrpunkt können sie nur gelangen, wenn das Gelenk durch andere Muskeln in eine Position gebracht wird,

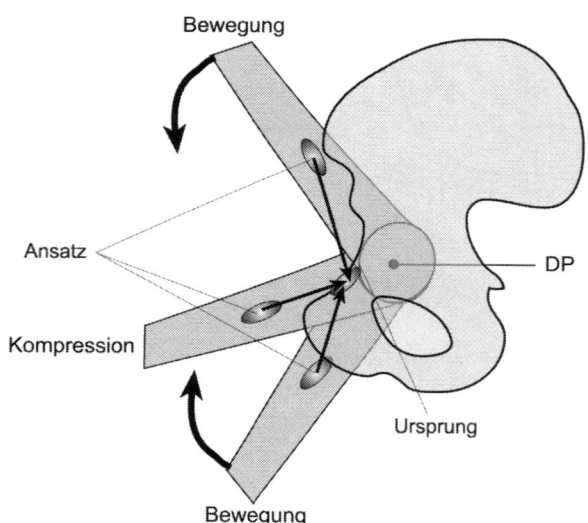

Abb. 1.46 Funktionsumkehr zum Umkehrpunkt hin

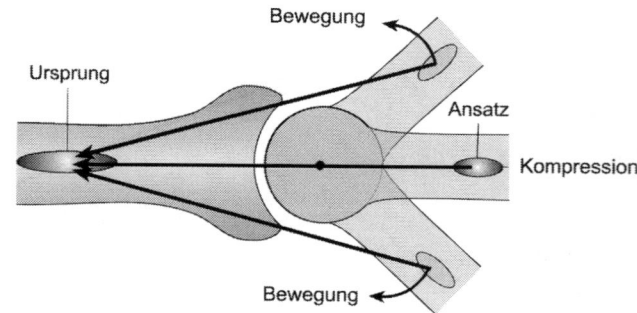

Abb. 1.47 Funktionsumkehr vom Umkehrpunkt weg

in der sich die Muskelfasern diesem Punkt annähern. Diese Muskeln bewegen in beide Richtungen, je nach Gelenkstellung, von ihrem Umkehrpunkt weg (s. Abb. 1.47).

Der Muskel ist also an seinem Umkehrpunkt in der entsprechenden Ebene maximal gedehnt und in der jeweiligen Endstellung eines Gelenks maximal angenähert.

Beispiel

In der Frontalebene liegen die Fasern des M. psoas major in N-0-Stellung medial vom Drehpunkt und bewirken daher eine Adduktion im Hüftgelenk. Während der Abduktion im Hüftgelenk verlagert sich sein Ansatz nach lateral und seine Fasern überqueren bei ca. 10° Abduktion den Drehpunkt. Der M. psoas major hat also bei ca. 10° Abduktion seinen Umkehrpunkt in der Frontalebene und ist an diesem Punkt stärker gedehnt. Bei mehr als 10° Abduktion wird er zum Abduktor im Hüftgelenk.

Funktionsumkehr in einer anderen Ebene

Bewegt sich ein Gelenk in einer Ebene von einer Endstellung in die andere, kann sich im Laufe der Bewegung die Lage der Muskelfasern zur Drehachse einer anderen Bewegung ändern.

So kann z. B. ein Muskel in Extensionsstellung eine Außenrotation bewirken, in Flexionsstellung aber ein Innenrotator sein. Oder ein Muskel, der in Extensionsstellung adduziert, kann in Flexionsstellung abduzieren.

Funktionell ist diese Betrachtung wichtig, wenn ein Muskel in unterschiedlichen Ausgangsstellungen behandelt (z. B. gedehnt) werden soll.

Diese Art der Muskelfunktionsumkehr findet man jedoch nur an Gelenken mit mehr als zwei Freiheitsgraden.

Beispiel

Der M. piriformis bewegt das Hüftgelenk aus Neutral-0-Stellung in Abduktion, Flexion und Außenrotation. Bei einer Bewegung im Hüftgelenk um die Transversalachse hat er bei 60° Flexionsstellung eine Funktionsumkehr bezüglich der Longitudinalachse. Bei Winkelstellungen oberhalb von 60° Flexion ist er ein Innenrotator des Hüftgelenks.

Kinematische Ketten

Der menschliche Körper ist biomechanisch gesehen eine Aneinanderreihung von Hebeln und Gelenken, die über die Muskulatur bewegt werden können. Daher ist die Wirkung einer Muskelkontraktion auch nicht nur isoliert auf ein Gelenk zu beziehen, sondern kann sich auf eine ganze Kette von Hebeln auswirken. Dafür verwenden wir den Begriff der kinematischen Kette.

Eine kinematische Kette ist ein über Gelenke beweglich verbundenes Hebelsystem. Sie wird aus mindestens drei starren Körpern gebildet. Die Beweglichkeit der kinematischen Kette ist abhängig von der Anzahl der Kettenglieder, den Bewegungsmöglichkeiten der gelenkigen Verbindungen, den Freiheitsgraden und der Art der Kette.

Offene kinematische Kette

Bei der offenen kinematischen Kette ist das erste Kettenglied an einem Körper befestigt, das letzte kann frei bewegt werden. Es besteht keine mechanische Koppelung bei der Bewegung der einzelnen Kettenglieder.

Das gilt z. B. für das Pendeln des frei hängenden Unterschenkels im Sitz oder für die Greiffunktion der oberen Extremität: Der Rumpf ist das Punctum fixum und die Extremitäten bewegen sich als Punctum mobile im Raum (s. Abb. 1.48). Der entscheidende Vorteil der offenen Kette ist die große Bewegungsmöglichkeit des distalen Kettenglieds (Arm oder Bein). Die Bewegungsmöglichkeiten z. B. der Hand ergeben sich aus der Summe der Freiheitsgrade des Schultergelenks, der Ellenbogengelenke und des Handgelenks.

Der Nachteil dieser großen Beweglichkeit ist die komplizierte neuromuskuläre Steuerung der Kettenbewegung. Die Muskeln müssen für eine gezielte Bewegung sowohl als Motor für eine Bewegung dienen, als auch Gelenke stabilisieren oder abbremsen.

Geschlossene kinematische Kette

Bei der geschlossenen kinematischen Kette bewegen sich die Kettenglieder zwischen zwei Fixpunkten. Im Sitz mit am Boden fixierten Füßen oder während der Standbeinphase beim Gehen bildet z. B. der Rumpf den Ausgangspunkt, also

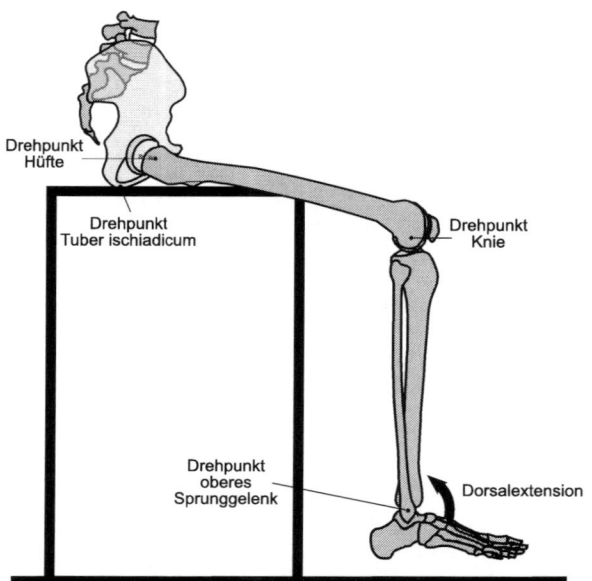

Abb. 1.48 Offene kinematische Kette

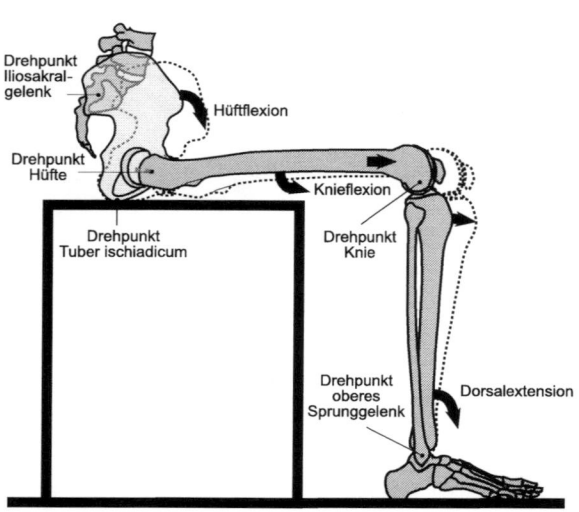

Abb. 1.49 Geschlossene kinematische Kette

den ersten Fixpunkt. Die Kontaktstelle des Fußes am Boden bildet den zweiten Fixpunkt der Kette. Eine geschlossene kinematische Kette wird erst bei mehr als drei beweglich verbundenen Kettengliedern beweglich. Wird ein Kettenglied einer viergliedrigen Kette bewegt, überträgt sich diese Bewegung aufgrund der mechanischen Kopplung der Kette auf alle anderen Kettenglieder, d.h. es kommt zu einer Zwangsbewegung.

Wird z.B. bei einem locker auf dem Boden stehendem Bein eine Dorsalextension im oberen Sprunggelenk durchgeführt, erfolgt zwangsläufig eine Flexion im Knie und Hüftgelenk (s. Abb. 1.49). Dadurch ergibt sich eine Vielzahl an weiterführenden Funktionen jedes Muskels in dieser Kette. Umgekehrt gilt: Wenn ein Gelenk dieser Kette blockiert wird, können auch die anderen Gelenke nicht bewegen.

Umkehr Punctum fixum und Punctum mobile

In der herkömmlichen Betrachtungsweise geht man bei Muskelfunktionen von einem proximal fixierten Ursprung und einer distal frei beweglichen Extremität, d.h. einer offenen kinematischen Kette, aus. Jeder Muskel kann aber auch umgekehrt bei distal fixierter Extremität eine Bewegung seines Ursprungs verursachen. Diese Bewegung wird dann als Bewegung vom proximalen Hebel bezeichnet.

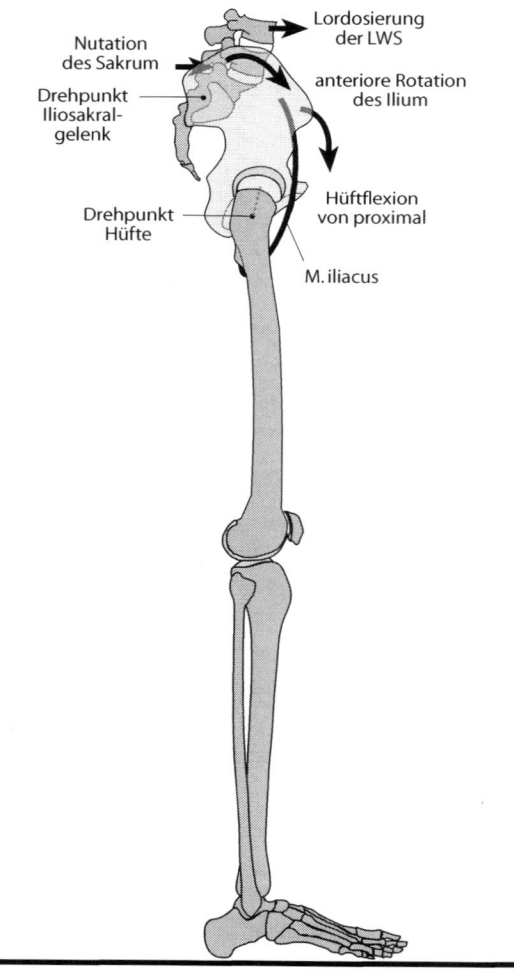

Abb. 1.50 Umkehr Punctum fixum und Punctum mobile am Beispiel des M. iliacus

In der offenen kinematischen Kette wird der proximal gelegene Ursprung eines Muskels als Punctum fixum bezeichnet und der distal gelegene Ansatz als Punctum mobile. Daraus wird die normale anatomische Funktion so abgeleitet, dass sich das Punctum mobile Richtung Punctum fixum bewegt. Wird aber der distale Hebel, wie z. B. in einer geschlossenen kinematischen Kette, fixiert, vertauschen sich Punctum fixum und Punctum mobile. Das bedeutet, dass sich der proximale Hebel in Richtung distalem Muskelansatz bewegt. Durch diese Bewegung des proximalen Hebels entstehen weiterlaufende Bewegungen auf die übrigen Kettenglieder.

Beispiel
Der M. iliacus beugt in der Sagittalebene die Hüfte. In der Standbeinphase bei distal fixiertem Hebel bewirkt er jedoch eine Flexion vom proximalen Hebel aus. Das entspricht im Iliosakralgelenk einer anterioren Rotation des Iliums, was weiterlaufend eine Nutation des Sakrums, eine Beckenkippung und Verstärkung der lumbalen Lordose zur Folge haben kann (s. Abb. 1.50).
Zur besseren Übersichtlichkeit wird in den folgenden Kapiteln darauf verzichtet, alle Aspekte der Muskelfunktionen bezüglich des proximalen Hebels zu beschreiben. Nur wenn sich durch die Umkehr von Punctum fixum und Punctum mobile eine unserer Ansicht nach interessante Funktion ergibt, z. B. wenn ein Muskel als Atemhilfsmuskel wirkt, wird diese erwähnt.

1.6 Muskelanalysen am Beispiel des M. piriformis

Die Abbildung 1.51 zeigt den M. piriformis in einer Ansicht von lateral als Kraftvektor dargestellt. Das Hüftgelenk befindet sich in N-0-Stellung. Der Drehpunkt für die Bewegung des Hüftgelenks um eine transversale Achse ist eingezeichnet. Der Kraftvektor des M. piriformis wurde in eine Bewegungskomponente (B) und eine longitudinalen Komponente (L) zerlegt. Die Bewegungskomponente ist 3,2-mal so lang wie die longitudinale Komponente, so dass sich ein Kraftverhältnis B : L = 3,2 : 1 ergibt.
Daraus folgt, dass der M. piriformis aus N-0-Stellung eine deutliche flektorische Wirkung auf den Femur hat.
Die longitudinale Kraftkomponente des M. piriformis ist nach kranial gerichtet und wirkt komprimierend auf das Hüftgelenk.

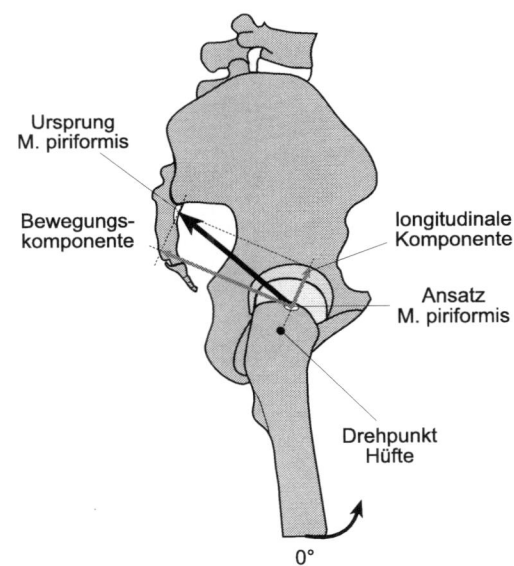

Abb. 1.51 Verhältnis von Bewegungskomponente zu longitudinaler Kraftkomponente in der Sagittalebene

Die Abbildung 1.52 zeigt den M. piriformis in einer Ansicht von lateral als Kraftvektor dargestellt. Das Hüftgelenk befindet sich in 60° Hüftflexion. Die Wirkungslinie des Muskels liegt in einer Linie mit dem Drehpunkt.

Daraus ergibt sich, dass der M. piriformis aus 60° Flexion kein Drehmoment um die transversale Achse auf den Femur erzeugt.

Die gesamte Kraft wirkt als Gelenkkomponente und daher komprimierend auf das Hüftgelenk nach dorsal-kranial.

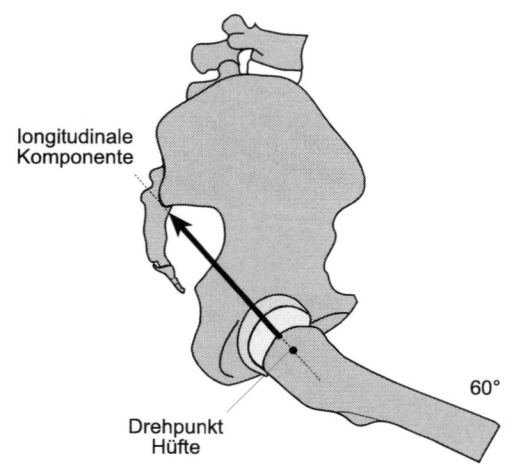

Abb. 1.52 Wirkung der Gelenkkomponente bei 60° Hüftflexion

Die Abbildung 1.53 zeigt den M. piriformis in einer Ansicht von lateral als Kraftvektor dargestellt. Das Hüftgelenk befindet sich in 120° Flexion. Es wurde eine Kraftzerlegung des M. piriformis in rotatorischer und longitudinaler Richtung durchgeführt. Dabei wurde ein Kraftverhältnis von der Bewegungskomponente zur longitudinalen Komponente (B : L) von 21 : 1 ermittelt.

Daraus ergibt sich, dass der M. piriformis aus 120° Flexionsstellung eine deutliche extensorische Wirkung auf den Femur hat.

Die geringe longitudinale Kraftkomponente des M. piriformis ist nach dorsal-kaudal gerichtet und wirkt komprimierend auf das Hüftgelenk.

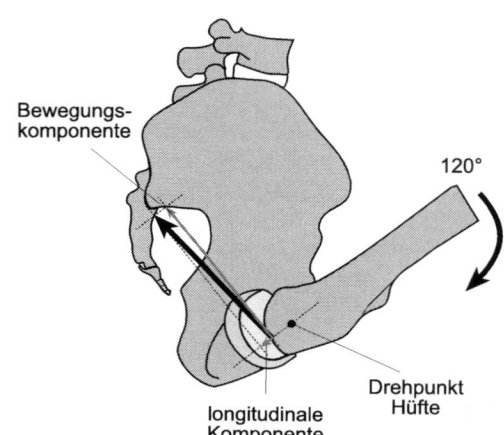

Abb. 1.53 Verhältnis von Bewegungskomponente zu longitudinaler Kraftkomponente bei 120° Hüftflexion

Die Abbildung 1.54 zeigt den M. piriformis als Kraftvektor mit Punctum fixum am Femur und Punctum mobile am Os sacrum in einer Ansicht von lateral. Das Hüftgelenk befindet sich in N-0-Stellung. Hier wird die Wirkung des Muskels am Iliosakralgelenk ermittelt. Der Drehpunkt für die Bewegung um eine transversale Achse ist eingezeichnet. Wir gehen davon aus, dass das Hüftgelenk durch andere Muskeln fixiert ist und hier keine Bewegung stattfindet.

Der Kraftvektor des M. piriformis wurde in eine Bewegungskomponente (B) und eine longitudinalen Komponente (L) zerlegt. Die Bewegungskomponente ist 3,2-mal so lang wie die longitudinale Komponente, so dass sich eine Kraftverhältnis B : L = 3,2 : 1 ergibt.

Daraus folgt, dass der M. piriformis aus N-0-Stellung bei fixiertem Femur und Hüftgelenk (geschlossene Kette) eine deutliche Wirkung im Sinne einer Gegennutation auf das Sakrum hat.

Die longitudinale Kraftkomponente des M. piriformis ist nach kaudal gerichtet und wirkt tendenziell translatorisch auf das Iliosakralgelenk im Sinne eines Gleitens nach kaudal.

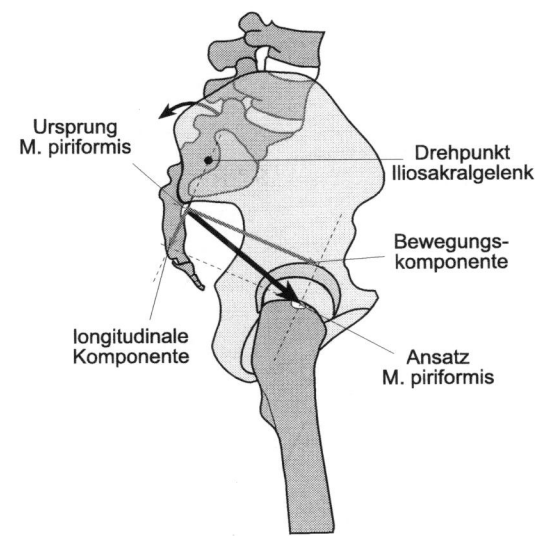

Abb. 1.54 Wirkung am Iliosakralgelenk bei Umkehr von Punctum fixum und Punctum mobile

Die Abbildung 1.55 zeigt den M. piriformis als Kraftvektor dargestellt in einer Ansicht von dorsal. Das Hüftgelenk befindet sich in N-0-Stellung. Es wurde eine Kraftzerlegung des M. piriformis in rotatorischer und longitudinaler Richtung durchgeführt.

Der Kraftvektor des M. piriformis wurde in eine Bewegungskomponente (B) und eine longitudinalen Komponente (L) zerlegt. Die longitudinale Komponente ist 3,4-mal so lang wie die Bewegungskomponente, so dass sich ein Kraftverhältnis B : L = 1 : 3,4 ergibt.

Daraus folgt, dass der M. piriformis aus N-0-Stellung eine geringe abduktorische Wirkung auf den Femur hat.

Die longitudinale Kraftkomponente des M. piriformis ist nach medial gerichtet und wirkt stark komprimierend auf das Hüftgelenk.

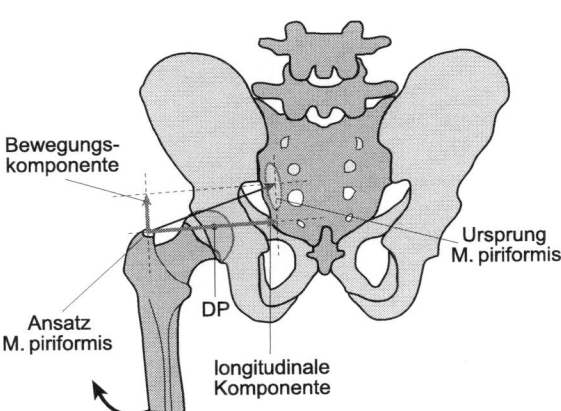

Abb. 1.55 Verhältnis von Bewegungskomponente zu longitudinaler Kraftkomponente in der Frontalebene

Die Abbildung 1.56 zeigt den M. piriformis als Kraftvektor dargestellt in einer Ansicht von dorsal. Das Hüftgelenk befindet sich in 20° Adduktionsstellung.

Der Kraftvektor des M. piriformis wurde in eine Bewegungskomponente (B) und eine longitudinale Komponente (L) zerlegt. Die longitudinale Komponente ist 11-mal so lang wie die Bewegungskomponente, so dass sich ein Kraftverhältnis B : L = 1 : 11 ergibt.

Daraus folgt, dass der M. piriformis aus 20° Adduktion nur noch eine sehr geringe abduktorische Wirkung auf den Femur hat.

Die longitudinale Kraftkomponente des M. piriformis ist nach medial-kranial gerichtet und wirkt sehr stark komprimierend auf das Hüftgelenk.

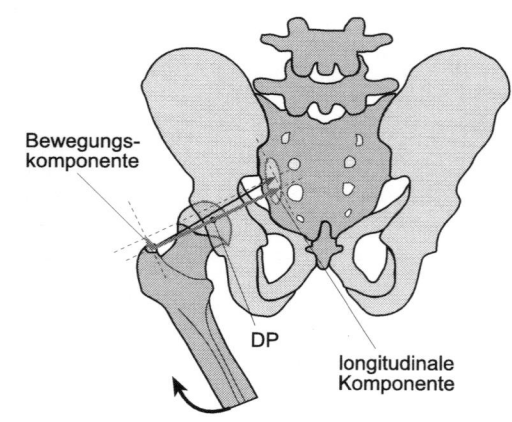

Abb. 1.56 Wirkung der Gelenkkomponente bei 20° Hüftadduktion

Die Abbildung 1.57 zeigt den M. piriformis als Kraftvektor dargestellt in einer Ansicht von dorsal. Das Hüftgelenk befindet sich in 40° Abduktion.

Der Kraftvektor des M. piriformis wurde in eine Bewegungskomponente (B) und eine longitudinale Komponente (L) zerlegt. Die longitudinale Komponente ist 1,3-mal so lang wie die Bewegungskomponente, so dass sich ein Kraftverhältnis B : L = 1 : 1,3 ergibt.

Daraus folgt, dass der M. piriformis aus 40° Abduktion eine deutliche abduktorische Wirkung auf den Femur hat.

Die longitudinale Kraftkomponente des M. piriformis ist nach medial-kaudal gerichtet und wirkt komprimierend auf das Hüftgelenk.

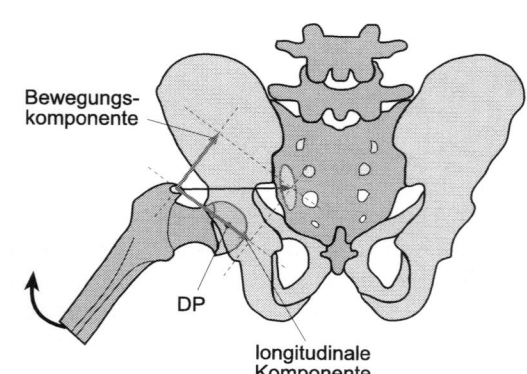

Abb. 1.57 Wirkung der Gelenkkomponente bei 40° Hüftabduktion

Die Abbildung 1.58 zeigt den M. piriformis als Kraftvektor dargestellt in einer Ansicht von kranial. Im linken Bildteil befindet sich das Hüftgelenk in N-0-Stellung und im rechten Bildteil in 45° Innenrotationsstellung. Auf beiden Seiten wurde der Kraftvektor des M. piriformis in eine Bewegungskomponente (B) und eine longitudinale Komponente (L) zerlegt. Dabei ergibt sich ein Kraftverhältnis von B : L = 1 : 1,2 für die N-0-Stellung und B : L = 1 : 9,4 für die Innenrotationsstellung.

Der M. piriformis hat also aus N-0-Stellung eine deutliche außenrotatorische Wirkung auf den Femur. Diese Wirkung wird mit zunehmender Innenrotation des Femur weniger.

Die longitudinale Kraftkomponente des M. piriformis ist in N-0-Stellung nach medial gerichtet und wirkt komprimierend auf das Hüftgelenk. Mit zunehmender Innenrotation wird die komprimierende Wirkung auf das Hüftgelenk stärker und die Richtung verlagert sich mehr nach dorsal-medial.

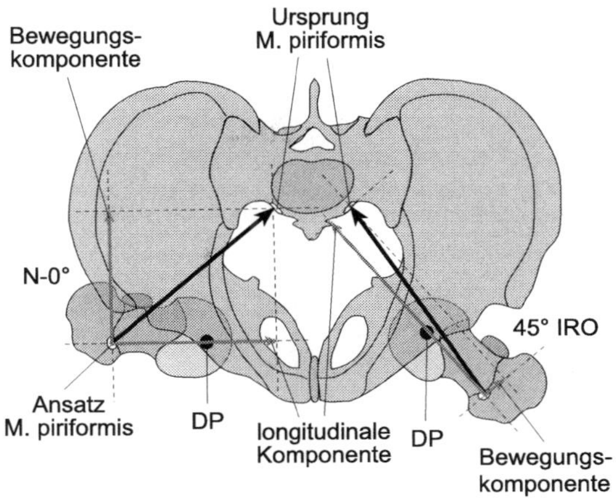

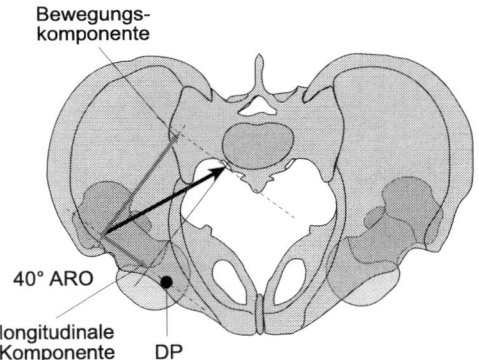

Abb. 1.58 Vergleich der Gelenkkomponenten in N-0-Stellung und 45° Innenrotation des Hüftgelenks

Die Abbildung 1.59 zeigt den M. piriformis als Kraftvektor dargestellt in einer Ansicht von kranial. Das Hüftgelenk befindet sich im linken Bildteil in 40° Außenrotation. Der Kraftvektor des M. piriformis wurde auf der linken Seite in eine Bewegungskomponente (B) und eine longitudinale Komponente (L) zerlegt. Dabei wurde ein Kraftverhältnis von B : L = 2,3 : 1 ermittelt.

Daraus ergibt sich, dass der M. piriformis aus der Außenrotationsstellung eine deutliche außenrotatorische Wirkung auf den Femur hat.

Die longitudinale Kraftkomponente des M. piriformis ist nach ventral-medial gerichtet und wirkt auf das Hüftgelenk.

Abb. 1.59 Verhältnis von Bewegungskomponente zu longitudinaler Kraftkomponente bei 40° Hüftaußenrotation

Um die Wirkung der longitudinalen Kraftkomponente auf das Hüftgelenk genauer zu ermitteln, wurde in Abbildung 1.60 die longitudinale Kraftkomponente auf die Tangentialebene des Hüftgelenks übertragen.

Dann wurde eine Kraftzerlegung der longitudinalen Kraftkomponente (F_{long}) in Normalkraft (F_N) und Schubkraft (F_S) durchgeführt. Bei der Zerlegung an der Tangentialebene des Hüftgelenks erhält man ein Verhältnis von Normalkraft zu Schubkraft von 1 : 2,2.

Daraus ergibt sich ein deutlicher translatorischer Schub nach ventral-medial, der zu einer Dezentrierung des Hüftgelenks führen kann.

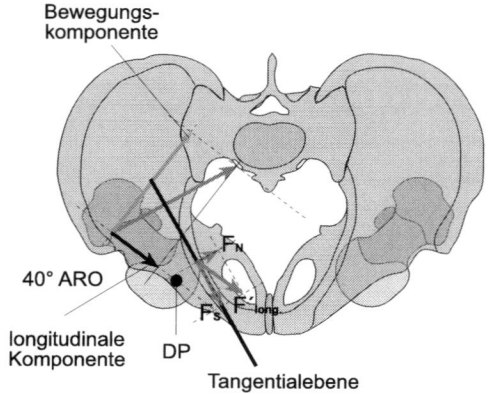

Abb. 1.60 Wirkung der longitudinalen Kraftkomponente aus das Hüftgelenk

Die Abbildung 1.61 zeigt den M. piriformis als Kraftvektor dargestellt in einer Ansicht von lateral. Das Hüftgelenk befindet sich in 120° Flexion. Es wurde die Rotationsachse für Innen- und Außenrotation durch den Hüftkopf und den distalen Femurschaft eingezeichnet. Der Ansatzpunkt des M. piriformis am Trochanter major liegt lateral der Drehachse.

Daraus ergibt sich, dass der M. piriformis aus 120° Flexionsstellung eine deutliche innenrotatorische Wirkung auf den Femur hat.

Der Muskel hat also gegenüber der N-0-Stellung eine Funktionsumkehr vollzogen. Der Umkehrpunkt dafür liegt bei 60° Hüftflexion.

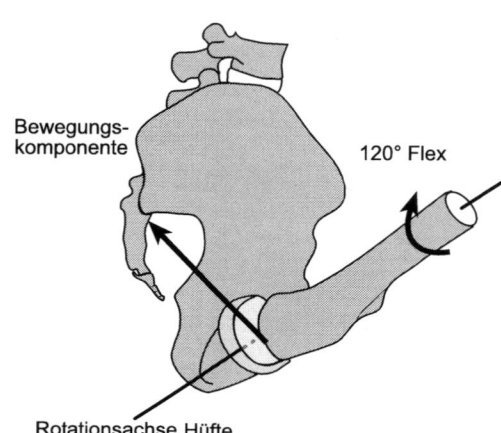

Abb. 1.61 Funktionsumkehr in der Transversalebene bei Bewegung um die transversale Achse

Diese Analyse soll darstellen, wie in den folgenden Kapiteln die biomechanischen Aspekte der Muskulatur beleuchtet werden. Dabei sind hier wie auch in den späteren Kapiteln nur die interessanten oder klinisch bedeutsamen Funktionen aufgenommen. So wären auch für den M. piriformis noch weitere Analysen möglich. Z.B. zeigt die Umkehr von Punctum fixum und Punctum mobile noch interessante Einflüsse des Muskels auf das Iliosakralgelenk. Die Zerlegung der longitudinalen Komponenten der Kraftvektoren an der Tangentialebene könnte in manchen Darstellungen die Gelenkwirkung des Muskels präzisieren.

Wir verzichten jedoch darauf immer alle Analysen durchzuführen, um den Rahmen des Buches nicht zu sprengen.

2 Rumpf

2.1 Knöcherne Strukturen des Rumpfes

2.1.1 Knöcherne Wirbelsäule

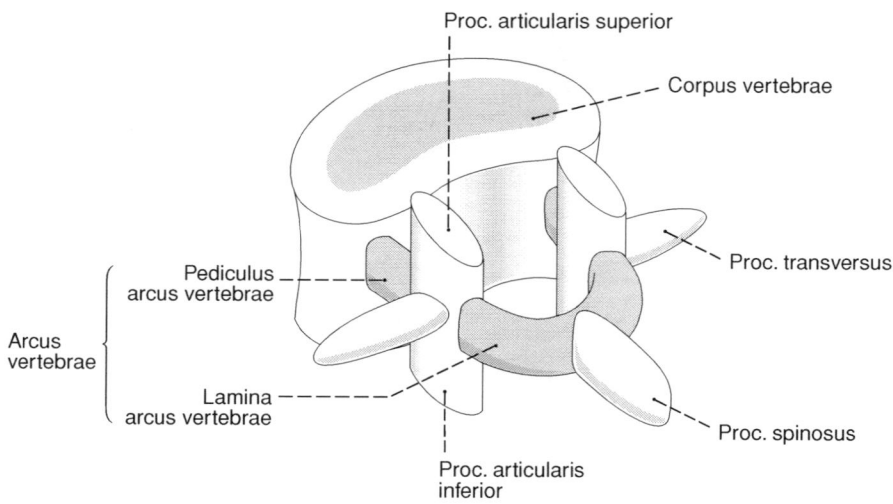

Abb. 2.1 Schematischer Aufbau eines Wirbels

Mit Ausnahme des 1. und 2. Halswirbels (Atlas und Axis) folgen alle Wirbel einem einheitlichen Bauprinzip und sind aus folgenden Elementen zusammengesetzt:

- einem Wirbelkörper (Corpus vertebrae)
- einem Wirbelbogen (Arcus vertebrae)
- mehreren Fortsätzen (Proc. spinosus, Procc. transversi, Procc. articulares).

Wirbelkörper und Wirbelbogen umschließen gemeinsam ein Wirbelloch (Foramen vertebrale); alle Wirbellöcher in ihrer Gesamtheit bilden einen knöchernen Kanal (Canalis vertebralis), in dem das Rückenmark liegt. Der Wirbelbogen wird durch den Proc. articularis in einen vorderen Anteil (Pediculus) und einen hinteren Anteil (Lamina) unterteilt.

Die knöchernen Fortsätze dienen dem Ansatz von Muskeln und Bändern (Procc. transversi und Proc. spinosus) sowie zur gelenkigen Verbindung mit dem darüber bzw. darunter liegenden Wirbel (Procc. articulares).

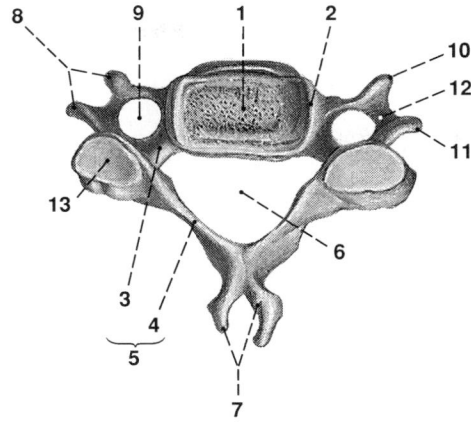

Abb. 2.2 Halswirbel von kranial

1 ....

2 ....

3 ....

4 ....

5 ....

6 ....

7 ....

8 ....

9 ....

10 ....

11 ....

12 ....

13 ....

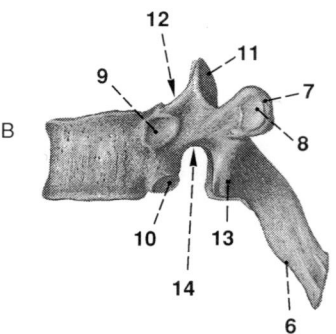

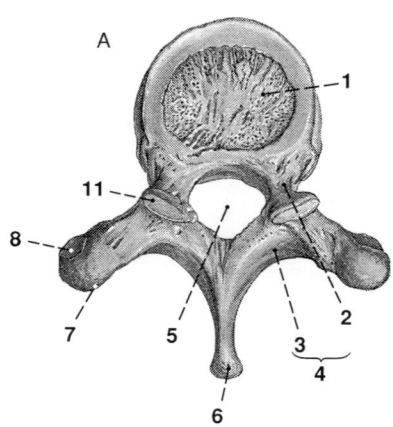

Abb. 2.3 Brustwirbel von kranial (A) und lateral (B)

1	8 ....
2	9 ....
3	10 ....
4	11 ....
5	12 ....
6	13 ....
7	14 ....

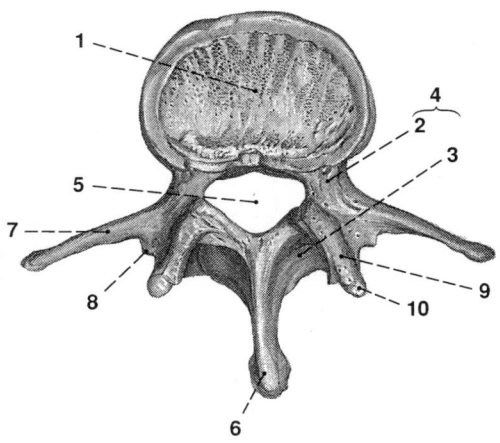

Abb. 2.4 Lendenwirbel von kranial

1	6 ....
2	7 ....
3	8 ....
4	9 ....
5	10 ....

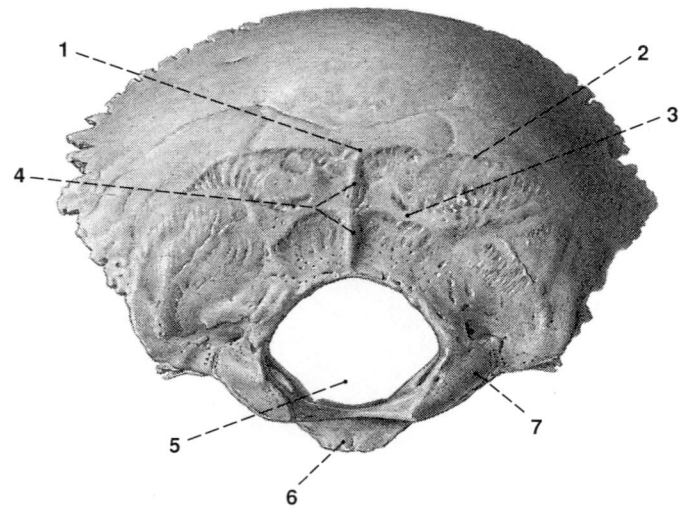

Abb. 2.5 Os occipitale von kaudal

1 ....   5 ....

2 ....   6 ....

3 ....   7 ....

4 ....

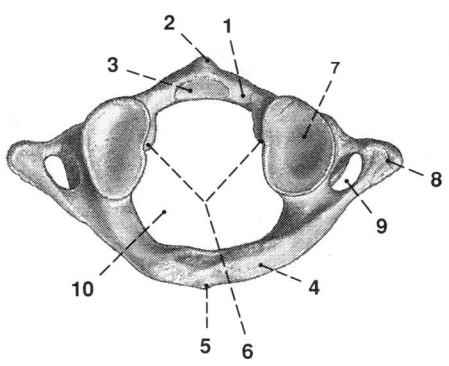

Abb. 2.6 Atlas von kaudal

1
....

2
....

3
....

4
....

5
....

6
....

7
....

8
....

9
....

10
....

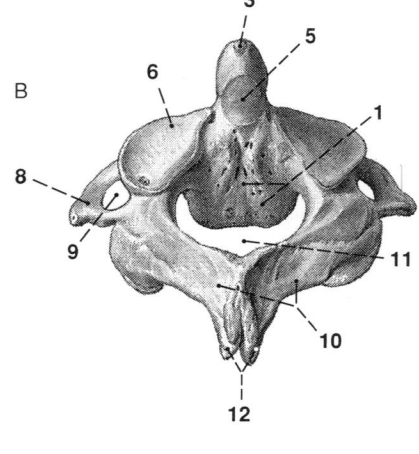

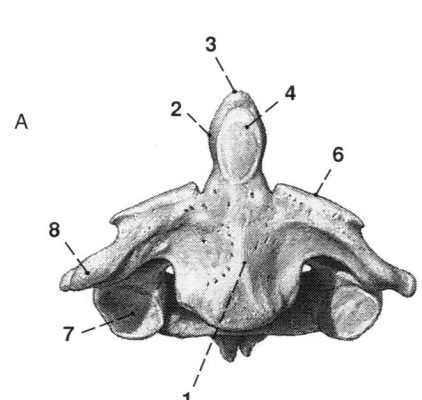

Abb. 2.7 Axis von ventral (A) und dorsal-kranial (B)

1 ....   7 ....

2 ....   8 ....

3 ....   9 ....

4 ....   10 ....

5 ....   11 ....

6 ....   12 ....

2.1.2 Kreuz- und Hüftbein (Os sacrum und Os coxae)

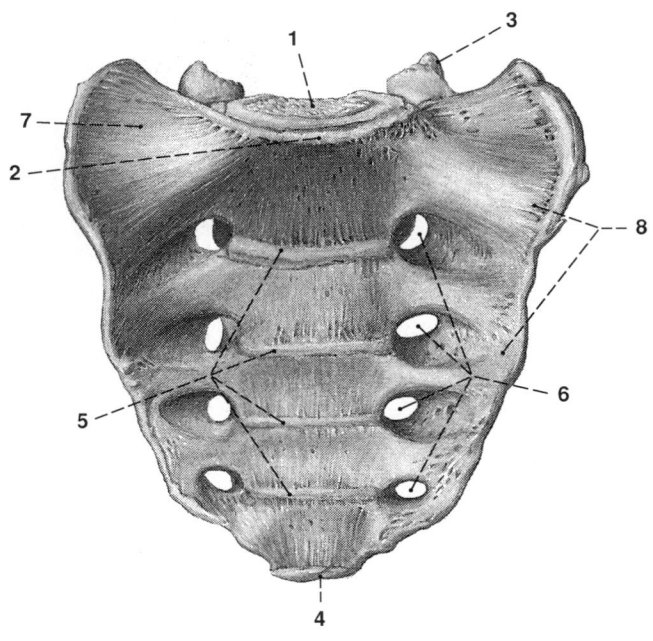

Abb. 2.8 Os sacrum von ventral

1 ....   5 ....

2 ....   6 ....

3 ....   7 ....

4 ....   8 ....

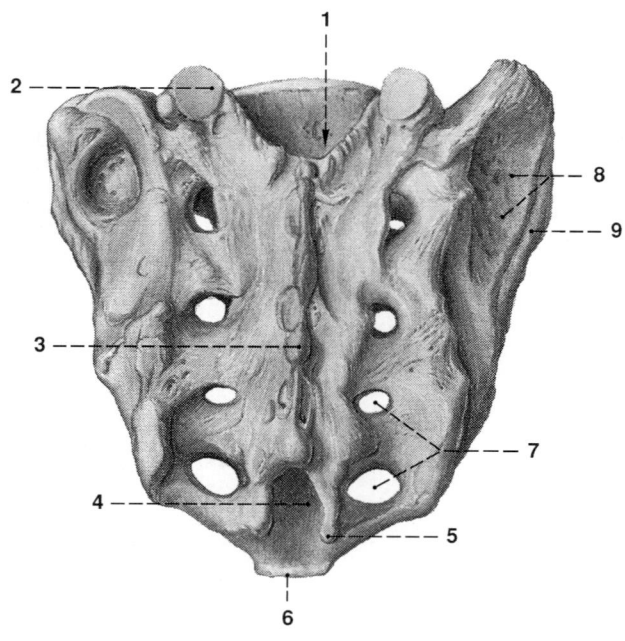

Abb. 2.9 Os sacrum von dorsal

1	6
2	7
3	8
4	9
5	

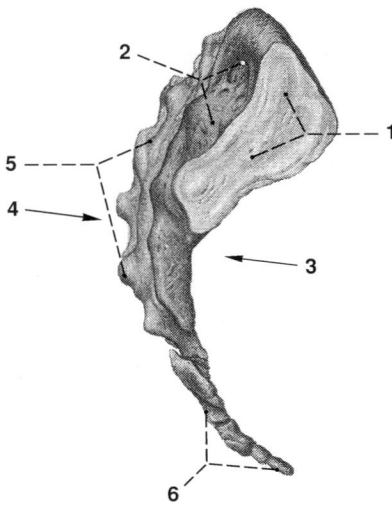

Abb. 2.10 Os sacrum mit Os coccygis von lateral

1 ....

2 ....

3 ....

4 ....

5 ....

6 ....

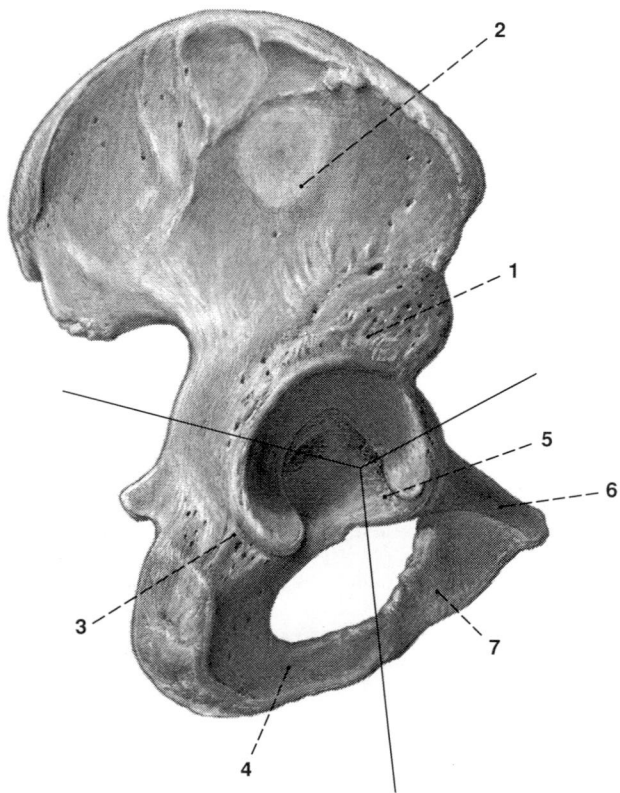

Abb. 2.11 Aufbau Os coxae: Os ilium, Os ischii, Os pubis

1 ....   5 ....

2 ....   6 ....

3 ....   7 ....

4 ....

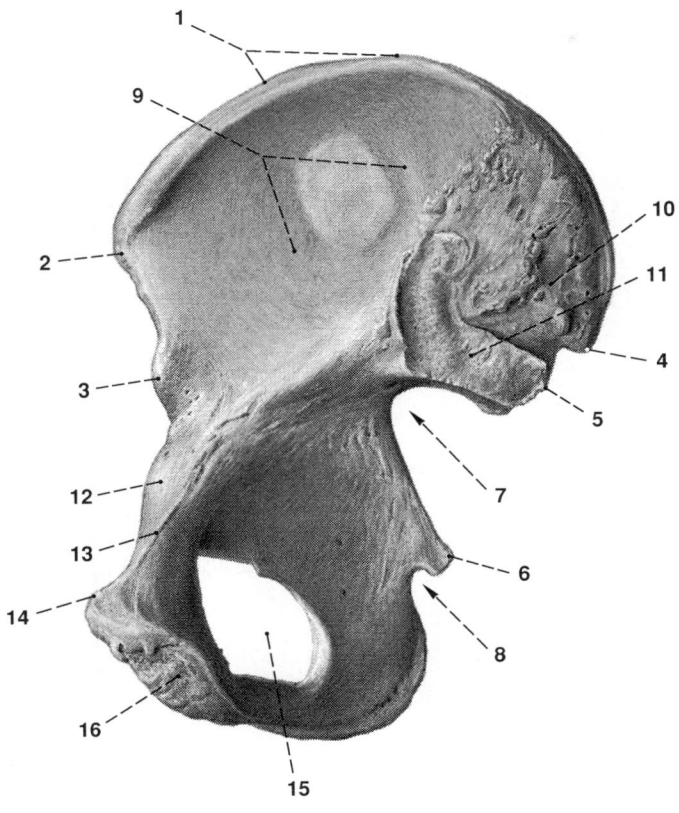

Abb. 2.12 Os coxae von medial

1	9 ....
2	10 ....
3	11 ....
4	12 ....
5	13 ....
6	14 ....
7	15 ....
8	16 ....

2.1.3   Knöcherner Brustkorb

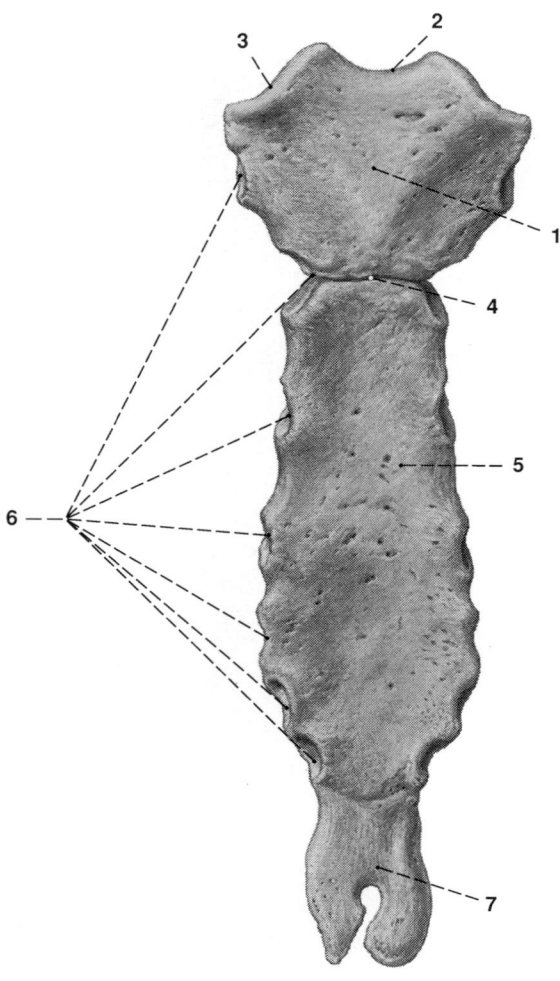

Abb. 2.13 Sternum von ventral

1 ....   5 ....

2 ....   6 ....

3 ....   7 ....

4 ....

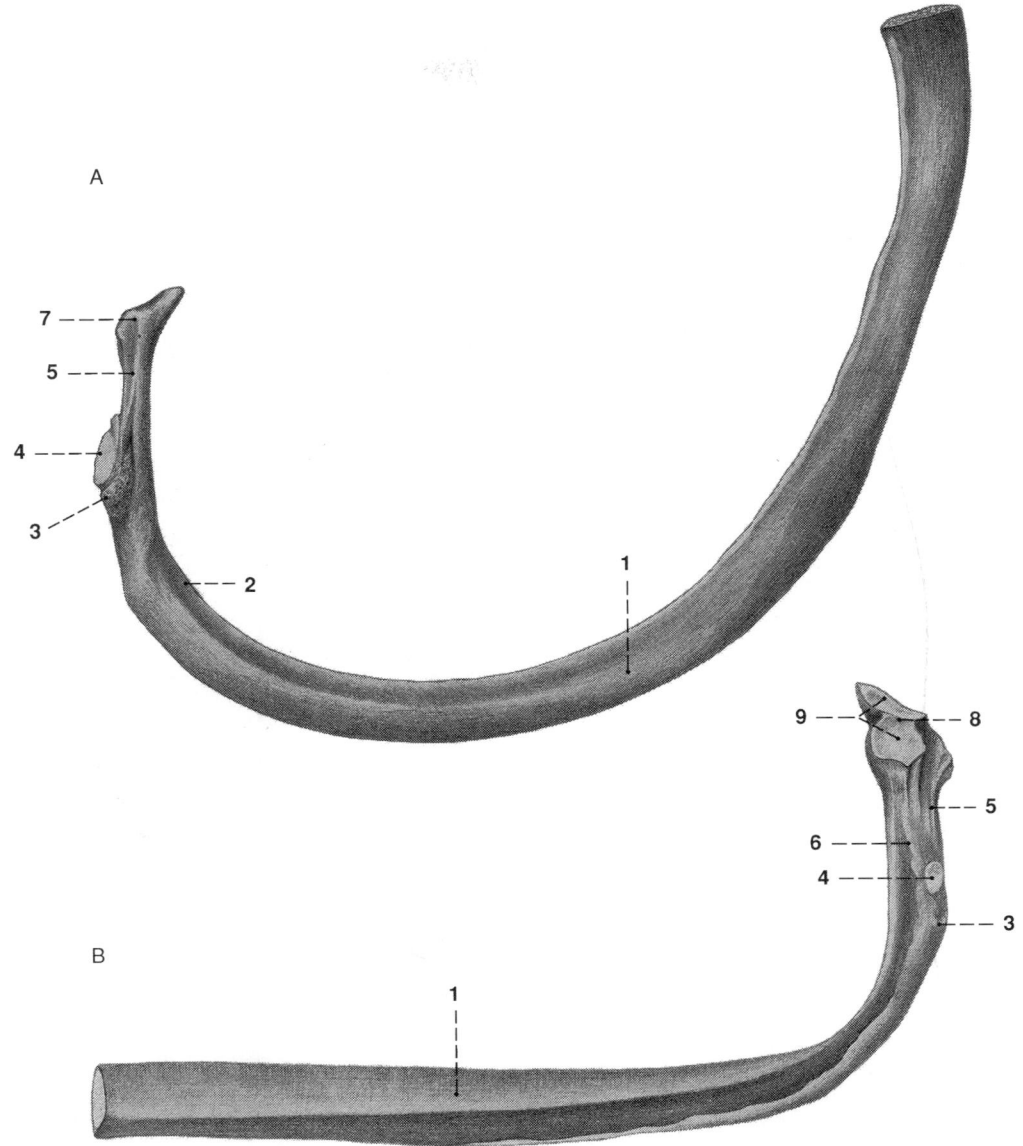

Abb. 2.14 Rippe von kranial (A) und kaudal (B)

1	6 ....
2	7 ....
3	8 ....
4	9 ....
5	

2.2 Wirbelsäule (Columna vertebralis)

2.2.1 Steckbrief

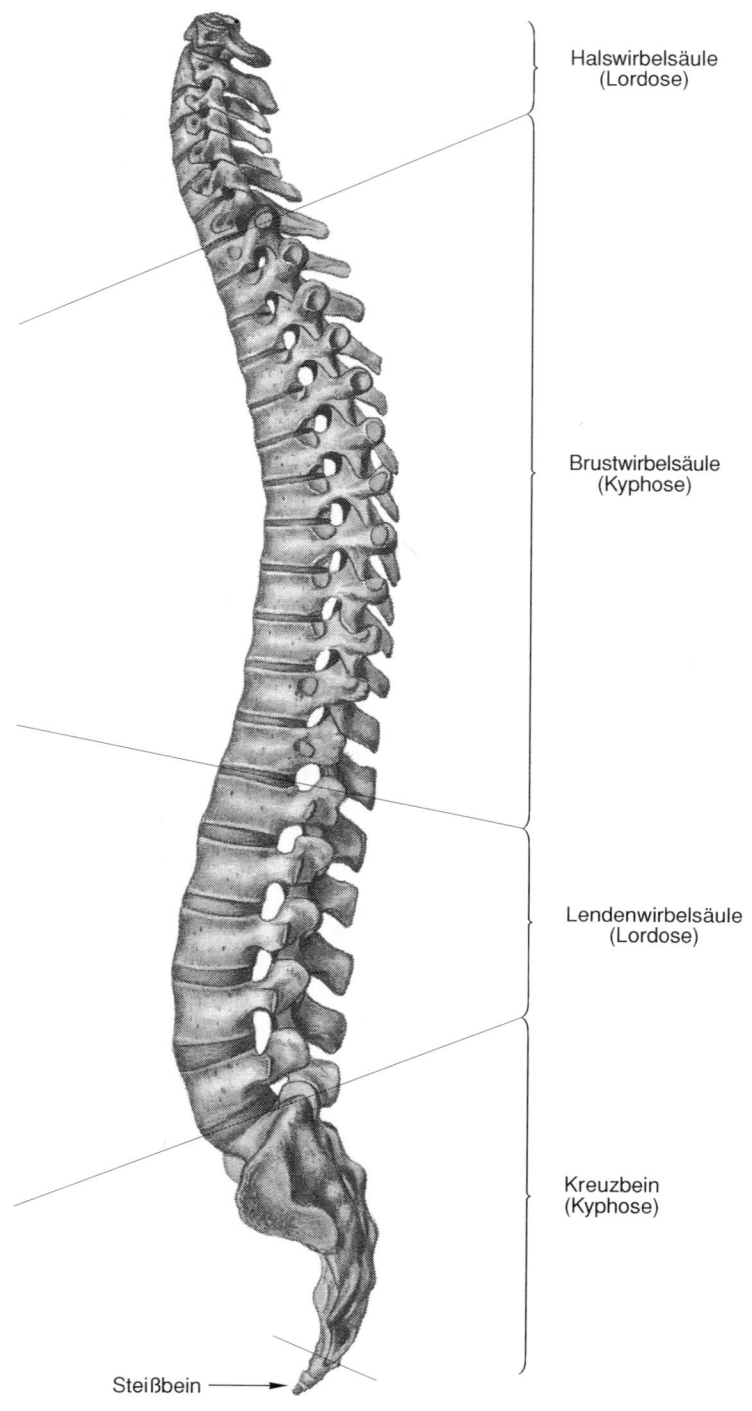

Halswirbelsäule
(Lordose)

Brustwirbelsäule
(Kyphose)

Lendenwirbelsäule
(Lordose)

Kreuzbein
(Kyphose)

Steißbein

Abb. 2.15 Abschnitte und Krümmungen der Wirbelsäule

- Die Wirbelsäule ist das Achsenorgan und bildet das zentrale Element im Skelettsystem.
- Von kranial nach kaudal unterscheidet man 5 Abschnitte, die jeweils aus einer unterschiedlichen Anzahl von Wirbeln aufgebaut sind:
  - Halswirbelsäule (zervikal C1–C7)
  - Brustwirbelsäule (thorakal Th1–Th12)
  - Lendenwirbelsäule (lumbal L1–L5)
  - Kreuzbein (sakral S1–S5)
  - Steißbein (kokzygeal 3–5 Wirbel).
- In der Sagittalebene weist die Wirbelsäule 4 physiologische Krümmungen auf. Von kranial nach kaudal findet man einen doppelt S-förmigen Verlauf. Diese Form erhöht die Widerstandsfähigkeit der Wirbelsäule bei axialen Belastungen.
- Die Hals- und Lendenwirbelsäule sind nach ventral konvex geformt. Man spricht von einer Lordose.
- Die Brustwirbelsäule und das Kreuzbein sind nach dorsal konvex geformt. Man spricht von einer Kyphose.
- Aus funktioneller Sicht ist es sinnvoll, die Halswirbelsäule in eine oberen und einen unteren Abschnitt zu unterteilen:
  - Die obere HWS besteht aus dem Hinterhaupt (Os occipitale), dem Atlas und dem Axis. Aus diesen 3 Knochen werden die Kopfgelenke gebildet.
  - Als untere HWS bezeichnet man den Bereich vom 3. bis zum 7. Halswirbel.
  - Der Bereich C7–Th4 wird als Cervicothoracaler Übergang (CTÜ) bezeichnet. Anatomisch gehört dieser Bereich zur BWS, funktionell wird er jedoch der unteren HWS zugeordnet.

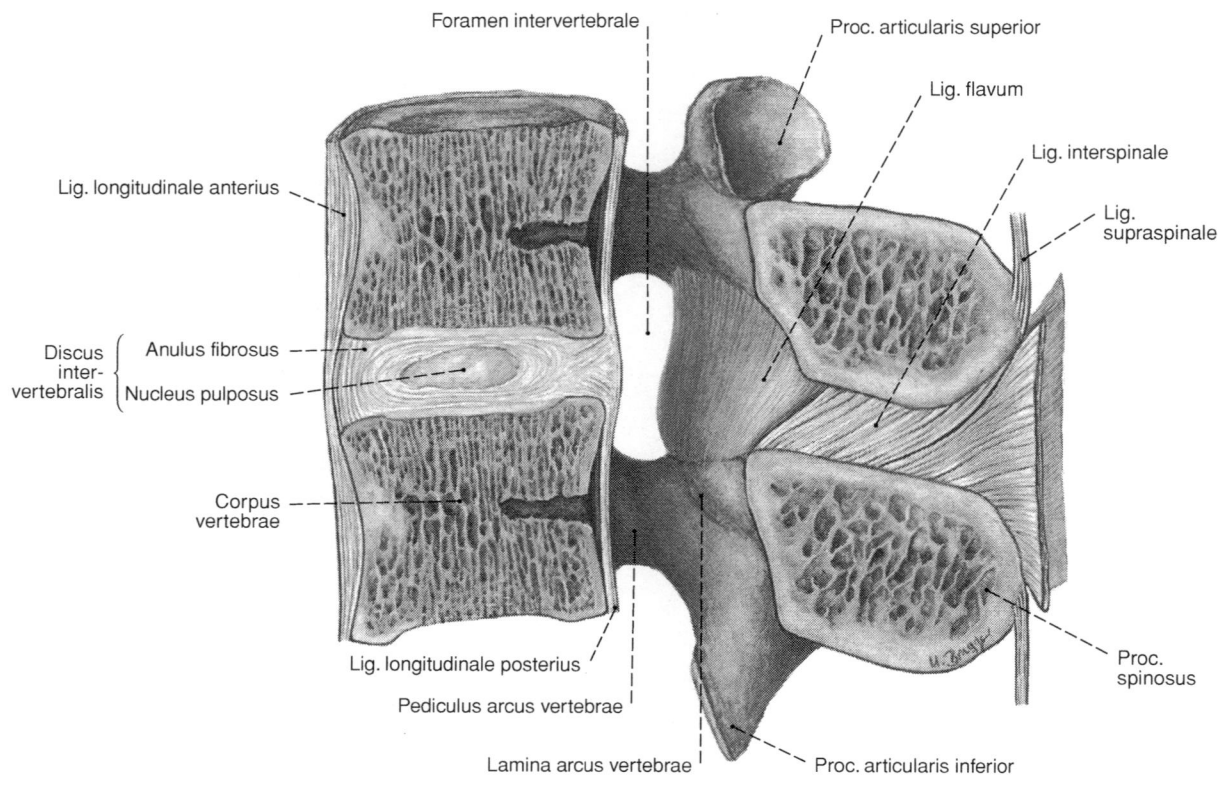

Foramen intervertebrale

Proc. articularis superior

Lig. flavum

Lig. interspinale

Lig. supraspinale

Lig. longitudinale anterius

Discus intervertebralis
{ Anulus fibrosus
Nucleus pulposus

Corpus vertebrae

Lig. longitudinale posterius

Pediculus arcus vertebrae

Lamina arcus vertebrae

Proc. articularis inferior

Proc. spinosus

Abb. 2.16 Bewegungssegment der Wirbelsäule

Das Bewegungssegment

- Als Bewegungssegment bezeichnet man 2 benachbarte Wirbel einschließlich der verbindenden Elemente.
- Aus der Incisura vertebralis inferior des oberen Wirbels und der Incisura vertebralis superior des unteren Wirbels wird das Foramen intervertebrale (Neuroforamen) gebildet, durch das der Spinalnerv nach außen tritt.

- Im Hals-, Brust- und Lendenbereich sind die benachbarten Wirbel beweglich über folgende Strukturen verbunden:
  - je 2 Intervertebralgelenke im dorsalen Bereich
  - eine Bandscheibe (Discus intervertebralis) im ventralen Bereich
  - eine Vielzahl von Bändern und kleinen Muskeln (segmentale Rückenmuskeln).

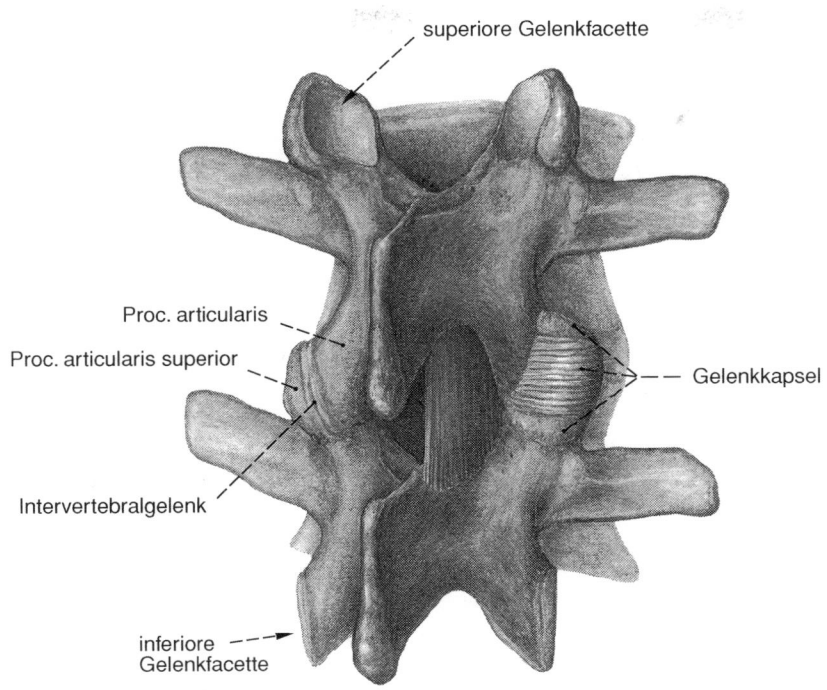

superiore Gelenkfacette

Proc. articularis

Proc. articularis superior

Gelenkkapsel

Intervertebralgelenk

inferiore
Gelenkfacette

Abb. 2.17 Intervertebralgelenk (der Lendenwirbelsäule)

Intervertebralgelenke (Artt. zygapophysiales)

- Die Gelenkfortsätze (Procc. articulares) der benachbarten Wirbel bilden die Gelenkpartner.
- Der Proc. articularis superior des unteren Wirbels ist mit dem Proc. articularis inferior des oberen Wirbels verbunden.
- Die Gelenkflächen (Facetten) der Gelenkfortsätze haben in den einzelnen Wirbelsäulenabschnitten eine charakteristische Ausrichtung und sind so für das unterschiedliche Bewegungsausmaß in die einzelnen Bewegungsrichtungen verantwortlich.

- Die Intervertebralgelenke werden auch als Facettengelenke, Wirbelbogengelenke oder kleine Wirbelgelenke bezeichnet.
- Die Gelenkkapseln werden von kranial nach kaudal straffer.

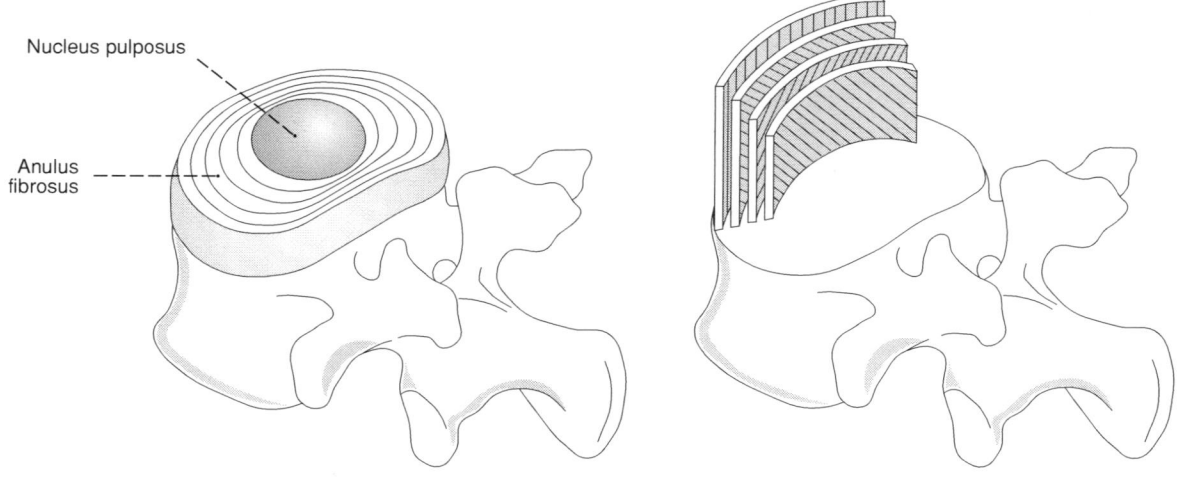

Nucleus pulposus

Anulus fibrosus

Abb. 2.18 Aufbau der Bandscheibe und unterschiedliche Ausrichtung der Kollagenfasern des Anulus fibrosus (schematische Darstellung)

Bandscheibe (Discus intervertebralis)

- Die Bandscheibe verbindet mit Ausnahme des 1. und 2. Halswirbels die benachbarten Wirbelkörper miteinander. Insgesamt machen alle Bandscheiben zusammen ca. 25 % der Gesamtlänge der Wirbelsäule aus.
- Die Größe der Bandscheiben nimmt von kranial nach kaudal zu.
- Die Bandscheibe besitzt kaum Blutgefäße. Daher hat sie nur ein begrenztes Regenerationspotenzial und wird mit zunehmendem Alter anfälliger für Verschleiß.
- Im Bereich der Grund- und Deckplatten (unterer und oberer Abschluss des Wirbelkörpers) findet die Ernährung der Bandscheibe über einen Diffusionsvorgang statt.
- Im Zentrum der Bandscheibe befindet sich ein gallertartiger Kern (Nucleus pulposus) und in der Peripherie ein Faserring (Anulus fibrosus).
- Der Nucleus pulposus besitzt relativ wenig Zellen und viele verzweigte Riesenmoleküle (Proteoglykane). Diese Molekülaggregate bil-

den die Voraussetzung für die große Wasserspeicherfähigkeit der Bandscheibe und verleihen dem Gewebe die große Widerstandskraft gegenüber Druckbelastung.
- Der Anulus fibrosus besteht aus Lamellen ringförmig angeordneter Faserproteine (kollagene Fasern). Diese Fasern sind sehr zugfest und zwischen den benachbarten Wirbeln in unterschiedlichen Richtungen ausgerichtet. Ähnlich den Stahlfasern eines Autoreifens sind sie imstande, den enormen Zug- und Scherkräften, die bei Bewegungen der Wirbelsäule auftreten können, Widerstand zu leisten.
- Die Funktion der Bandscheibe und der kleinen Wirbelgelenke ist es, die Beweglichkeit der Wirbelsäule zu ermöglichen und gleichzeitig zu stabilisieren. Die gesunde Bandscheibe liegt wie Kissen zwischen den Wirbelkörpern und überträgt bei aufrechter Körperhaltung die Lasten zwischen den einzelnen Wirbeln und absorbiert Druck- und Stoßkräfte.

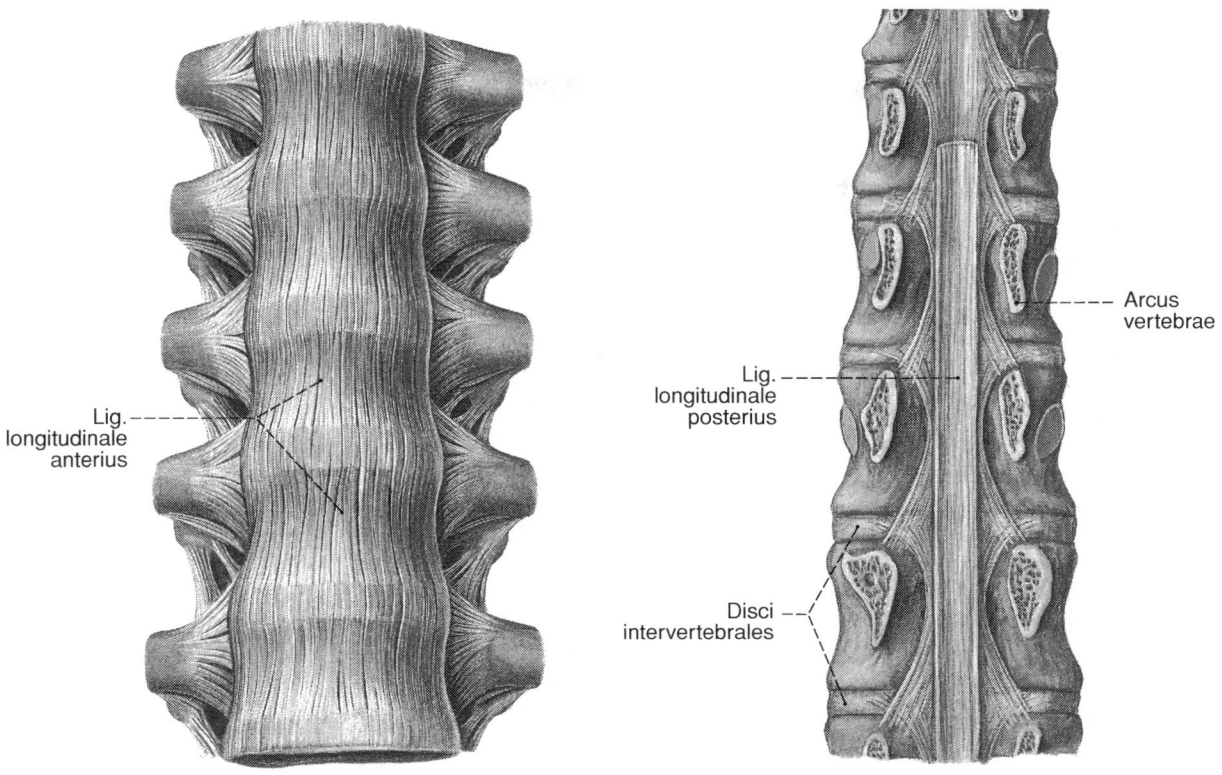

Abb. 2.19 Lig. longitudinale anterius und posterius

Bänder der Wirbelsäule

Lig. longitudinale anterius (vorderes Längsband)
- zieht als kräftiges breites Band vom Os occipitale an den ventralen Wirbelkörpern bis zum Os sacrum
- Das Band ist fest mit den Wirbelkörpern verbunden.
- Funktion: hemmt die Extension und Rotationsbewegungen und stabilisiert die Bandscheibe nach ventral

Lig. longitudinale posterius (hinteres Längsband)
- zieht als kräftiges breites Band im Wirbelkanal an der Hinterfläche der Wirbelkörper vom Axis bis zum Os sacrum
- Es bildet die Fortsetzung der Membrana tectoria (s. u. Kap. 2.3.1).
- Das Band ist fest mit den Disci (Bandscheiben) verbunden.

- Funktion: hemmt die Flexion und Rotationsbewegungen und sichert die Bandscheibe gegen eine Verlagerung in den Wirbelkanal

Ligg. flava
- kurze elastische Bänder, die sich zwischen den benachbarten Wirbelbögen ausspannen
- Funktion: hemmen die Flexion und Rotationsbewegungen und können durch ihre Elastizität die Extensionsbewegung der Wirbelsäule unterstützen

Ligg. interspinalia
- kurze Bänder, die sich zwischen den Dornfortsätzen der Wirbel ausspannen
- Funktion: hemmen die Flexion und Rotationsbewegungen

Ligg. intertransversaria

- kurze Bänder, die sich zwischen den Querfortsätzen der Wirbel ausspannen
- Funktion: hemmen die Lateralflexion zur Gegenseite und Rotationsbewegungen

Lig. supraspinale

- langes Band, das am Dornfortsatz des 7. Halswirbels beginnt und nach kaudal über alle Dornfortsätze zum Os sacrum verläuft
- Funktion: hemmt die Flexion und Rotationsbewegungen

Lig. nuchae

- sagittal ausgerichtetes flächiges Band, das an der Protuberantia occipitalis externa beginnt und nach kaudal in das Lig. supraspinale bzw. in die Ligg. interspinalia übergeht
- verbindet die Dornfortsätze der Halswirbel miteinander
- Funktion: hemmt die Flexion und dient als Muskelansatz

Bewegungsausmaß der einzelnen Wirbelsäulenabschnitte

Funktionell sind in allen Wirbelsäulenabschnitten Bewegungen um 3 Achsen möglich, wobei jede Bewegung zwischen zwei benachbarten Wirbeln – in den Bewegungssegmenten – stattfindet. Die gesamten Bewegungskomponenten der einzelnen Wirbelsäulenabschnitte ergeben sich also aus der Summe der Einzelbewegungen.

Die Rotation wird an der Wirbelsäule nach der Richtung beschrieben, in die sich der obere Wirbelkörper in einem Bewegungssegment bewegt.

Halswirbelsäule (inklusive Kopfgelenke)

Bewegungsausmaß der gesamten HWS einschließlich Kopfgelenke (nach Kapandji):

Transversale Achse	Extension: 75°	Flexion: 40°
Sagittale Achse	Lateralflexion links: 35°	Lateralflexion rechts: 35°
Longitudinale Achse	Axiale Rotation links: 50°	Axiale Rotation rechts: 50°

Brustwirbelsäule

Bewegungsausmaß der BWS (nach Kapandji):

Transversale Achse	Extension: 25°	Flexion: 45°
Sagittale Achse	Lateralflexion links: 20°	Lateralflexion rechts: 20°
Longitudinale Achse	Axiale Rotation links: 35°	Axiale Rotation rechts: 35°

Lendenwirbelsäule

Bewegungsausmaß der LWS (nach Kapandji):

Transversale Achse	Extension: 35°	Flexion: 60°
Sagittale Achse	Lateralflexion links: 20°	Lateralflexion rechts: 20°
Longitudinale Achse	Axiale Rotation links: 5°	Axiale Rotation rechts: 5°

2.2.2 Muskulatur

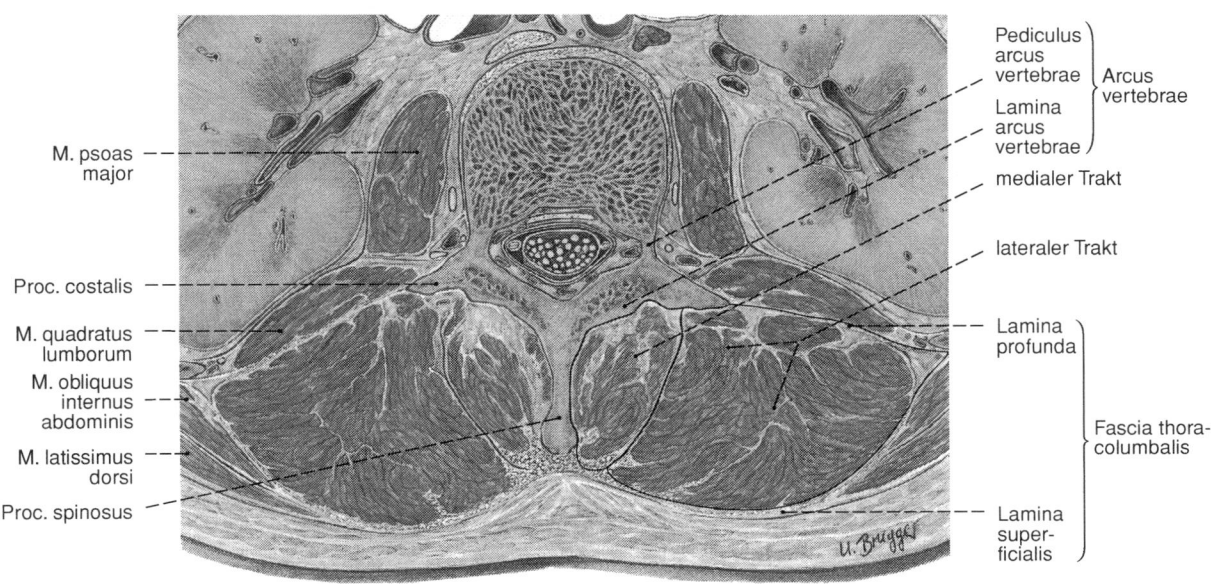

M. psoas major

Proc. costalis

M. quadratus lumborum

M. obliquus internus abdominis

M. latissimus dorsi

Proc. spinosus

Pediculus arcus vertebrae
Lamina arcus vertebrae
} Arcus vertebrae

medialer Trakt

lateraler Trakt

Lamina profunda

Fascia thoracocolumbalis

Lamina superficialis

Abb. 2.20 Autochthone Rückenmuskulatur im Querschnitt

Autochthone Rückenmuskulatur (Erector spinae)

- Die autochthone Rückenmuskulatur wird von den Rami dorsalis der Spinalnerven innerviert und liegt in einem osteoligamentären Kanal.
- Knöchern wird dieser osteoligamentäre Kanal begrenzt von:
  - den Dornfortsätzen
  - den Wirbelbögen
  - den Rippenfortsätzen in der LWS bzw. den Rippen im thorakalen Bereich.
- Bindegewebig wird der osteoligamentäre Kanal begrenzt von der Fascia thoracolumbalis mit ihrer Lamina superficialis und Lamina profunda.
- Die in diesem Kanal medial gelegene Muskulatur wir als medialer Trakt und die lateral gelegene Muskulatur wird als lateraler Trakt bezeichnet.
- Die Hauptaufgabe des medialen Trakts der authochthonen Muskeln ist die segmentale Stabilisation der Wirbelsäule.

Einteilung der autochthonen Rückenmuskulatur

Medialer Trakt
- interspinales System (gerades System): Muskeln, die in longitudinaler Richtung von Dornfortsatz zu Dornfortsatz verlaufen
- transversospinales System (schräges System): Muskeln, die diagonal von lateral-kaudal nach medial-kranial von Querfortsatz zu Dornfortsatz verlaufen

Lateraler Trakt
- intertransversales System (gerades System): Muskel, die in longitudinaler Richtung von Querfortsatz zu Querfortsatz verlaufen
- spinotransversales System (schräges System): Muskeln, die diagonal von medial-kaudal nach lateral-kranial von Dornfortsatz zu Querfortsatz verlaufen

Medialer Trakt (interspinales System)

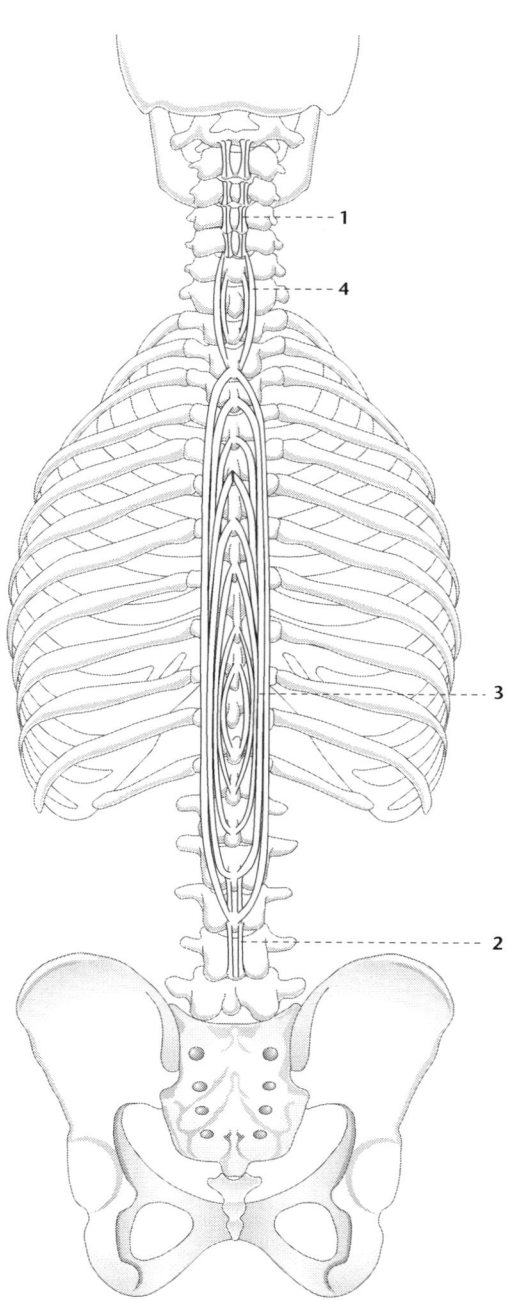

Abb. 2.21 Medialer Trakt der autochthonen Rückenmuskulatur (interspinales System):
Mm. interspinales cervicis (1), Mm. interspinales lumborum (2), M. spinalis thoracis (3), M. spinalis cervicis (4)

▶ **Mm. interspinales**
(cervicis, thoracis, lumborum)
(paarige Muskeln im Hals- und Lendenbereich)

Ursprung
Proc. spinosus des unteren Wirbels

Ansatz
Proc. spinosus des oberen Wirbels

Verlauf
Nahezu vertikal zwischen zwei benachbarten Wirbeln

Funktion
An der Wirbelsäule bei beidseitiger Innervation:
● transversale Achse:

....

An der Wirbelsäule bei einseitiger Innervation:
● sagittale Achse:

....

....

● longitudinale Achse:

....

....

▶ **M. spinalis thoracis**

Ursprung
Proc. spinosus des 3. Lendenwirbels bis
10. Brustwirbels

Ansatz
Proc. spinosus des 2.–9. Brustwirbels

Verlauf
Nahezu vertikal zwischen den Spitzen der Dornfortsätze zweier benachbarter Wirbel

Funktion
An der Wirbelsäule bei beidseitiger Innervation:
● transversale Achse:

....

An der Wirbelsäule bei einseitiger Innervation:
* sagittale Achse:

....

....

* longitudinale Achse:

....

....

▶ M. spinalis cervicis

Ursprung
Proc. spinosus des 4. Brustwirbels bis 6. Halswirbels

Ansatz
Proc. spinosus des 2.–6. Halswirbels

Verlauf
Nahezu vertikal zwischen den Spitzen der Dornfortsätze zweier benachbarter Wirbel

Funktion
An der Wirbelsäule bei beidseitiger Innervation:
* transversale Achse:

....

An der Wirbelsäule bei einseitiger Innervation:
* sagittale Achse:

....

....

* longitudinale Achse:

....

....

▶ M. spinalis capitis

Ursprung
Proc. spinosus des 3. Brustwirbels bis 6. Halswirbels

Ansatz
Os occipitale (nahe der Protuberatia occipitalis externa)

Verlauf
Nahezu vertikal zwischen den Spitzen der Dornfortsätze zweier benachbarter Wirbel

Funktion
An der Wirbelsäule bei beidseitiger Innervation:
* transversale Achse:

....

An der Wirbelsäule bei einseitiger Innervation:
* sagittale Achse:

....

....

* longitudinale Achse:

....

....

In den Kopfgelenken bei beidseitiger Innervation:
* transversale Achse: Reklination

Biomechanische Aspekte interspinales System
* s. ✎ Übungsaufgabe 1 (S. 64):

....

....

....

....

* Bei normaler Seitneigung mit Drehachse durch den Nucleus pulposus hat die Muskulatur keine Funktion. Verlagert sich die Drehachse aufgrund einer Blockierung in eines der Facettengelenke, so unterstützt die Muskulatur die Lateralflexion.
* Die Mm. interspinalis thoracis und lumborum und der M. spinalis thoracis sind für die dorsale Zuggurtung beim Heben von Gegenständen vor dem Körper verantwortlich.
* Bei Bewegungen um eine longitudinale Achse ziehen die Muskeln aus beiden Rotationen in die N-0-Stellung zurück (Funktionsumkehr zum Umkehrpunkt hin).

Medialer Trakt (transversospinales System)

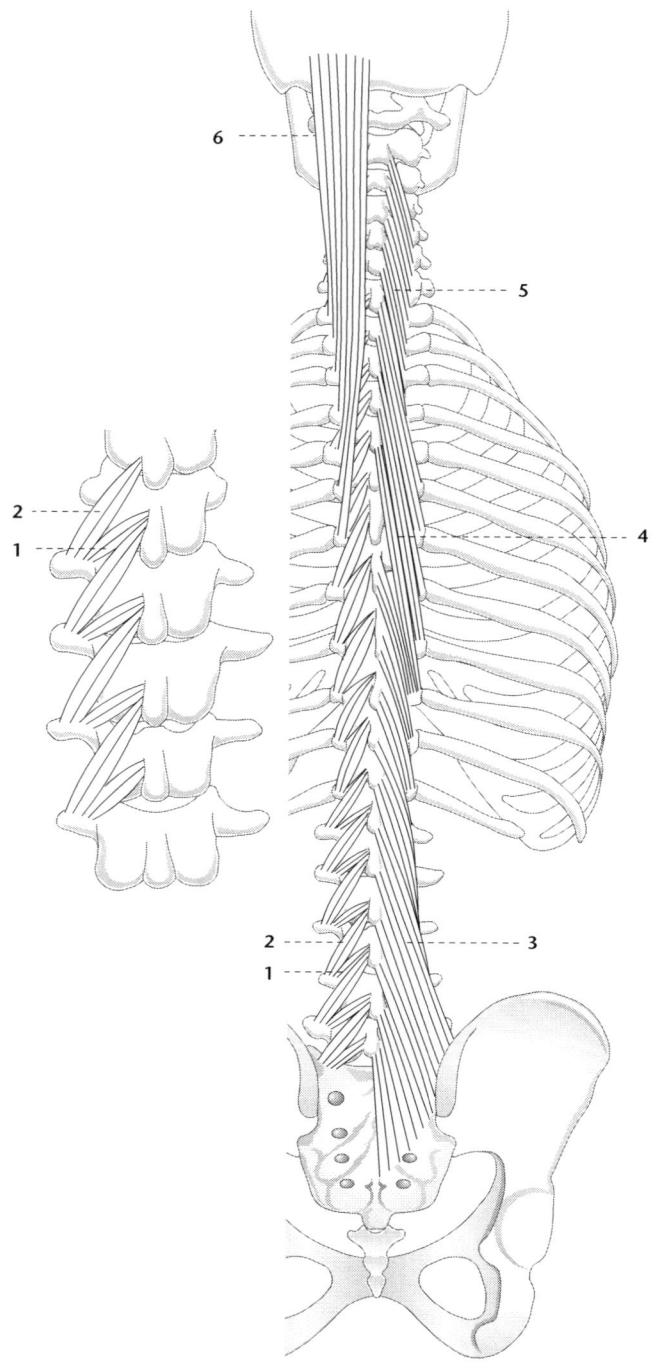

Abb. 2.22 Medialer Trakt der autochtonen Rückenmuskulatur (transversospinales System): Mm. rotatores breves (1) et longi (2), Mm. multifidi (3), M. semispinalis thoracis (4), M. semispinalis cervicis (5), M. semispinalis capitis (6)

▶ Mm. rotatores breves et longi (cervicis, thoracis, lumborum)

Ursprung
- im Bereich der HWS: Procc. articulares inferiores aller Wirbel
- im Bereich der BWS: Procc. transversi aller Wirbel
- im Bereich der LWS: Procc. mamillares aller Wirbel

Ansatz
Proc. spinosus des 3.–1. Lendenwirbels, 12.–1. Brustwirbels und 7.–2. Halswirbels

Verlauf
- Mm. rotatores breves: ziehen nach medial-kranial zum nächsthöheren Dornfortsatz
- Mm. rotatores longi: ziehen nach medial-kranial zum übernächsten Dornfortsatz

Funktion
An der Wirbelsäule bei beidseitiger Innervation:
- transversale Achse:

....

An der Wirbelsäule bei einseitiger Innervation:
- sagittale Achse:

....

....

- longitudinale Achse:

....

....

Klinische Anmerkungen
Ein Spasmus eines Muskels kann zu einer monosegmentären Dysfunktion (Blockierung) führen.

▶ Mm. multifidi

Ursprung
- im Bereich der HWS: Proc. articularis inferior des 4.–7. Halswirbels
- im Bereich der BWS: Procc. transversi aller Wirbel
- im Bereich der LWS: Procc. mamillares aller Wirbel
- dorsale Fläche des Os sacrum

Ansatz
Proc. spinosus des 5.–1. Lendenwirbels, 12.–1. Brustwirbels und 7.–2. Halswirbels

Verlauf
Ziehen nach medial-kranial und überspringen 2–4 Segmente

Funktion
An der Wirbelsäule bei beidseitiger Innervation:
- transversale Achse:

....

An der Wirbelsäule bei einseitiger Innervation:
- sagittale Achse:

....

....

- longitudinale Achse:

....

....

▶ M. semispinalis thoracis

Ursprung
Proc. transversus des 12.–6. Brustwirbels

Ansatz
Proc. spinosus des 3. Brustwirbels bis 6. Halswirbels

Verlauf
Die Muskelfasern ziehen von kaudal-lateral nach medial-kranial und überspringen 6–7 Segmente.

Funktion
An der Wirbelsäule bei beidseitiger Innervation:
* transversale Achse:

....

An der Wirbelsäule bei einseitiger Innervation:
* sagittale Achse:

....

....

* longitudinale Achse:

....

....

▶ M. semispinalis cervicis

Ursprung
Proc. transversus des 6. Brustwirbels bis 7. Halswirbels

Ansatz
Proc. spinosus des 6.–2. Halswirbels

Verlauf
Die Muskelfasern ziehen von kaudal-lateral nach medial-kranial und überspringen 6–7 Segmente.

Funktion
An der Wirbelsäule bei beidseitiger Innervation:
* transversale Achse:

....

An der Wirbelsäule bei einseitiger Innervation:
* sagittale Achse:

....

....

* longitudinale Achse:

....

....

▶ M. semispinalis capitis

Ursprung
Proc. transversus des 7. Brustwirbels bis 3. Halswirbels

Ansatz
Os occipitale zwischen Linea nuchae inferior und
superior

Verlauf
Von kaudal-lateral nach medial-kranial

Funktion
An der Wirbelsäule bei beidseitiger Innervation:
- transversale Achse:

....

An der Wirbelsäule bei einseitiger Innervation:
- sagittale Achse:

....

- longitudinale Achse:

....

....

In den Kopfgelenken bei beidseitiger Innervation:
- transversale Achse: Reklination

In den Kopfgelenken bei einseitiger Innervation:
- sagittale Achse: Lateralflexion zur gleichen
  Seite
- longitudinale Achse: Rotation zur Gegenseite

Klinische Anmerkungen
Der N. occipitalis major, der sensibel die Kopf-
haut im Bereich des Hinterkopfes versorgt,
verläuft durch den M. semispinalis capitis.
Durch eine Tonuserhöhung des Muskels kann
der Nerv irritiert werden und dadurch Kopf-
schmerzen im Bereich des Hinterhauptes verursachen (Okzipitalneuralgie).

**Biomechanische Aspekte
transversospinales System**
- Die Mm. rotatores longi und breves und die
  Mm. multifidi stabilisieren das Bewegungssegment.
- Die Mm. rotatores longi und breves, die Mm.
  multifidi und der M. semispinalis thoracis sind
  für die dorsale Zuggurtung beim Heben von
  Gegenständen vor dem Körper verantwortlich.
- Bei beidseitiger Kontraktion entlasten alle
  Muskeln die Bandscheiben (zweiarmiger Hebel) und komprimieren die Facettengelenke.

Lateraler Trakt (intertransversales System)

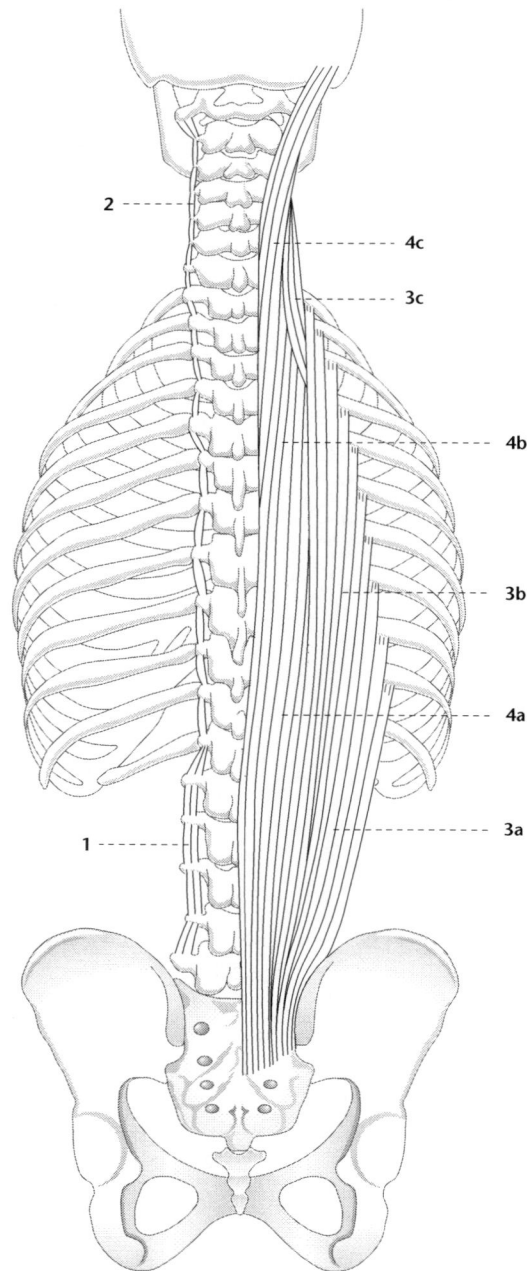

Abb. 2.23 Lateraler Trakt der autochthonen Rückenmuskulatur (intertransversales System): Mm. intertranversarii laterales lumborum (1), Mm. intertransverii posteriores cervicis (2), M. iliocostalis lumborum (3a), thoracis (3b) und cervicis (3c), M. longissimus thoracis (4a), cervicis (4b) und capitis (4c)

▶ Mm. intertransversarii (laterales lumborum, mediales lumborum, thoracis, posteriores cervicis, anteriores cervicis)

Ursprung
- Mm. intertransversarii laterales lumborum: Tuberositas iliaca, Proc. accessorius und costales des 1.–5. Lendenwirbels, Proc. transversus des 12. Bruswirbels
- Mm. intertransversarii mediales lumborum: Proc. accessorius des 1.–4. Lendenwirbels
- Mm. intertransversarii thoracis: Proc. transversus des 10.–12. Brustwirbels
- Mm. intertransversarii anteriores cervicis: Proc. transversus des 1.–6. Halswirbels (Tuberculum anterius)
- Mm. intertransversarii posteriores cervicis: Proc. transversus des 1.–6. Halswirbels (Tuberculum posterius)

Ansatz
- Mm. intertransversarii laterales lumborum: Proc. accessorius des 1.–5. Lendenwirbels, Proc. transversus des 12. Brustwirbels
- Mm. intertransversarii mediales lumborum: Proc. mamillaris des 2.–4. Lendenwirbels
- Mm. intertransversarii thoracis: Proc. mamillaris und accsessorius des 1.–5. Lendenwirbels, Proc. transversus des 11. und 12. Brustwirbels
- Mm. intertransversarii anteriores cervicis: Proc. transversus des 2.–7. Halswirbels (Tuberculum anterius)
- Mm. intertransversarii posteriores cervicis: Proc. transversus des 2.–7. Halswirbels (Tuberculum posterius)

Verlauf
Nahezu vertikal zwischen zwei benachbarten Wirbeln

Funktion
An der Wirbelsäule bei beidseitiger Innervation:
- transversale Achse:

An der Wirbelsäule bei einseitiger Innervation:
- sagittale Achse:

- longitudinale Achse:

Klinische Anmerkungen
Ein Spasmus eines Muskels kann zu einer monosegmentären Dysfunktion (Blockierung) führen.

▶ M. iliocostalis lumborum

Ursprung
- Os sacrum
- Labium externum der Crista iliaca

Ansatz
- Procc. costales der oberen Lendenwirbel
- 5.–12. Rippe am Angulus costae

Verlauf
Paravertebral von kaudal nach kranial

Funktion
An der Wirbelsäule bei beidseitiger Innervation:
- transversale Achse:

An der Wirbelsäule bei einseitiger Innervation:
- sagittale Achse:

- longitudinale Achse:

Am Thorax:
- Collum costae-Längsachse: senkt die Rippen (Exspiration)

▶ M. iliocostalis thoracis

Ursprung
7.–12. Rippe (medial des Angulus costae)

Ansatz
1.–7. Rippe am Angulus costae

Verlauf
Paravertebral von kaudal nach kranial

Funktion
An der Wirbelsäule bei beidseitiger Innervation:
* transversale Achse:

....

An der Wirbelsäule bei einseitiger Innervation:
* sagittale Achse:

....

....

* longitudinale Achse:

....

....

▶ M. iliocostalis cervicis

Ursprung
3.–7. Rippe (medial des Angulus costae)

Ansatz
Proc. transversus des 3.–6. Halswirbels (Tuberculum posterius)

Verlauf
Paravertebral von kaudal nach kranial

Funktion
An der Wirbelsäule bei beidseitiger Innervation:
* transversale Achse:

....

An der Wirbelsäule bei einseitiger Innervation:
* sagittale Achse:

....

....

* longitudinale Achse:

....

....

▶ M. longissimus thoracis

Ursprung
* dorsale Fläche des Os sacrum
* Proc. spinosus der LWS und unteren BWS
* Proc. mamillaris des 1. und 2. Lendenwirbels
* Proc. transversus des 6.–12. Brustwirbels

Ansatz
Medialer Anteil:
* Proc. mamillaris des 5. Lendenwirbels
* Proc. accessorius des 1.–4. Lendenwirbels
* Proc. transversus der Brustwirbel
Lateraler Anteil:
* Proc. costalis des 1.–4. Lendenwirbels
* 2.–12. Rippe (medial des Angulus costae)

Verlauf
Paravertebral von kaudal nach kranial

Funktion
An der Wirbelsäule bei beidseitiger Innervation:
* transversale Achse:

....

An der Wirbelsäule bei einseitiger Innervation:
* sagittale Achse:

....

....

* longitudinale Achse:

....

....

Am Thorax:
* Collum costae-Längsachse: senkt die Rippen (Exspiration)

▶ M. longissimus cervicis

Ursprung
- Proc. spinosus des 6.–1. Brustwirbels
- Proc. spinosus des 7.–3. Halswirbels

Ansatz
Proc. transversus des 5.–2. Halswirbels (Tuberculum posterius)

Verlauf
Paravertebral von kaudal nach kranial

Funktion
An der Wirbelsäule bei beidseitiger Innervation:
- transversale Achse:

....

An der Wirbelsäule bei einseitiger Innervation:
- sagittale Achse:

....

....

- longitudinale Achse:

....

....

▶ M. longissimus capitis

Ursprung
Proc. transversus des 3. Brustwirbels bis 7. Halswirbels

Ansatz
Proc. mastoideus

Verlauf
Paravertebral von kaudal nach kranial

Funktion
An der Wirbelsäule bei beidseitiger Innervation:
- transversale Achse:

....

An der Wirbelsäule bei einseitiger Innervation:
- sagittale Achse:

....

....

- longitudinale Achse:

....

....

In den Kopfgelenken bei beidseitiger Innervation:
- transversale Achse: Reklination

In den Kopfgelenken bei einseitiger Innervation:
- sagittale Achse: Lateralflexion zur gleichen Seite
- longitudinale Achse: Rotation zur gleichen Seite

Biomechanische Aspekte intertransversales System
- Bei einseitiger Abduktion des Arms haben die Mm. intertranversarii, Mm. iliocostales lumborum und thoracis sowie der M. longissimus thoracis eine zuggurtende Wirkung an der kontralateralen Rumpfseite.
- Der M. iliocostalis thoracis unterstützt bei Punctum fixum an der jeweils oberen Rippe die Inspirationsbewegung der kaudalen Rippen indem er die Rippen hebt. Bei Punctum fixum an der unteren Rippe unterstützt er die Exspirationsbewegung der kranialen Rippen indem er die Rippen senkt.
- Der M. iliocostalis cervicis hat bei stabiler Halswirbelsäule (Punctum fixum) einen Einfluss auf die Rippenbeweglichkeit und kann somit die Inspiration unterstützen.
- ↳ Bei Bewegungen um eine longitudinale Achse ziehen alle Muskeln aus beiden Rotationen in die N-0-Stellung zurück (Funktionsumkehr zum Umkehrpunkt hin).

Lateraler Trakt (spinotransversales System)

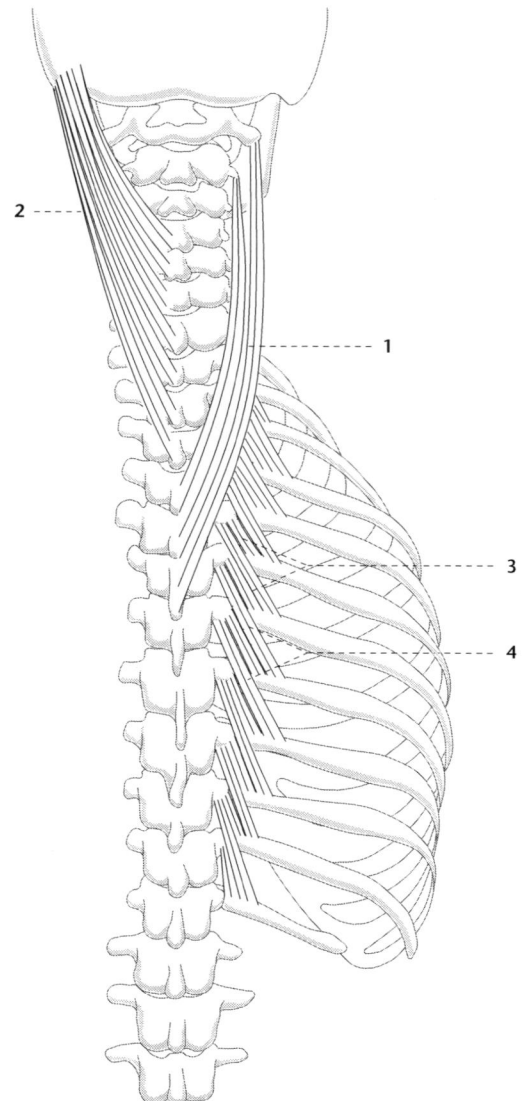

Abb. 2.24 Lateraler Trakt der autochthonen Rückenmuskulatur (spinotransversales System): M. splenius cervicis (1), M. splenius capitis (2), Mm. levatores costarum breves (3) et longi (4)

▶ M. splenius cervicis

Ursprung
Proc. spinosus des 4.–7. Brustwirbels

Ansatz
Proc. transversus des 1.–2. Halswirbels (Tuberculum posterius)

Verlauf
Paravertebral von kaudal-medial nach kranial-lateral

Funktion
An der Wirbelsäule bei beidseitiger Innervation:
• transversale Achse:

An der Wirbelsäule bei einseitiger Innervation:
• sagittale Achse:

• longitudinale Achse:

▶ M. splenius capitis

Ursprung
Proc. spinosus des 1.–3. Brustwirbels und des 4.–7. Halswirbels

Ansatz
• Proc. mastoideus
• Linea nuchea superior am Os occipitale

Verlauf
Paravertebral von kaudal-medial nach kranial-lateral

Funktion
In den Kopfgelenken bei beidseitiger Innervation:
• transversale Achse:

In den Kopfgelenken bei einseitiger Innervation:
• sagittale Achse:

• longitudinale Achse:

▶ Mm. levatores costarum breves et longi

Ursprung
Proc. transversus des 7.–11. Brustwirbels

Ansatz
1.–12. Rippe (lateral des Angulus costae)

Verlauf
• Mm. levatores costarum breves: von kranial-medial nach kaudal-lateral zur nächstunteren Rippe
• Mm. levatores costarum longi: von kranial-medial nach kaudal-lateral zur übernächsten Rippe

Funktion
Am Thorax:
• Collum costae-Längsachse:

Biomechanische Aspekte
Die longitudinale Kraftkomponente der Muskeln wirken in Richtung der Rippenköpfchen und stabilisieren so die Rippengelenke.

Klinische Anmerkungen
Ein Spasmus eines Muskels kann zu einer Dysfunktion (Blockierung) einer einzelnen Rippe führen.

✐ Übungsaufgabe 1

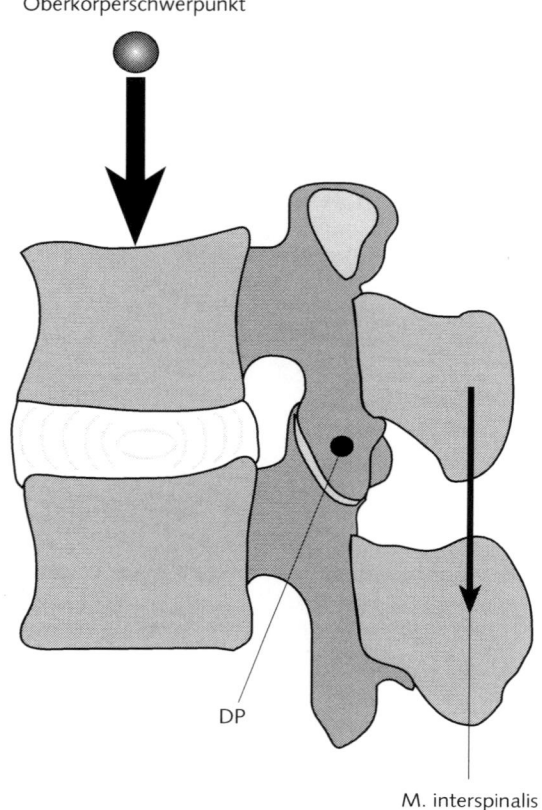

Oberkörperschwerpunkt

DP

M. interspinalis

Abb. 2.25 Wirkung der autochthonen Rückenmuskulatur auf die Bandscheiben und Wirbelgelenke am Beispiel des M. interspinalis

Die Abbildung zeigt ein Bewegungssegment der LWS von lateral. Bei Flexionsstellung der Wirbelsäule sind die Facettengelenke komprimiert und der Drehpunkt befindet sich dadurch im Bereich der kleinen Wirbelgelenke. Der M. interspinalis ist dorsal im Bereich der Dornfortsätze als Kraftvektor eingezeichnet. Der Oberkörperschwerpunkt ist als dicker Pfeil dargestellt; er zeigt die Kraft, mit der die restliche kraniale Wirbelsäule auf die Bandscheibe und die Wirbelkörper drückt.

1. Zeichnen Sie die Wirkungslinie des Oberkörperschwerpunkts als Verlängerung des Kraftvektors in die Abbildung ein.
2. Ermitteln Sie die wirksamen Hebel für den Oberkörperschwerpunkt und für den M. interspinalis, indem Sie das Lot von der Wirkungslinie der Kraft auf den Drehpunkt fällen.
3. Legen Sie die Art bzw. Ordnung des Hebels fest.
4. Welche Wirkung entsteht auf die betreffende Bandscheibe und Wirbelgelenk, wenn der M. interspinalis kontrahiert?

Bauchmuskulatur

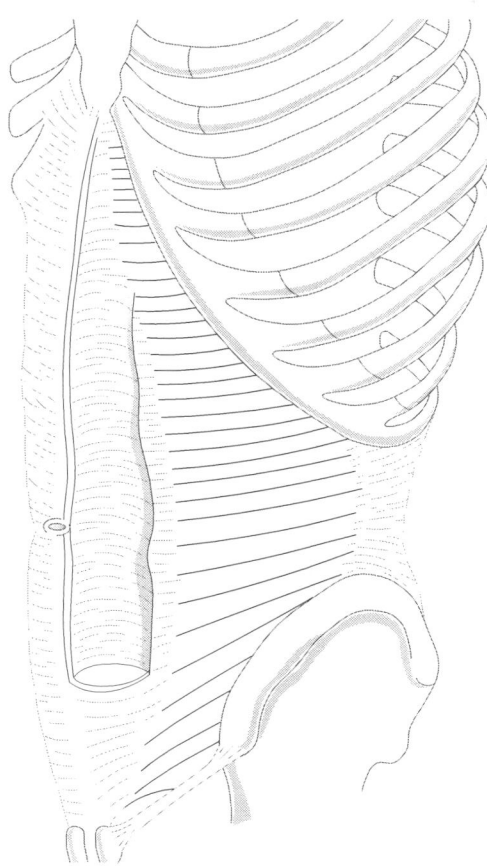

Abb. 2.26 M. tranversus abdominis

▶ M. transversus abdominis

Ursprung
- Innenfläche der Knorpel der 7.–12. Rippe
- über das tiefe Blatt der Fascia thoracolumbalis an den Dornfortsätzen der LWS
- Labium internum der Crista iliaca
- Spina iliaca anterior superior
- lateraler Bereich des Lig. inguinale

Ansatz
- Aponeurose der Gegenseite
- Os pubis
- medialer Bereich des Lig. inguinale

Verlauf
- Der überwiegende Anteil der Fasern hat einen horizontalen Verlauf.
- kaudale Anteile: ziehen etwas bogenförmig vom Lig. inguinale nach medial-kaudal in Richtung Os pubis
- kraniale Anteile: ziehen nach kranial-medial

Funktion
An der Wirbelsäule bei beidseitiger Innervation:
- transversale Achse:

....

An der Wirbelsäule bei einseitiger Innervation:
- sagittale Achse:

....

- longitudinale Achse:

....

....

Am Thorax:
- Collum costae-Längsachse: senkt die Rippen (Exspiration)

Topografische Besonderheiten
- Der Muskel beteiligt sich an der Bildung der Rektusscheide (hinteres Blatt).
- Unterhalb des Bauchnabels (Linea arcuata) ziehen alle seine Fasern in das vordere Blatt der Rektusscheide.
- Er bildet die innerste Schicht der Bauchmuskulatur.

Innervation
- Nn. intercostales (Th7–Th12)
- N. iliohypogastricus
- N. ilioinguinalis

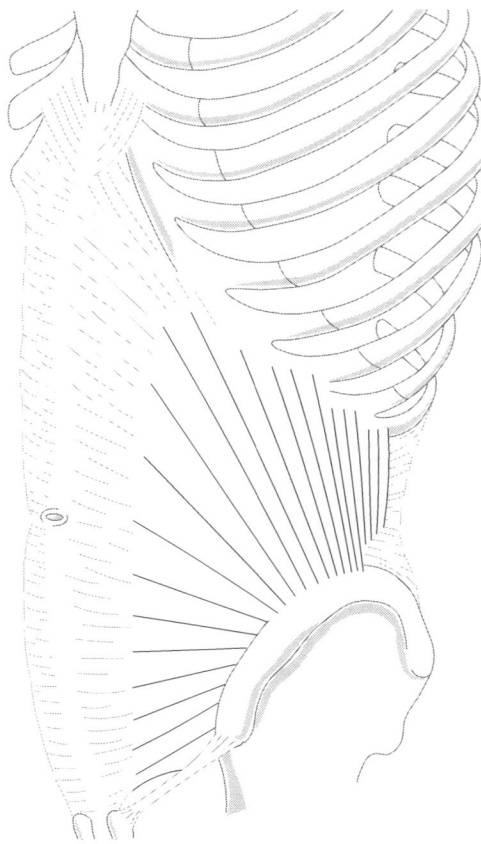

Abb. 2.27 M. obliquus internus abdominis

▶ M. obliquus internus abdominis

Ursprung
- Linea intermedia der Crista iliaca
- über das tiefe Blatt der Fascia thoracolumbalis an den Dornfortsätzen der LWS
- Spina iliaca anterior superior
- lateraler Bereich des Lig. inguinale

Ansatz
- kaudaler Rand der unteren 3 Rippen
- Aponeurose der Gegenseite
- Os pubis
- medialer Bereich des Lig. inguinale

Verlauf
- Hauptausrichtung der Fasern von kaudal-dorsal-lateral nach kranial-ventral-medial
- kaudale Anteile: ziehen etwas bogenförmig vom Lig. inguinale nach medial-kaudal in Richtung Os pubis

Funktion
An der Wirbelsäule bei beidseitiger Innervation:
- transversale Achse:

....

An der Wirbelsäule bei einseitiger Innervation:
- sagittale Achse:

....

....

- longitudinale Achse:

....

....

Am Thorax:
- Collum costae-Längsachse: senkt die Rippen (Exspiration)

Topografische Besonderheiten
- Der Muskel beteiligt sich an der Bildung der Rektusscheide. Seine Aponeurose spaltet sich auf und bildet mit dem M. transversus abdominis das hintere Blatt, mit dem M. obliquus externus abdominis das vordere Blatt der Rektusscheide.
- Der kaudale Anteil setzt sich beim Mann als M. cremaster fort und zieht mit dem Samenstrang durch den Leistenkanal zum Hoden. Der M. cremaster hebt den Hoden abhängig von der Körper- und der Außentemperatur.

Innervation
- Nn. intercostales (Th5–Th12)
- N. iliohypogastricus
- N. ilioinguinalis
- N. genitofemoralis (M. cremaster)

Verlauf
- Hauptausrichtung der Fasern ist schräg von kranial-dorsal-lateral nach kaudal-ventral-medial
- Die von den kaudalen Rippen kommenden Fasern ziehen fast senkrecht zur Crista iliaca.

Funktion
An der Wirbelsäule bei beidseitiger Innervation:
- transversale Achse:

....

An der Wirbelsäule bei einseitiger Innervation:
- sagittale Achse:

....

....

- longitudinale Achse:

....

....

Am Thorax:
- Collum costae-Längsachse: senkt die Rippen (Exspiration)

Topografische Besonderheiten
- Seine Zacken sind kranial mit denen des M. serratus anterior verzahnt.
- Der Muskel beteiligt sich an der Bildung der Rektusscheide (vorderes Blatt) und bildet die äußere Schicht der Bauchmuskulatur.

Innervation
- Nn. intercostales (Th5–Th12)
- N. iliohypogastricus
- N. ilioinguinalis

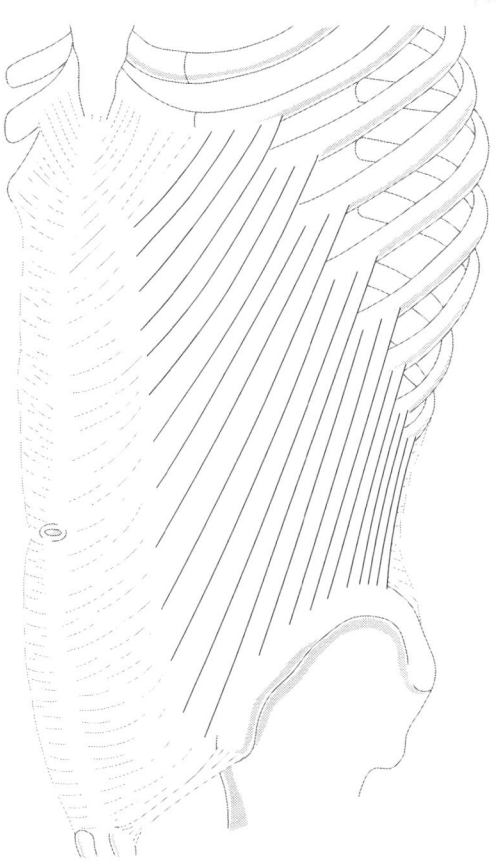

Abb. 2.28 M. obliquus externus abdominis

▶ M. obliquus externus abdominis

Ursprung
- mit 8 Zacken an der Außenfläche der 5.–12. Rippe

Ansatz
- Labium externum der Crista iliaca
- Lig. inguinale
- Aponeurose der Gegenseite

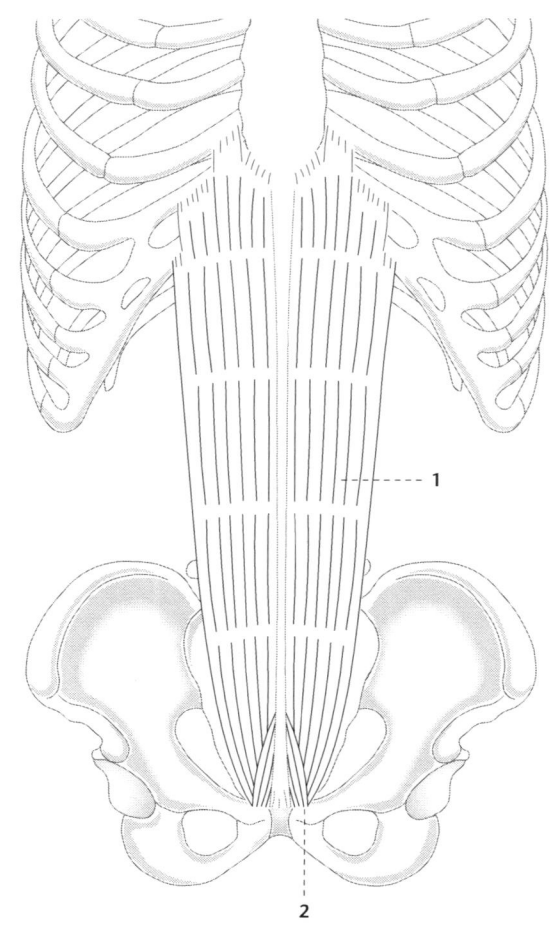

Abb. 2.29 M. rectus abdominis (1) und M. pyramidalis (2)

▶ M. rectus abdominis

Ursprung
• an den Knorpeln der 5.–7. Rippe
• Proc. xiphoideus

Ansatz
Oberer Rand des Os pubis, zwischen Symphyse und Tuberculum pubicum

Verlauf
Von kranial nach kaudal

Funktion
An der Wirbelsäule bei beidseitiger Innervation:
• transversale Achse:

....

An der Wirbelsäule bei einseitiger Innervation:
• sagittale Achse:

....

....

• longitudinale Achse:

....

....

Am Thorax:
• Collum costae-Längsachse: senkt die Rippen (Exspiration)

Topografische Besonderheiten
• Der Muskel liegt in der Rektusscheide.
• Die Rektusscheide wird aus den Aponeurosen der 3 schrägen Bauchmuskeln gebildet.
• Zwischen den beiden Mm. recti vereinigen sich die Aponeurosen der linken und rechten Seite in der Linea alba (weiße Linie). In diesem Bereich verflechten sich ihre Fasern und bilden so einen festen, bindegewebigen Strang.
• Der gesamte Muskel wird von kranial nach kaudal durch 4 Zwischensehnen (Intersectiones tendineae) in 5 relativ gleichmäßige Abschnitte unterteilt.

Innervation
Nn. intercostales (Th5–Th7)

> **Klinische Anmerkungen**
> • Ein Auseinanderweichen der beiden Mm. recti ist mit einer Verbreiterung der Linea alba verbunden und wird als Rektusdiastase bezeichnet.
> • Bei einer Überlastung des M. rectus abdominis durch zu starke Beanspruchung, z.B. beim Heben schwerer Lasten, kann es zu einer schmerzhaften Ansatzreizung des Muskels im Bereich des Tuberculum pubicum kommen. Diese Ansatzreizung kann auch Auswirkungen auf den Spannungszustand der Rückenmuskulatur haben und der Patient infolgedessen Schmerzen im Bereich der LWS wahrnehmen.

▶ M. pyramidalis

Ursprung
Symphyse

Ansatz
Linea alba

Verlauf
Vertikal vor dem M. rectus abdominis

Funktion
Spannt die Linea alba

Innervation
* N. intercostales (Th12)
* Äste des Plexus lumbalis

Biomechanische Aspekte Bauchmuskulatur
* Vor allem durch die Mm. transversi abd. wird bei gleichzeitiger Kontraktion zusammen mit dem Diaphragma ein Druck auf die Eingeweide und die Muskeln des Beckenbodens ausgeübt (Bauchpresse). Dadurch werden das Diaphragma pelvis und urogenitale passiv gedehnt. Um schwere Lasten zu heben wird die Bauchpresse zur Rumpfstabilisation eingesetzt. Der M. erector spinae und die Beckenbodenmuskulatur unterstützen diese Funktion.
* Alle Bauchmuskeln können bei gemeinsamer Kontraktion das Zwerchfell bei der Inspiration unterstützen (s. u. Kap. 2.6.3).
* Die Bauchmuskeln sind, bedingt durch ihre Lage, die wichtigsten Exspirationsmuskeln. Sie sind einerseits in der Lage, den Thorax kräftig nach kaudal zu ziehen und können andererseits über Erhöhung des intraabdominellen Druckes das Zwerchfell nach kranial pressen. Beides erhöht den intrathorakalen Druck und lässt die Luft aus dem Thorax strömen.
* Alle Bauchmuskeln können bei gleichzeitiger Kontraktion den intraabdominellen Druck erhöhen und sind damit unentbehrlich für das Husten und die Austreibungsphase unter der Geburt. Daneben sind sie beim Stuhlgang behilflich.
* Bei einer gemeinsamen Kontraktion von M. obliquus extenus der einen und M. obliquus internus der anderen Seite entsteht ein große Rotationswirkung auf die Wirbelsäule, die mit einer Flexion und einer Lateralflexion kombiniert ist.
* Aus einer gemeinsamen Kontraktion von M. obliquus extenus und internus einer Seite resultiert eine Lateralflexion der Wirbelsäule.
* Besonders die geraden Bauchmuskeln können das Becken aufrichten, bzw. das Becken in der aufgerichteten Position stabilisieren.
* s. 🖉 Übungsaufgabe 2:

....

....

....

....

✏ Übungsaufgabe 2

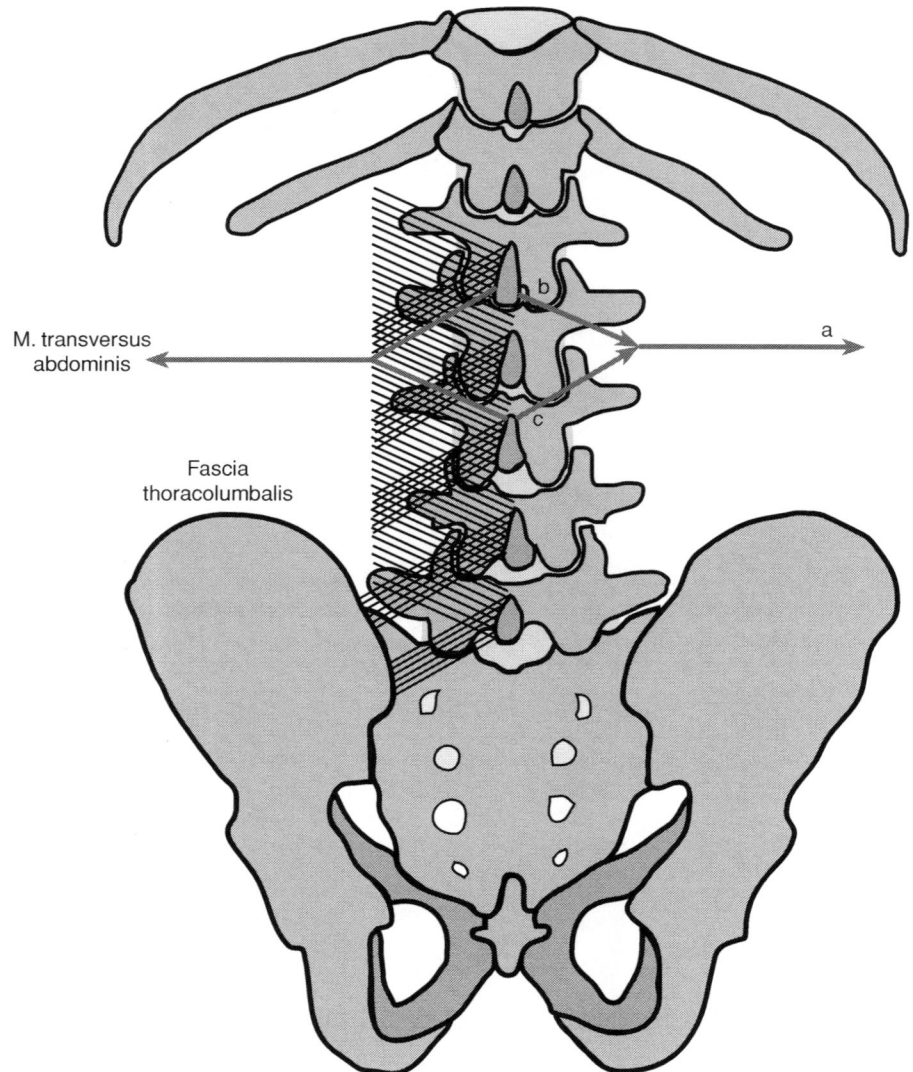

Abb. 2.30 Wirkung der Bauchmuskulatur auf die Lendenwirbelsäule bei Punctum fixum an der Rektusscheide

Die Abbildung zeigt eine Ansicht der lumbalen Wirbelsäule und des Beckens von dorsal. Der charakteristisch gekreuzte Verlauf der kollagenen Fasern der Fascia thoracolumbalis ist zu erkennen. Über den Ursprung von der Fascia thoracolumbalis hat der M. transversus abdominis eine Wirkung auf die Lendenwirbelsäule. Die Zugrichtung des linken und rechten M. transversus abdominis ist als grauer horizontaler Pfeil (Kraftvektor a) dargestellt. Ausgehend von diesem Kraftvektor stellen zwei schräge Pfeile (b und c) die wirksame Endstrecke der Muskelkraft über den Zug an der Fascia thoracolumbalis dar.

1. Zeichnen Sie je eine horizontale und eine vertikale Wirkungslinie an den beiden Ursprüngen (Pfeil b und c) des M. transversus abdominis auf der rechten Bildseite ein.
2. Führen Sie eine Kraftzerlegung der beiden Vektoren b und c jeweils in eine horizontale und eine vertikale Kraftkomponente durch, indem Sie ein Parallelogramm mit den Wirkungslinien konstruieren.
3. Ermitteln Sie die Funktion des M. transversus abdominis in der LWS bei Punctum fixum an der Rektusscheide bei bilateraler Kontraktion, die durch die beiden vertikalen Kraftkomponenten der Vektoren b und c entsteht.

2.3 Obere HWS

2.3.1 Steckbrief Kopfgelenke

Im Bereich der oberen HWS sind das Hinterhaupt (Os occipitale), der Atlas und der Axis miteinander verbunden. Dabei befindet sich ein oberes Kopfgelenk zwischen Os occipitale und Atlas, sowie ein unteres Kopfgelenk mit einem medialen und zwei lateralen Anteilen zwischen Atlas und Axis.

Gelenktyp und Bewegungsausmaß

Oberes Kopfgelenk (Art. atlantooccipitalis)

- Die Hinterhauptskondylen (Condyli occipitales) artikulieren mit den superioren Gelenkflächen des Atlas.
- Das Gelenk wird von den meisten Autoren als ein Gelenk mit 2 Freiheitsgraden beschrieben, in dem eine Extensions- und Flexionsbewegung sowie eine Lateralflexion möglich sind.
- Die Hauptbewegungen sind Extension und Flexion; man spricht auch vom „Ja-Gelenk".

- Kapandji beschreibt das obere Kopfgelenk als funktionelles Kugelgelenk mit 3 Freiheitsgraden, weil die Gelenkpartner so angeordnet sind, dass sie sich auf der Oberfläche einer Kugel bzw. Pfanne befinden. Dabei übernehmen die Gelenkflächen des Os occipitale die Funktion der Kugel und die Gelenkflächen des Atlas die Funktion der Pfanne. So entsteht die Bewegungsmöglichkeit um eine longitudinale Achse, die allerdings nur sehr gering ausgeprägt ist.

Bewegungsausmaß des oberen Kopfgelenks (nach Frisch):

Transversale Achse durch die äußeren Gehörgänge	Reklination (Extension): 8–13°	Inklination (Flexion): 8–13°
Sagittale Achse von der Nasenspitze durch die Protuberantia occipitalis externa	Lateralflexion rechts: 4°	Lateralflexion links: 4°
Longitudinale Achse durch das Lig. transversum atlantis	Rechtsrotation: 4°	Linksrotation: 4°

Lateraler Teil des unteren Kopfgelenks (Art. atlantoaxialis lateralis)

- Dieses Gelenk stellt die seitlichen Verbindungen zwischen Atlas und Axis dar. Es ist paarig, d.h. auf der linken und rechten Seite vorhanden.
- Die Facies articularis inferior an der Massa lateralis des Atlas artikuliert mit dem Proc. articularis superior des Axis.
- Beide Gelenkflächen sind in der sagittalen Ebene konvex. Diese Inkongruenz wird durch meniskoide Falten ausgeglichen.
- Die Hauptbewegung ist die Rotation; man spricht auch vom „Nein-Gelenk".
- Nach Kapandji gibt es in diesem Gelenk eine weitere Bewegung um eine transversale Achse

im Sinne einer Extension und Flexion. Diese Bewegung ist möglich, weil das Lig. transversum atlantis eine flexible Struktur ist, so dass Wackelbewegungen des Dens erlaubt werden.

Medialer Teil des unteren Kopfgelenks (Art. atlantoaxialis medialis) (s. Abb. 2.31)

- Dieses Gelenk stellt die mittlere Verbindung zwischen Atlas und Axis dar.
- Der Dens axis steht in einem osteoligamentären Ring, der aus dem Arcus anterior und den Massae laterales des Atlas sowie dem Lig. transversum atlantis gebildet wird.
- In diesem Gelenk dreht der Atlas um den Dens axis.

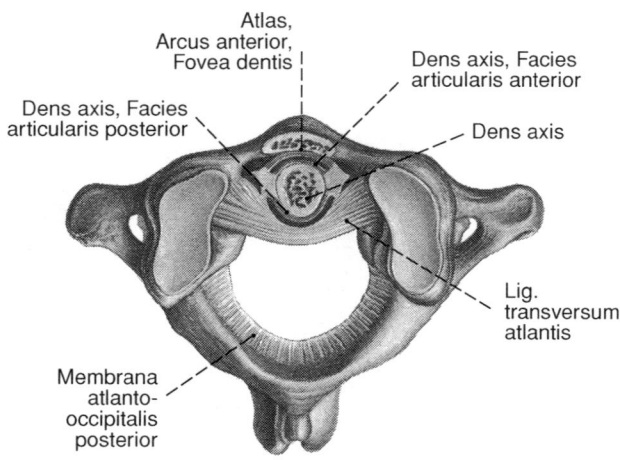

Abb. 2.31 Art. atlantoaxialis medialis von kranial

Bewegungsausmaß der unteren Kopfgelenke (nach Frisch):

Transversale Achse durch die Massae lateralis des Atlas	Reklination (Extension)/Inklination (Flexion): insgesamt 10–15°	
Longitudinale Achse durch den Dens axis	Rechtsrotation: 43°	Linksrotation: 43°

Bänder der Kopfgelenke

Lig. apicis dentis
- kraniale Insertion: Vorderrand des Foramen magnum am Os occipitale
- kaudale Insertion: Spitze (Apex) des Dens
- Verlauf: vertikal
- Funktion: hemmt die Reklination im oberen Kopfgelenk und begrenzt die Rotation in den unteren Kopfgelenken

Ligg. alaria
- kraniale Insertion: die paarigen Bänder entspringen vom rechten bzw. linken Seitenrand des Foramen magnum am Os occipitale
- kaudale Insertion: jeweils dorso-lateral am Dens
- Verlauf: von kranial-lateral nach kaudal-medial
- Funktion:
  - halten den Dens axis in einer mittleren Position zwischen den Hinterhauptskondylen
  - begrenzen die axiale Rotation in den unteren Kopfgelenken
  - hemmen die Reklination im oberen Kopfgelenk

Fasciculus longitudinalis
- kraniale Insertion: Vorderrand des Foramen magnum am Os occipitale
- kaudale Insertion: Hinterfläche des Axiskörpers
- Verlauf: vertikal
- Funktion:
  - Stabilisation des Lig. transversum atlantis
  - hemmt die Reklination im oberen Kopfgelenk

Lig. transversum atlantis
- Das Band verläuft hinter dem Dens, transversal von der linken zur rechten Massa lateralis des Atlas.
- Zusammen mit dem Fasciculus longitudinalis bildet das Lig. transversum atlantis das Lig. cruciforme atlantis (Kreuzband).
- Das Band bildet mit seiner Vorderseite einen Teil der Gelenkfläche für den Dens axis in der Art. atlantoaxialis medialis und besitzt an dieser Stelle eingelagerte Knorpelzellen.
- Funktion: Während einer Flexion in den Kopfgelenken wird der Dens axis bei der Ventral-

bewegung von Occiput und Atlas mit nach ventral gezogen. Dadurch wird eine Kompression des Rückenmarks durch den Dens axis verhindert.

Membrana tectoria
* kraniale Insertion: Vorderrand des Foramen magnum am Os occipitale (Clivus)
* kaudale Insertion: Hinterfläche des Axiskörpers
* Verlauf: vertikal
* Das Band ist flächig und befindet sich dorsal vom Fasciculus longitudinalis.
* Funktion: hemmt die Reklination, Rotation und Lateralflexion in den Kopfgelenken

Membrana atlantooccipitalis anterior
* kraniale Insertion: Os occipitale (vor dem Foramen magnum)
* kaudale Insertion: Arcus anterior des Atlas
* Verlauf: vertikal
* Funktion: hemmt die Reklination im oberen Kopfgelenk

Membrana atlantooccipitalis posterior
* kraniale Insertion: Os occipitale (hinter dem Foramen magnum)
* kaudale Insertion: Arcus posterior des Atlas
* Verlauf: vertikal
* Funktion: hemmt die Inklination und Lateralflexion im oberen Kopfgelenk

Lig. atlantooccipitale laterale
* kraniale Insertion: im Bereich der Fossa condylaris des Os occipitale
* kaudale Insertion: Massa lateralis des Atlas, hinter den Gelenkflächen
* Verlauf: vertikal
* Funktion: hemmt die Inklination und Lateralflexion im oberen Kopfgelenk

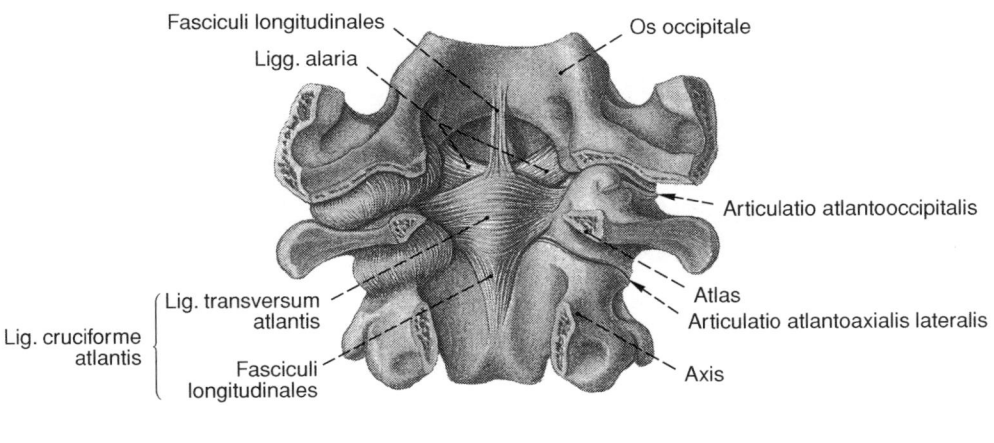

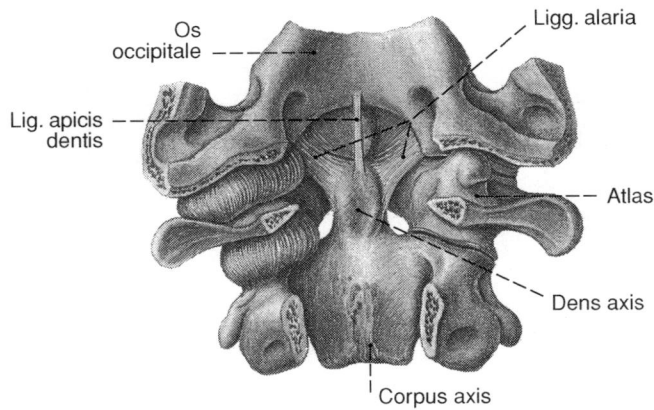

Abb. 2.32 Bänder der Kopfgelenke von dorsal

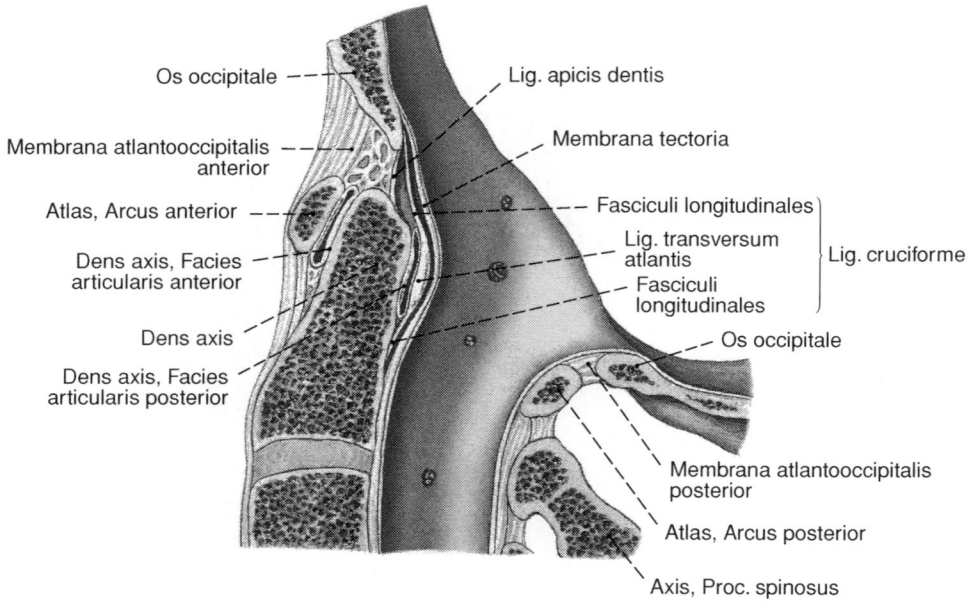

Abb. 2.33 Bänder der Kopfgelenke im Querschnitt

Funktionelle Aspekte der Kopfgelenke

Die Rotation findet hauptsächlich in den unteren Kopfgelenken zwischen Atlas und Axis statt. Dabei dreht sich der Atlas um die Längsachse des Dens axis in der Art. atlantoaxialis medialis. Gleichzeitig findet in den lateralen Artt. atlantoaxiales eine gegensinnige Gleitbewegung statt, bei der sich die linke Gelenkfacette des Atlas in die entgegengesetzte Richtung der rechten Gelenkfacette bewegt. Das heißt, wenn eine Gelenkfacette nach vorne gleitet, muss die andere zwangsläufig nach hinten gleiten.

Die Flexion und Extension sowie die Lateralflexion erfolgen vorwiegend im oberen Kopfgelenk, also zwischen Os occipitale und Atlas.
Funktionell kann man die Kopfgelenke als ein Kugelgelenk mit 3 Freiheitsgraden betrachten.

Das obere Kopfgelenk ist das „Ja-Gelenk", das untere Kopfgelenk das „Nein-Gelenk".

2.3.2 **Muskulatur**

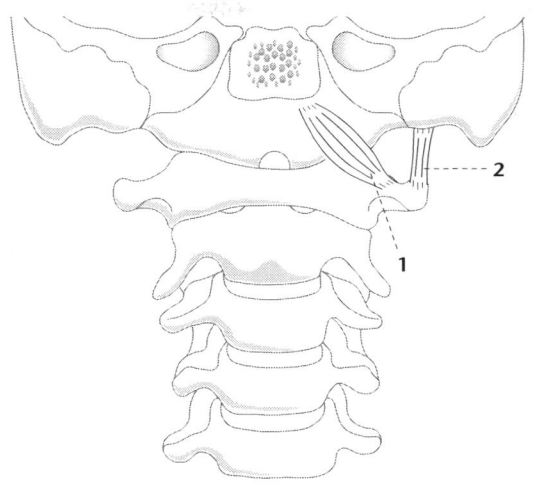

Abb. 2.34 M. rectus capitis anterior (1) und lateralis (2)

▶ M. rectus capitis anterior

Ursprung
Massa lateralis des Atlas

Ansatz
Pars basilaris des Os occipitale

Verlauf
Von kranial-medial nach kaudal-lateral

Funktion
In den Kopfgelenken bei beidseitiger Innervation:
- transversale Achse:

....

In den Kopfgelenken bei einseitiger Innervation:
- sagittale Achse:

....

....

- longitudinale Achse:

....

....

Innervation
Plexus cervicalis (C1)

▶ M. rectus capitis lateralis

Ursprung
Proc. transversus des Atlas

Ansatz
Pars basilaris des Os occipitale

Verlauf
Von kaudal nach kranial

Funktion
In den Kopfgelenken bei beidseitiger Innervation:
- transversale Achse:

....

In den Kopfgelenken bei einseitiger Innervation:
- sagittale Achse:

....

....

- longitudinale Achse:

....

....

Innervation
Plexus cervicalis (C1)

Kurze Nackenmuskeln

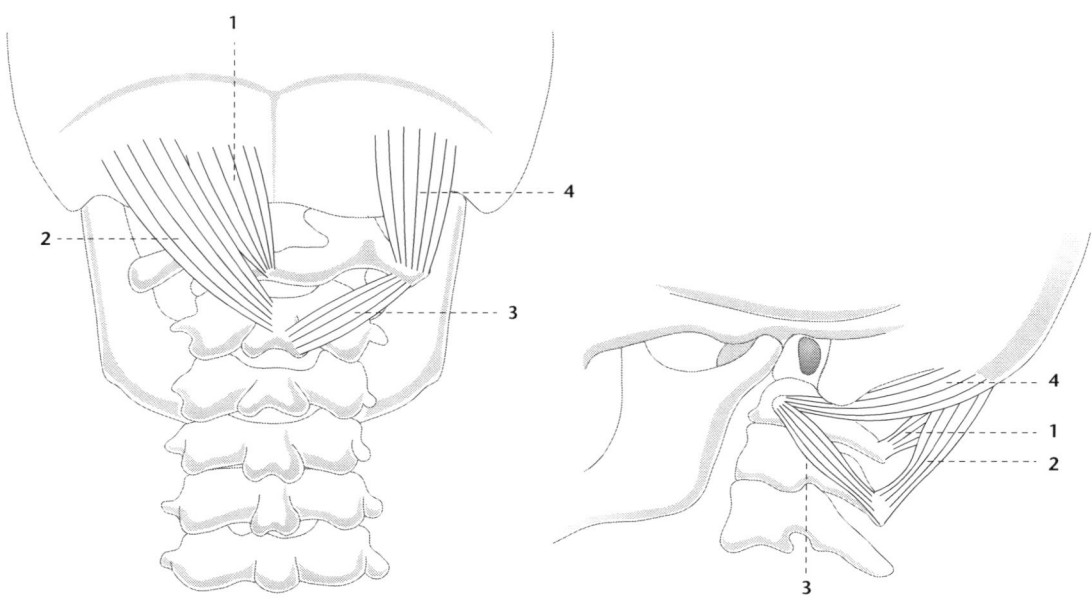

Abb. 2.35 M. rectus capitis posterior minor (1) und major (2), M. obliquus capitis inferior (3) und superior (4)

▶ M. rectus capitis posterior minor

Ursprung
Tuberculum posterius des Atlas

Ansatz
Medialer Bereich der Linea nuchae inferior

Verlauf
Von kaudal-medial-ventral nach kranial-lateral-dorsal

Funktion
In den Kopfgelenken bei beidseitiger Innervation:
* transversale Achse:

....

In den Kopfgelenken bei einseitiger Innervation:
* sagittale Achse:

....

....

* longitudinale Achse:

....

....

Innervation
Plexus cervicalis C1 (N. suboccipitalis)

▶ M. rectus capitis posterior major

Ursprung
Proc. spinosus des Axis

Ansatz
Linea nuchae inferior, lateral vom M. rectus capitis posterior minor

Verlauf
Von kaudal-medial-ventral nach kranial-lateral-dorsal

Funktion
In den Kopfgelenken bei beidseitiger Innervation:
* transversale Achse:

....

In den Kopfgelenken bei einseitiger Innervation:
* sagittale Achse:

....

....

* longitudinale Achse:

....

....

Innervation
Plexus cervicalis C1 (N. suboccipitalis)

▶ M. obliquus capitis inferior

Ursprung
Proc. spinosus des Axis

Ansatz
Proc. transversus des Atlas

Verlauf
Von kaudal-medial-dorsal nach kranial-lateral-ventral

Funktion
In den Kopfgelenken bei beidseitiger Innervation:
* transversale Achse:

....

In den Kopfgelenken bei einseitiger Innervation:
* sagittale Achse:

....

....

* longitudinale Achse:

....

....

Innervation
Plexus cervicalis C1 (N. suboccipitalis)

▶ M. obliquus capitis superior

Ursprung
Proc. transversus des Atlas

Ansatz
Linea nuchae inferior, oberhalb und lateral vom M. rectus capitis posterior major

Verlauf
Von kaudal-ventral nach kranial-dorsal

Funktion
In den Kopfgelenken bei beidseitiger Innervation:
* transversale Achse:

....

In den Kopfgelenken bei einseitiger Innervation:
* sagittale Achse:

....

* longitudinale Achse:

....

....

Innervation
Plexus cervicalis C1 (N. suboccipitalis)

2.4 Untere HWS

Die untere HWS wird aus dem 3. bis 7. Halswirbel einschließlich aller Verbindungen gebildet.

2.4.1 Steckbrief

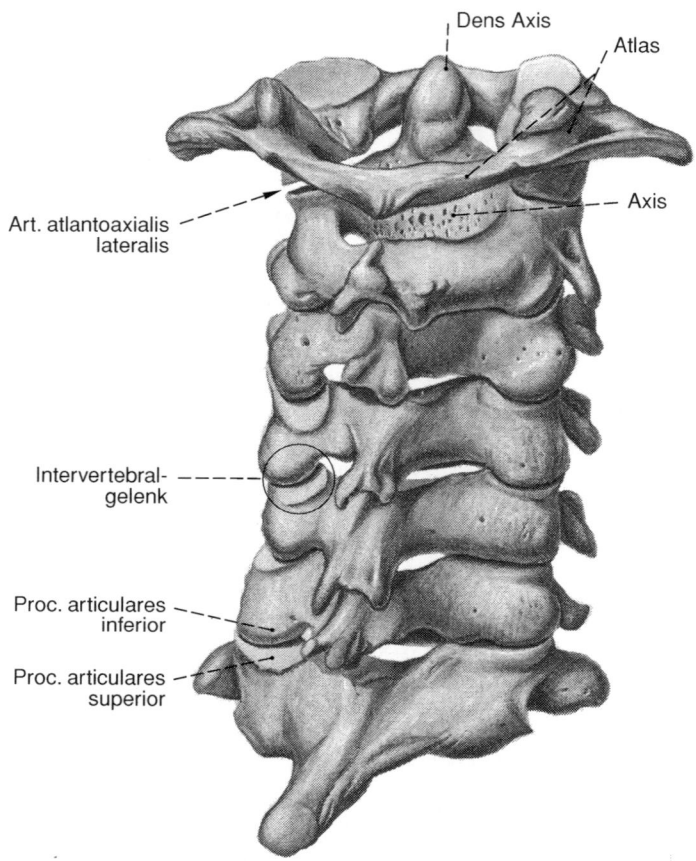

Abb. 2.36 Intervertebralgelenke der HWS

Intervertebralgelenke der HWS

- Die beiden Gelenkfortsätze (Procc. articulares) der Wirbel besitzen an ihrem oberen und unteren Ende je eine Gelenkfläche (Facette) mit einer für die HWS typischen Ausrichtung.
- Über die beiden oberen Gelenkfacetten steht der kaudale Wirbel mit den beiden unteren Gelenkfacetten des kranialen Wirbels in Verbindung.
- Die superioren Gelenkfacetten zeigen nach dorsal-kranial.
- Die inferioren Gelenkfacetten zeigen nach ventral-kaudal.

- Der Gelenkspalt liegt in einer transversalen Ebene, die nach dorsal abgekippt ist.
- Die Gelenkebene liegt 45° zur Transversalebene nach dorsal abgekippt. Dieser Winkel nimmt von kranial nach kaudal innerhalb der HWS ab, so dass er zwischen dem letzten Hals- und dem ersten Brustwirbel nur noch 10° beträgt.
- Die Gelenkkapseln sind an der Knorpelknochengrenze befestigt und werden von kranial nach kaudal straffer.

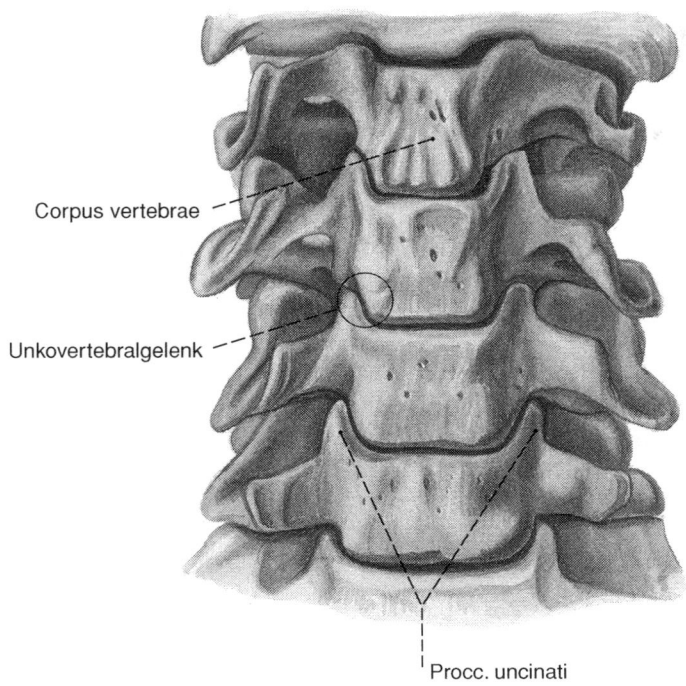

Corpus vertebrae

Unkovertebralgelenk

Procc. uncinati

Abb. 2.37 Unkovertebralgelenke

Unkovertebralgelenke

Diese gelenkähnlichen Verbindungen sind nicht primär vorhanden und man findet sie nur in der HWS. Zwischen dem 5. und 10. Lebensjahr entstehen an den seitlichen Rändern der Halswirbelkörper kleine, nach kranial gerichtete Fortsätze (Procc. uncinati). Diese Fortsätze artikulieren mit einer halbmondförmigen Kante an der Unterfläche des oberen Wirbelkörpers.

Funktionelle Aspekte der unteren HWS

Die Gelenkfacetten der unteren HWS liegen in einer schrägen Ebene, die aus der Horizontalen nach dorsal-kaudal abfällt.

In einem Bewegungssegment finden die Gleitbewegungen der Gelenkfacetten innerhalb dieser Ebene statt. Dabei können sich die beiden Gelenkfacetten des kranialen Wirbels gleichsinnig nach ventral-kranial (Divergenz-Bewegung) oder dorsal-kaudal (Konvergenz-Bewegung) verschieben. Aus diesen Gleitbewegungen resultieren die Flexion und Extension.

Bei einem gegensinnigen Gleiten bewegt sich eine der Gelenkfacetten nach ventral-kranial und die andere nach dorsal-kaudal. Die Bewegung findet dabei um eine Achse statt, die senkrecht auf der schrägen Gelenkebene steht. Daraus resultiert weder eine reine Rotation noch eine reine Lateralflexion, sondern ein kombinierte Bewegung. Bei einer Lateralflexion nach links kommt es im Bewegungssegment automatisch zu einer Rotation nach links. Bei einer Lateralflexion nach rechts entsprechend umgekehrt. Man spricht hier von einer gleichsinnig oder homolateral gekoppelten Bewegung.

Von der Stellung der Bewegungsebene hängt es ab, ob die Rotationskomponente oder die Lateralflexionskomponente größer ist. Je weiter die Bewegungsebene der horizontalen Ebene angenähert wird, desto größer wird die Rotationskomponente. Im kaudalen Bereich der HWS stehen die Bewegungsebenen fast horizontal. Hier ist die Rotationskomponente größer als die Lateralflexionskomponente.

In den kranialen Bewegungssegmenten ist die Bewegungsebene um etwa 45° geneigt, so dass Rotation und Seitneigung annähernd in gleichem Maße stattfinden.

2.4.2 **Muskulatur**

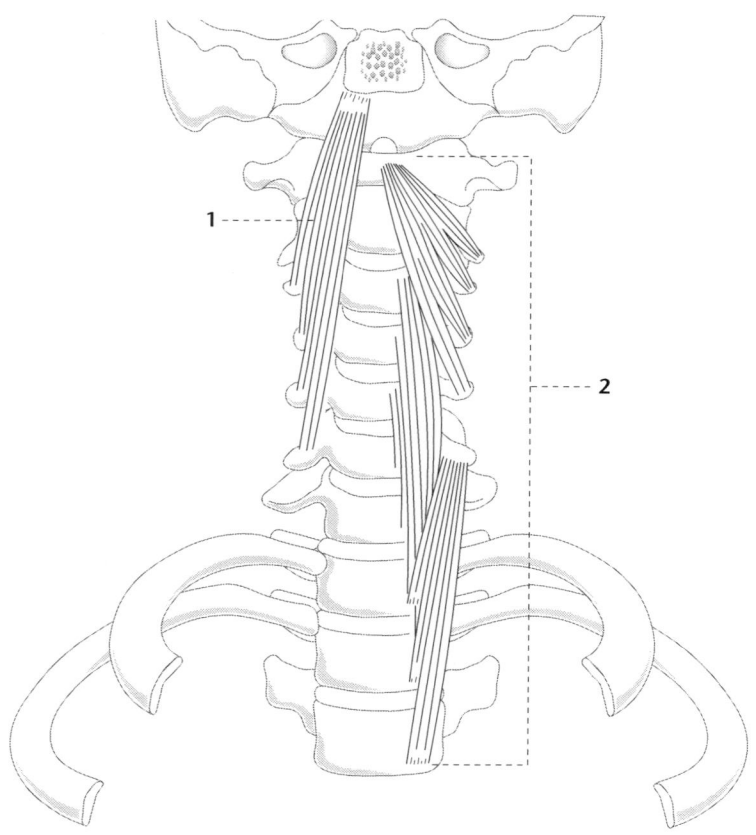

Abb. 2.38 M. longus capitis (1) und M. longus colli (2)

▶ **M. longus capitis**

Ursprung
Proc. transversus des 3.–6. Halswirbels (Tuberculum anterius)

Ansatz
Pars basilaris des Os occipitale

Verlauf
Von kaudal-lateral-dorsal nach kranial-medial-ventral

Funktion
In den Kopfgelenken bei beidseitiger Innervation:
* transversale Achse:

....

In den Kopfgelenken bei einseitiger Innervation:
* sagittale Achse:

....

....

* longitudinale Achse:

....

....

Biomechanische Aspekte
* ventrale Zuggurtung der HWS
* Entlordosierung der HWS

Innervation
Plexus cervicalis (C1–C4)

▶ M. longus colli

Kraniale laterale Fasern

Ursprung
Proc. transversus des 2.–5. Halswirbels (Tuberculum anterius)

Ansatz
Tuberculum anterius des Atlas

Verlauf
Von kaudal-lateral-dorsal nach kranial-medial-ventral

Kaudale laterale Fasern

Ursprung
1.–3. Brustwirbelkörper

Ansatz
Proc. transversus des 6. Halswirbels (Tuberculum anterius)

Verlauf
Von kaudal-medial-ventral nach kranial-lateral-dorsal

Mediale Fasern

Ursprung
• 1. und 2. Brustwirbelkörper
• 6. und 7. Halswirberlkörper

Ansatz
2.–5. Halswirbelkörper

Verlauf
Nahezu vertikal von kaudal nach kranial

Funktion
An der Halswirbelsäule bei beidseitiger Innervation:
• transversale Achse:

....

An der Halswirbelsäule bei einseitiger Innervation:
• sagittale Achse:

....

....

• longitudinale Achse:

....

....

Biomechanische Aspekte
• ventrale Zuggurtung der HWS
• Entlordosierung der HWS

Innervation
Plexus brachialis und cervicalis (C2–C8)

Klinische Anmerkungen
Durch eine schlaffe Körperhaltung kommt es häufig zu einer Überdehnung der prävertebralen Muskulatur und dadurch zu einer passiven Insuffizienz.

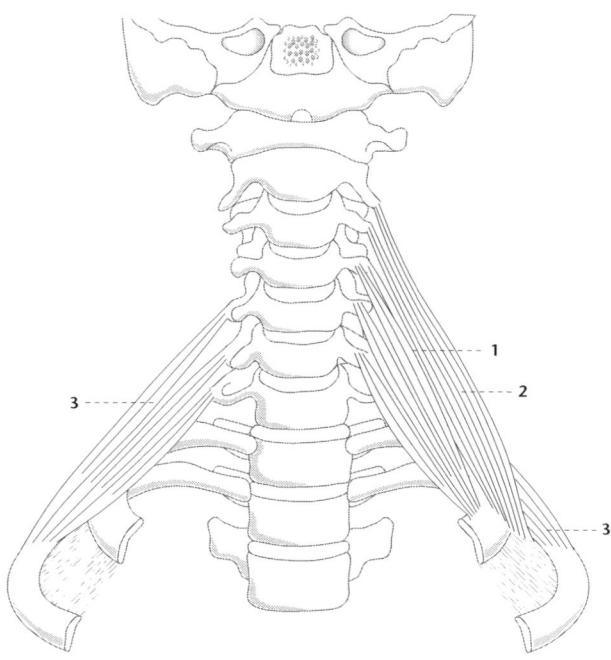

Abb. 2.39 M. scalenus anterior (1), medius (2) und posterior (3)

▶ M. scalenus anterior

Ursprung
Proc. transversus des 4.–6. Halswirbels (Tuberculum anterius)

Ansatz
1. Rippe (Außenseite) im ventro-lateralen Bereich

Verlauf
Von kranial-medial-dorsal nach kaudal-lateral-ventral

Funktion
An der Halswirbelsäule bei beidseitiger Innervation:
- transversale Achse:

....

An der Halswirbelsäule bei einseitiger Innervation:
- sagittale Achse:

....

....

- longitudinale Achse:

....

....

Topografische Besonderheiten
Bildet zusammen mit dem M. sternocleidomastoideus die vordere Skalenuslücke, durch die die V. subclavia verläuft.

Innervation
Plexus brachialis (C5–C7)

Klinische Anmerkungen
Durch eine Kompression der Vene in der vorderen Skalenuslücke kann es zu Abflussstörungen und Ödemen im Bereich der oberen Extremität kommen.

▶ M. scalenus medius

Ursprung
Proc. transversus des 2.–7. Halswirbels (Tuberculum anterius)

Ansatz
* 1. Rippe im lateralen Bereich
* Membrana intercostalis externa

Verlauf
Von kranial-medial-dorsal nach kaudal-lateral-ventral

Funktion
An der Halswirbelsäule bei beidseitiger Innervation:
* transversale Achse:

....

An der Halswirbelsäule bei einseitiger Innervation:
* sagittale Achse:

....

....

* longitudinale Achse:

....

....

....

Topografische Besonderheiten
Bildet zusammen mit dem M. scalenus anterior die hintere Skalenuslücke, durch die die A. subclavia und der Plexus brachialis verläuft.

Innervation
Plexus cervicalis und brachialis (C4–C8)

Klinische Anmerkungen
Durch eine Kompression der Arterie oder der Nervenbahnen in der hinteren Skalenuslücke kann es zu ischämischen Beschwerden oder zu neurologischen Symptomen im Bereich der oberen Extremität kommen.

▶ M. scalenus posterior

Ursprung
Proc. transversus des 5.–7. Halswirbels (Tuberculum posterius)

Ansatz
2. Rippe im Bereich des Angulus costae

Verlauf
Von kranial-medial-dorsal nach kaudal-lateral-ventral

Funktion
An der Halswirbelsäule bei beidseitiger Innervation:
* transversale Achse:

....

An der Halswirbelsäule bei einseitiger Innervation:
* sagittale Achse:

....

....

* longitudinale Achse:

....

....

Biomechanische Aspekte Mm. scaleni
* laterale Zuggurtung der HWS
* Bei Punctum fixum an der Halswirbelsäule können die Mm. scaleni die 1. bzw. 2. Rippe heben und wirken damit als inspiratorische Atemhilfsmuskeln.
* Bei beidseitiger Kontraktion der Mm. scaleni wird die HWS im kaudalen Bereich flektiert und im mittleren und kranialen Bereich extendiert (Hyperlordose). Diese Funktion ist nur möglich, wenn die HWS nicht durch die tiefen Halsflexoren stabilisiert wird.
* Wird die HWS durch den M. longus colli und den M. longus capitis stabilisiert, beugen die Mm. scaleni die gesamte HWS gegenüber der BWS.

Innervation
Plexus brachialis (C7–C8)

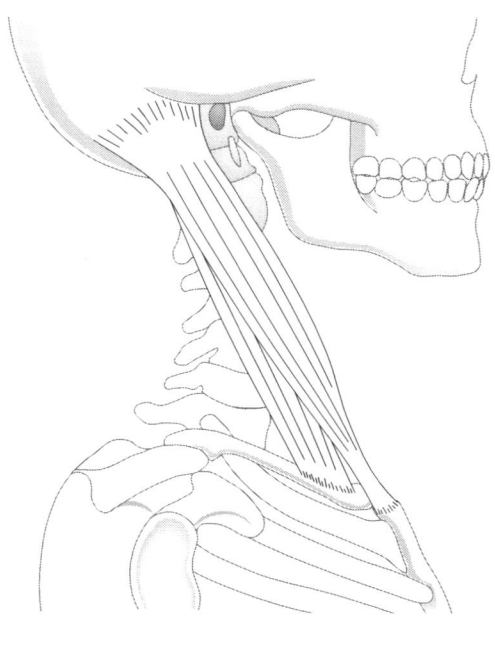

Abb. 2.40 M. sternocleidomastoideus

▶ M. sternocleidomastoideus

Ursprung
Pars clavicularis
Sternales Drittel der Klavikula
Pars sternalis
Vorderfläche des Manubrium sterni

Ansatz
* Proc. mastoideus
* laterale Hälfte der Linea nuchae superior des Os occipitale

Verlauf
Von kaudal-ventral-medial nach kranial-dorsal-lateral

Funktion
(s. ✐ Übungsaufgabe 3)
An der Halswirbelsäule bei beidseitiger Innervation:
* transversale Achse:

....

An der Halswirbelsäule bei einseitiger Innervation:
* sagittale Achse:

....

....

* longitudinale Achse:

....

In den Kopfgelenken bei beidseitiger Innervation:
* transversale Achse:

....

Biomechanische Aspekte
* s. ✐ Übungsaufgabe 3

....

....

....

* stabilisiert den Kopf zusammen mit der Pars descendens des M. trapezius beim Sprechen und Kauen
* bewirkt eine Kompression in der HWS und den Kopfgelenken

Topografische Besonderheiten
Die Pars sternalis kann sich durch den nur teilweise vorhandenen M. sternalis an die Vorderwand des Thorax fortsetzen.

Innervation
N. accessorius (11. Hirnnerv)

Klinische Anmerkungen
* Eine Kompression des N. accessorius zwischen den Muskelbündeln des M. sternocleidomastoideus kann zu einer Abschwächung des M. trapezius führen.
* Bei einer Klavikulafraktur ist der M. sternocleidomastoideus teilweise verantwortlich für die Fehlstellung, indem er das mediale Frakturelement nach kranial zieht.
* Die bindegewebige Verkürzung des Muskels kann eine mögliche Ursache für einen angeboren muskulären Schiefhals (Torticollis) bei Neugeborenen sein.

✐ Übungsaufgabe 3

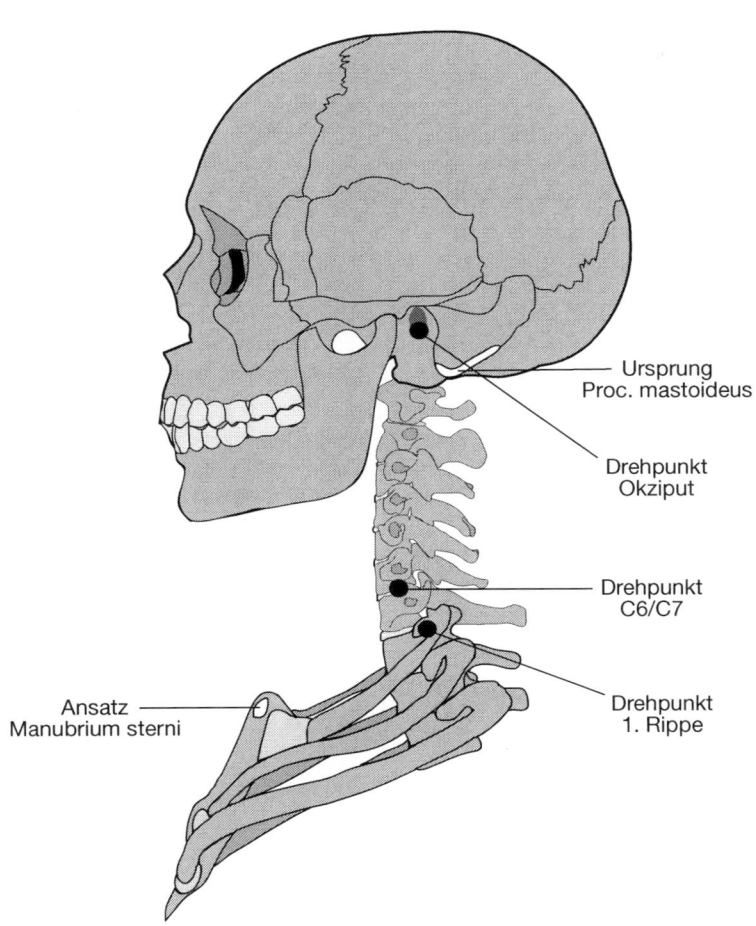

Abb. 2.41 Wirkung des M. sternocleidomastoideus auf die Kopfgelenke, die untere HWS und die 1. Rippe

Die Abbildung zeigt die Halswirbelsäule mit Schädel und den oberen Rippen von lateral. Der Ansatz des M. sternocleidomastoideus am Manubrium sterni und sein Ursprung am Proc. mastoideus ist mit einem weißen Feld markiert. Es sind 3 unterschiedliche Drehpunkte für die Kopfgelenke, die untere HWS und die 1. Rippe eingezeichnet.

1. Zeichnen Sie den M. sternocleidomastoideus als Kraftvektor vom Ursprung zum Ansatz ein.

2. Ermitteln Sie die wirksamen Hebel bezüglich des Kopfgelenks, der unteren HWS und der 1. Rippe, indem Sie das Lot von der Wirkungslinie der Kraft auf die Drehpunkte fällen.

3. Bestimmen Sie die Richtung des Drehmoments und damit die Wirkung des Muskels auf die HWS und Kopfgelenke.

4. Welche Wirkung hat der Muskel auf den Thorax, wenn der Kopf als Punctum fixum angenommen wird?

2.5 BWS

2.5.1 Steckbrief

Intervertebralgelenke der BWS

- Über die beiden oberen Gelenkfacetten steht der kaudale Wirbel mit den beiden unteren Gelenkfacetten des kranialen Wirbels in Verbindung.
- Die Hauptausrichtung der superioren Gelenkfacetten ist nach dorsal.
- Die Hauptausrichtung der inferioren Gelenkfacetten ist nach ventral.
- Der Gelenkspalt liegt annähernd in der frontalen Ebene.

2.5.2 Muskulatur

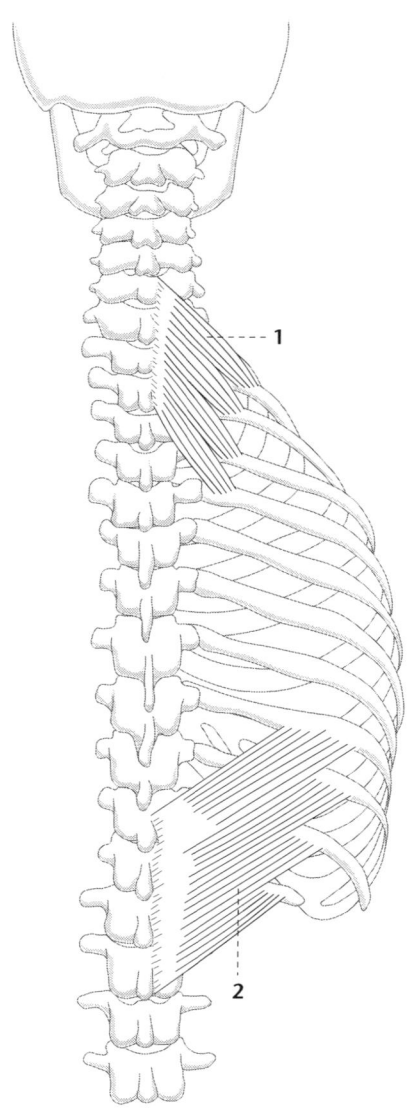

Abb. 2.42 M. serratus posterior superior (1) und inferior (2)

▶ M. serratus posterior superior

Ursprung
- Proc. spinosus des 6. und 7. Halswirbels
- Proc. spinosus des 1. und 2. Brustwirbels

Ansatz
mit 4 Zacken an der 2.–5. Rippe im Bereich des Angulus costae

Verlauf
Von kranial-medial nach lateral-kaudal

Funktion
An der Wirbelsäule bei beidseitiger Innervation:
- transversale Achse:

....

An der Wirbelsäule bei einseitiger Innervation:
- sagittale Achse:

....

- longitudinale Achse:

....

....

Am Thorax:
- Collum costae-Längsachse: hebt die Rippen (Inspiration)

Innervation
Nn. intercostales (Th1–Th4)

▶ M. serratus posterior inferior

Ursprung
- Proc. spinosus des 1. und 2. Lendenwirbels
- Proc. spinosus des 11. und 12. Brutswirbels

Ansatz
mit 4 Zacken an der 9.–12. Rippe im Bereich des Angulus costae

Verlauf
Von kaudal-medial nach lateral-kranial

Funktion
An der Wirbelsäule bei beidseitiger Innervation:
- transversale Achse:

....

An der Wirbelsäule bei einseitiger Innervation:
- sagittale Achse:

....

- longitudinale Achse:

....

Am Thorax:
- Collum costae-Längsachse: senkt die Rippen (Exspiration)

Biomechanische Aspekte
Der M. serratus posterior inferior unterstützt zusammen mit den Bauchmuskeln und dem M. quadratus lumborum die Inspiration, da er gemeinsam mit diesen Muskeln die unteren Rippen fixieren kann. Damit wird dem Diaphragma kaudal ein Punctum fixum geboten, so dass sich das Centrum tendineum absenken kann (s. u. Kap. 2.6.3).

Innervation
Nn. intercostales (Th9–Th12)

2.6 Thorax

Der knöcherne Thorax wird aus der Brustwirbelsäule, 12 paarigen Rippen, den Rippenknorpeln und dem Sternum gebildet.

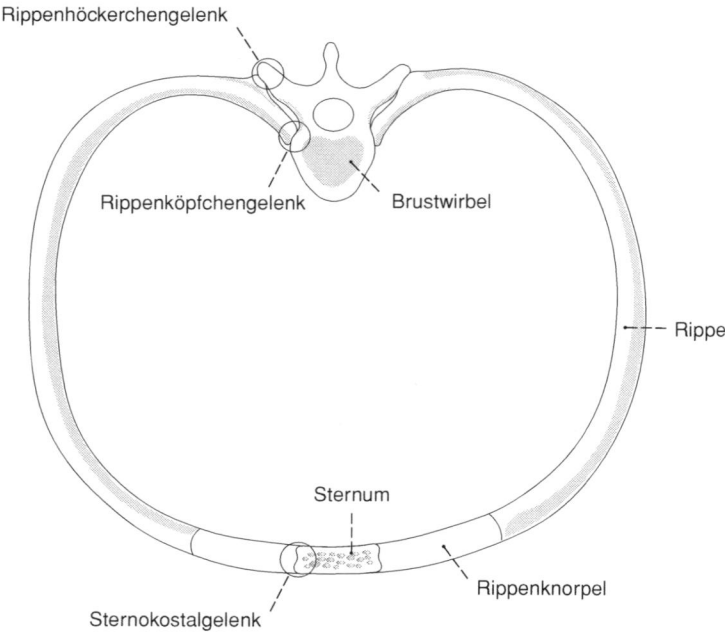

Abb. 2.43 Verbindungen des Thorax

2.6.1 Steckbrief der kostovertebralen Verbindungen

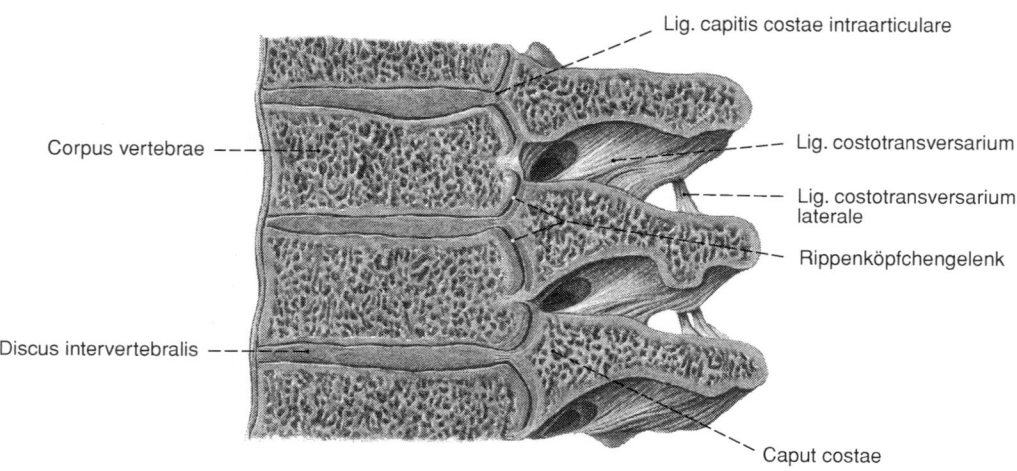

Abb. 2.44 Rippenköpfchengelenke im Querschnitt

Gelenktyp und Gelenkpartner der Rippenköpfchengelenke (Artt. capitis costae)

- zweikammeriges Gelenk in annähernder Kugelform
- Das konvexe Rippenköpfchen befindet sich in einer Gelenkpfanne, die i.d.R. aus der Bandscheibe und den beiden Foveae costales der benachbarten Wirbelkörper gebildet wird.
- Die Körper des 2.–9. Brustwirbels besitzen an ihrem kaudalen und kranialen Rand je eine halbe Gelenkfläche, die zusammen mit der Bandscheibe die Pfanne für das Rippenköpfchen bilden.
- Der Körper des 10. Brustwirbels besitzt nur eine halbe Gelenkfläche an seinem kranialen Rand und bildet zusammen mit der kaudalen Gelenkfläche des 9. Brustwirbels und der Bandscheibe die Gelenkpfanne für das Köpfchen der 10. Rippe.
- Der 1. Brustwirbelkörper hat eine ganze Gelenkfläche für die Artikulation mit der 1. Rippe und ein halbe Gelenkfläche für die Artikulation mit der 2. Rippe.
- Die 11. und 12. Rippe artikuliert über eine ganze Gelenkfläche mit dem 11. bzw. 12. Brustwirbelkörper. Diese Rippen enden frei und stehen nicht mit dem Sternum in Verbindung. Sie werden deshalb auch als Costae fluctuantes bezeichnet.
- Bewegungen in diesem Gelenk finden hauptsächlich um die Collum costae-Längsachse statt. Arthrokinematisch handelt es sich dabei um eine Spin-Bewegung.

Bänder der Rippenköpfchengelenke

Lig. capitis costae intraarticulare
- mediale Insertion: Bandscheibe
- laterale Insertion: Rippenköpfchen
- Verlauf: nahezu horizontal
- Besonderheit: flächenhaftes Band, liegt intrasynovial
- Funktion: unterteilt die Gelenkhöhle in eine obere und eine untere Kammer

Lig. capitis costae radiatum
- mediale Insertion: Rand der Gelenkpfanne
- laterale Insertion: Rippenhals
- Verlauf: zirkulär
- Funktion: Verstärkung der Gelenkkapsel

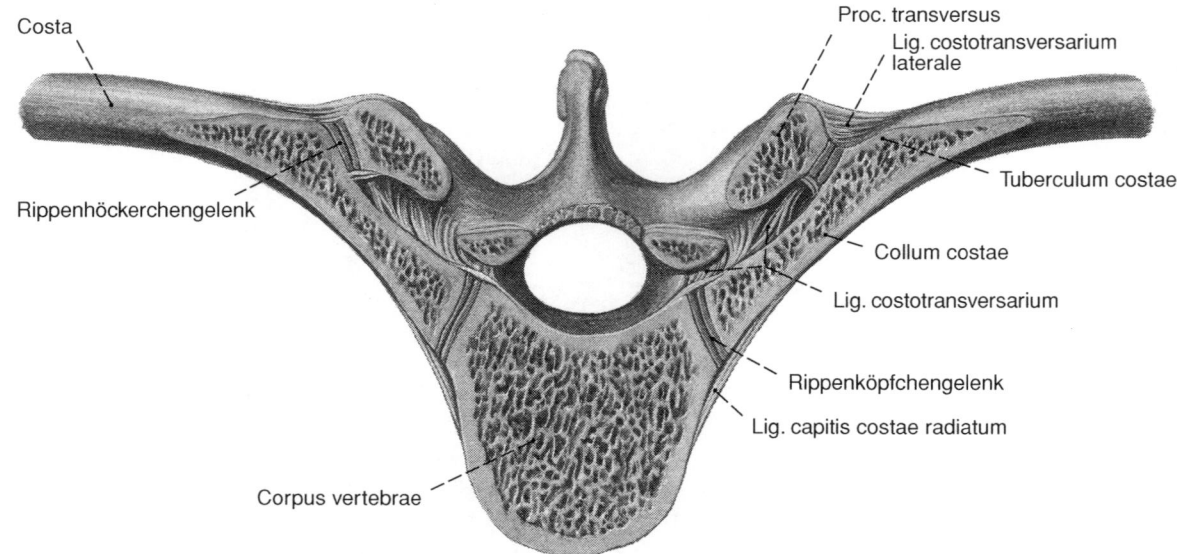

Abb. 2.45 Rippenhöckerchen- und Rippenköpfchengelenke im Querschnitt

Gelenktyp und Gelenkpartner der Rippenhöckerchengelenke (Artt. costotransversariae)

- Mit Ausnahme der 11. und 12. Rippe artikuliert das Tuberculum costae mit dem Proc. transversus des entsprechenden Brustwirbels.
- Die Gelenkfläche am Proc. transversus (Fovea costalis transversi) ist im kranialen Bereich der Brustwirbelsäule konkav und nach ventral ausgerichtet, während sie im kaudalen Bereich der BWS plan ist und nach ventral-kranial ausgerichtet.
- Die Gelenkflächen am Tuberculum costae (Facies articularis tuberculi costae) der kranialen

Rippen haben eine konvexe Form und zeigen nach dorsal.
- Die Gelenkflächen an den kaudalen Rippen sind plan und liegen den Querfortsätzen auf.
- Bewegungen in diesem Gelenk finden hauptsächlich um die Collum costae-Längsachse statt. Arthrokinematisch handelt es sich dabei im kranialen Bereich um eine gegensinnige Roll-Gleitbewegung und im kaudalen Bereich um eine Translation.

Bänder der Rippenhöckerchengelenke

Lig. costotransversarium
- kraniale Insertion: Vorderkante des Querfortsatzes
- kaudale Insertion: Hinterkante des Collum costae
- Verlauf: annähernd horizontal
- Funktion: stabilisiert die Rippe gegen eine Verlagerung nach ventral

Lig. costotransversarium superius
- kraniale Insertion: Unterkante des Querfortsatzes
- kaudale Insertion: Oberkante des nächstunteren Collum costae

- Verlauf: annähernd vertikal
- Funktion: stabilisiert die Rippe gegen eine Verlagerung nach kaudal und ventral

Lig. costotransversarium laterale
- mediale Insertion: Spitze des Querfortsatzes
- laterale Insertion: Rückseite des Corpus costae direkt neben dem Tuberculum costae
- Verlauf: von kranial-dorsal nach ventral-kaudal
- Funktion: stabilisiert die Rippe gegen eine Verlagerung nach ventral

2.6.2 Steckbrief der sternokostalen Verbindungen

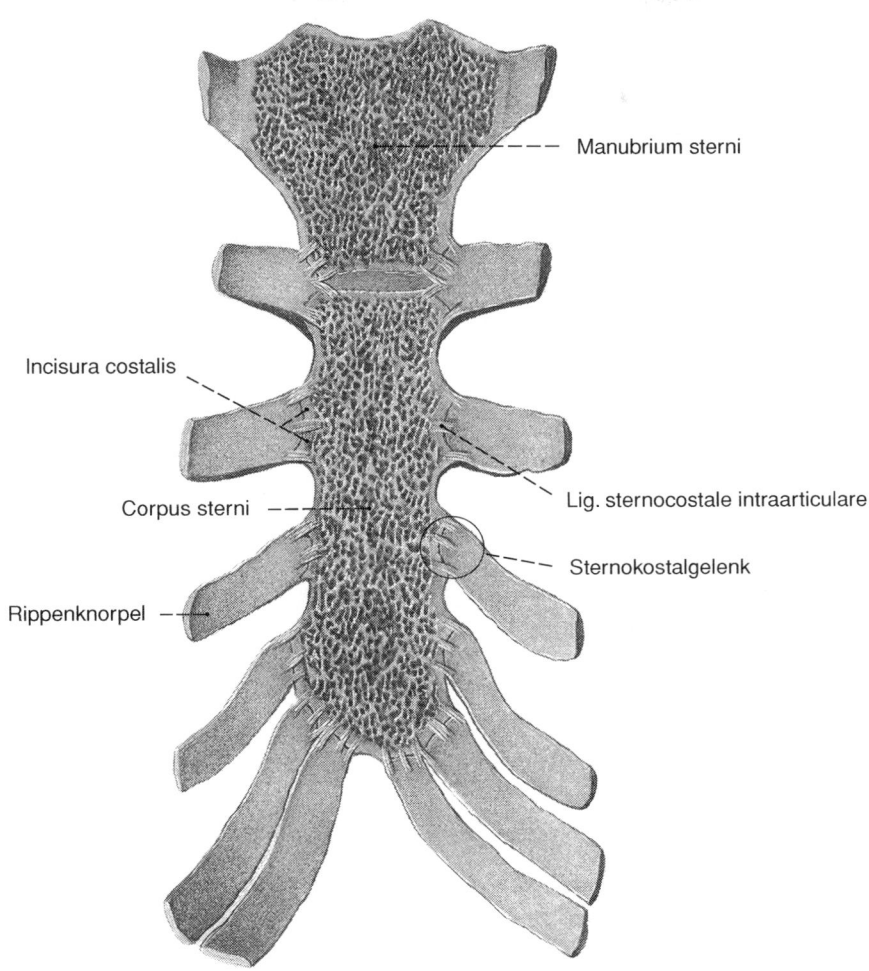

Abb. 2.46 Sternokostalgelenke im Querschnitt

Gelenktyp und Gelenkpartner der Sternokostalgelenke (Artt. sternocostales)

- Die Incisurae costales am Sternum stehen mit den vorderen Enden der Rippenknorpel in Verbindung.
- Im Bereich der 2.–5. Rippe findet man echte Gelenke (Synarthrosen).

- Die 1., 6. und 7. Rippe ist synchondrotisch mit dem Brustbein verbunden. Man findet hier keinen Gelenkspalt.

Bänder der Sternokostalgelenke

Lig. sternocostale radiatum
- mediale Insertion: ventrale und dorsale Fläche des Sternums
- laterale Insertion: Rippenknorpel

- Verlauf: von den Rippenknorpel ausgehend divergierend zum Sternum
- Funktion: Verstärkung der Gelenkkapsel
- Besonderheit: Sie bilden die Membrana sterni externa und interna.

Lig. sternocostale intraarticulare

- mediale Insertion: Incisura costalis des Sternums
- laterale Insertion: Rippenknorpel
- Verlauf: nahezu horizontal
- Funktion: unterteilt die Gelenkhöhle in eine obere und eine untere Kammer

- Besonderheit: Dieses Band findet man fast regelmäßig am 2. Sternokostalgelenk. Am 3. Sternokostalgelenk ist dieses Band nur in 1/5 der Fälle und am 4. Sternokostalgelenk nur in 1/10 der Fälle vorhanden.

Artt. interchondrales

Als Artt. interchondrales werden die Verbindungen zwischen den 6. bis 9. Rippenknorpeln bezeichnet. Über diese Verbindungen sind die Rippen 8 bis 10 indirekt am Sternum befestigt.

Funktionelle Aspekte des Thorax

Der Thorax übernimmt 2 wichtige Funktionen:

1. Schutzfunktion für Thoraxorgane

Durch seine Elastizität besitzt er eine hohe Widerstandsfähigkeit, besonders im ventralen Bereich. Er bietet dadurch den Organen der Brusthöhle weitgehenden Schutz.

2. Ventilation (Belüftung der Lunge)

Die Exspiration (Ausatmung) und die Inspiration (Einatmung) sind an unterschiedliche Drucke im Thorax gebunden, die durch Vergrößerung und Verkleinerung des Thoraxraumes entstehen.

Die Inspiration ist ein aktiver Vorgang, bei dem die Rippen von den Atemmuskeln gegen die Schwerkraft angehoben werden. Dabei wird der Thorax erweitert und ein Unterdruck produziert, der die Luft in die Lunge einströmen lässt.

Bei der normalen Exspiration werden die Rippen ohne größere Muskelaktivität in ihre Ausgangsposition zurück gebracht. Es handelt sich dabei um einen passiven Vorgang, der durch die elastischen Rückstellkräfte des Thorax und der Lunge gewährleistet wird. Dabei wird der Thoraxraum verkleinert, so dass die Luft wieder ausströmen kann.

Bei forcierter Exspiration, z. B. beim Husten, Trompete spielen oder bei obstruktiven Lungenerkrankungen, können die Rippen durch exspiratorische Atemhilfsmuskeln (z. B. die Bauchmuskulatur) zusätzlich kräftig gesenkt werden.

Die Thoraxexkursion ist ein komplizierter Bewegungsmechanismus, der sich aus einer Summe von Einzelbewegungen zusammensetzt.

Bewegungen finden in den kostovertebralen Verbindungen bzw. sternokostalen Verbindungen und in den elastischen Anteilen der Rippen statt.

Bewegungen in den kostovertebralen Verbindungen

Die Rippenbewegung dient der Atmung. Dabei führt ein Anheben der Rippen zu einer Thoraxerweiterung (Inspirationsstellung). Die Bewegung findet um die anatomische Collum costae-Längsachse statt, die durch beide Gelenke (Rippenköpfchen- und Rippenhöckerchengelenk) verläuft. Diese Achse ist von ventro-medial nach dorso-lateral ausgerichtet.

Diese Bewegungsachse hat im kranialen Bereich des Thorax eine andere Ausrichtung als im kaudalen Bereich: Die kranialen Rippen werden um eine annähernd transversale Achse bewegt, so dass sich der Thorax nach ventral vergrößern kann. Dies bezeichnet man auch als Pumpbewegung, bei der sich der Thorax im sagittalen Durchmesser erweitert. Die kaudalen Rippen werden um eine annähernd sagittale Achse bewegt, wodurch sich der Thorax nach lateral vergrößern kann. Diese Bewegung bezeichnet man auch als Henkelbewegung (s. Abb. 2.47).

Je nach Ausrichtung der Collum costae-Längsachse im Raum bewegen die kranialen Rippen vermehrt in einer Pumpbewegung und die kaudalen Rippen vermehrt in einer Henkelbewegung.

Der Bewegungsausschlag in den Rippenwirbelgelenken ist bedingt durch den straffen Kapselbandapparat insgesamt sehr klein. Am sternalen Ende der kranialen Rippen ist jedoch eine große Bewegungsamplitude zu messen. Im Bereich der kaudalen Rippen ist ein großer Bewegungsausschlag lateral wahrzunehmen.

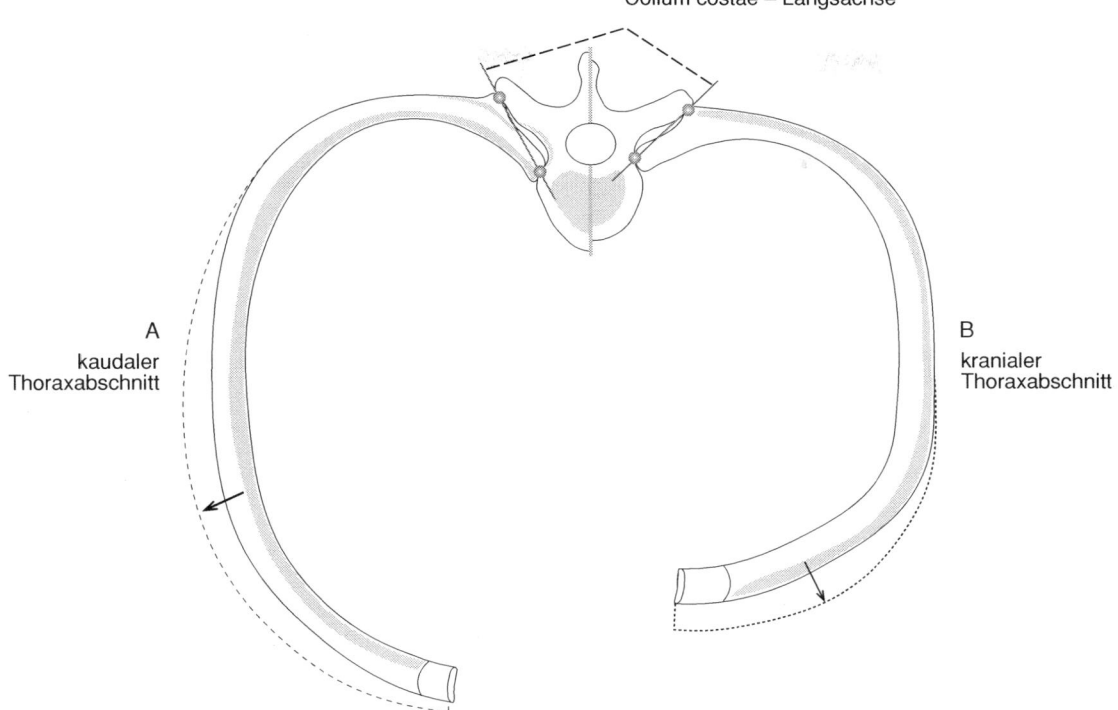

Abb. 2. 47 Ausrichtung der Collum costae-Längsachse im kaudalen (A) und kranialen (B) Thoraxabschnitt

Bewegungen in den sternokostalen Verbindungen

Das mediale Knorpelende der Rippen ist so in die Incisura des Sternums eingezapft, dass hier ausschließlich Vertikalbewegungen stattfinden. Rotationsbewegungen sind nicht möglich.

Bewegungen in den Rippenknorpeln

Während der Inspiration werden die Rippenknorpel wie ein elastischer Stab verwrungen, der in Längsrichtung verdreht wird. Die dafür notwendige Energie wird von den Inspirationsmuskeln aufgebracht. Endet die Muskelaktion, drehen sich die Rippen in ihre ursprüngliche Form zurück. Der Brustkorb wird über die Elastizität der Rippen und der Lunge in seine Ausgangslage zurückgebracht.

2.6.3 **Atemmuskulatur**

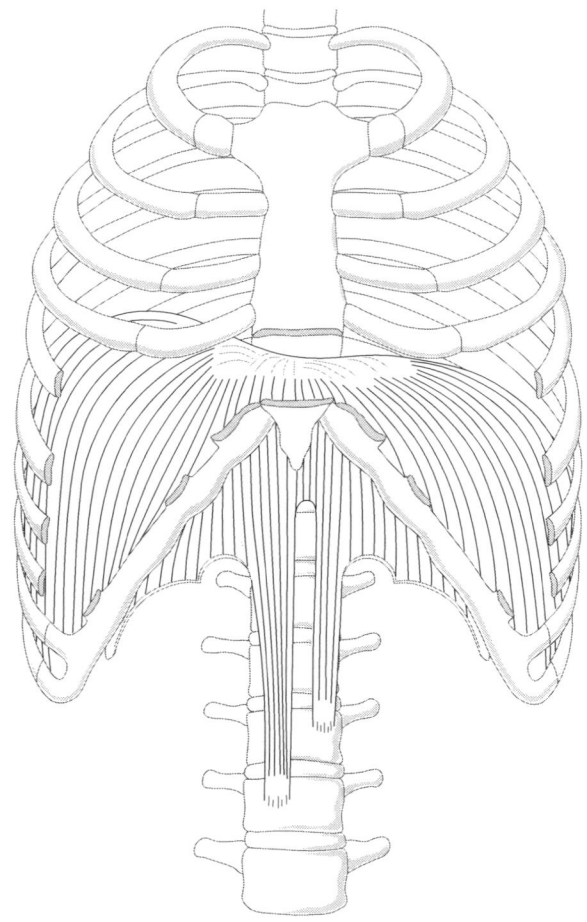

Abb. 2.48 Diaphragma

▶ **Diaphragma**

Pars sternalis
Ursprung
Innenfläche des Proc. xyphoideus

Verlauf
Bogenförmig von ventral-kaudal nach dorsal-kranial

Pars costalis (beidseits)
Ursprung
Innenfläche der Rippenknorpel 7–12

Verlauf
Bogenförmig von lateral-kaudal nach medial-kranial

Pars lumbalis (Crus laterale)
Ursprung
- Lig. arcuatum laterale (Faszie des M. quadratus lumborum)
- Lig. arcuatum mediale (Faszie des M. psoas major)

Verlauf
Bogenförmig von dorsal-kaudal nach ventral-kranial

Pars lumbalis (Crus mediale)
Ursprung
- 1.–3. Lendenwirbelkörper (linkes Crus mediale)
- 1.–4. Lendenwirbelkörper (rechtes Crus mediale)

Verlauf
Bogenförmig von dorsal-kaudal nach ventral-kranial

Ansatz aller Anteile
Centrum tendineum

Funktion
* Ventilatorische Funktion: Inspiration
* Hämodynamische Funktion: unterstützt den venösen Rückstrom des Blutes
* Lymphdynamische Funktion: unterstützt die lymphatische Drainage des Bauchraums
* Viszerale Funktion: dynamisiert alle Baucheingeweide und unterstützt dadurch vor allem die Bewegungen von Magen und Darm bei der Verdauung
* Phonationsfunktion: stellt einen kontinuierlichen Luftstrom für die Sprache und andere Lautäußerungen bereit
* Ausscheidungsfunktion: Defäkation, Erbrechen und unterstützt den Geburtsvorgang

Biomechanische Aspekte
Das Diaphragma ist der wichtigste inspiratorische Atemmuskel, der den Thoraxraum im sagittalen, frontalen und longitudinalen Durchmesser vergrößern kann. Dabei lässt sich die Muskelaktion in zwei Phasen unterteilen:
In der ersten Phase der Zwerchfellkontraktion kommt es zu einem Absinken des Centrum tendineum in Richtung Bauchraum. Dabei wird der Thoraxraum in longitudinaler Richtung vergrößert und die Bauchorgane werden komprimiert. Für diese Phase ist es wichtig, dass die kaudalen Rippen fixiert werden. Diese Fixierung kann von den Bauchmuskeln, dem M. quadratus lumborum und dem M. serratus posterior inferior übernommen werden. Ist der Druck im Bauchraum so groß, dass ein weiteres Absinken nicht mehr möglich ist, wird das Centrum tendineum zum Punctum fixum für die weitere Muskelaktion.
In dieser zweiten Phase der Zwerchfellkontraktion können die kaudalen Rippen bei fixiertem Centrum tendineum gegen die Schwerkraft angehoben werden. Da die kaudalen Rippen über das Sternum mit den kranialen verbunden sind, kommt es in dieser Phase zu einer Vergrößerung des sagittalen und transversalen Thoraxdurchmessers. Für diese zweite Phase der Zwerchfellaktion muss erstens der Druck im Bauchraum aufrecht gehalten werden, so dass das Centrum tendineum Punctum fixum bleiben kann, und zweitens muss die kaudale Fixierung der Rippen aufgehoben werden, so dass diese damit gehoben werden können.
Gewährleistet wird dies durch die Bauchmuskulatur, den M. quadratus lumborum und den M. serratus posterior inferior, die in der zweiten Phasen der Zwerchfellatmung exzentrisch nachlassen. Dabei wird der intraabdominelle Druck konstant gehalten und die Rippen werden nach kranial freigegeben.
Man spricht von einem Synergismus-Antagonismus dieser Muskeln zum Zwerchfell.
Einerseits sind die Bauchmuskeln durch ihre Lage Exspirationsmuskel (antagonistische Wirkung), die den Thorax kräftig nach unten ziehen können, andererseits sind sie aber unentbehrlich für eine suffiziente Inspiration (synergistische Wirkung), indem Sie das Zwerchfell in beiden Phasen unterstützen.

Topografische Besonderheiten
* Das Diaphragma trennt als kuppelförmige Struktur den Thorax vom Abdomen.
* Zwischen den einzelnen muskulären Anteilen gibt es Schwachstellen, die als Bruchpforten für Hernien (Eingeweidebrüche) dienen können. Im ventralen Bereich findet man das Trigonum sternocostale und im dorso-lateralen Bereich das Trigonum lumbocostale.
* Im Centum tendineum ist eine Öffnung (Foramen) für den Durchtritt der V. cava inferior.
* In der Pars lumbalis befinden sich 2 Durchtrittsstellen:
  - Hiatus aorticus: für die Aorta und den Ductus thoracicus (Lymphabfluss des Bauchraums)
  - Hiatus oesophagus: für die Speiseröhre (Oesophagus) und den N. vagus.

Innervation
N. phrenicus (C4)

Klinische Anmerkungen
* Das Stottern kann mit einer Dysregulation des Diaphragmas zusammenhängen.
* Ein Hypertonus des Zwerchfells kann zu venolymphatischen Abflussstörungen aus dem Bauchraum führen.

Interkostalmuskeln

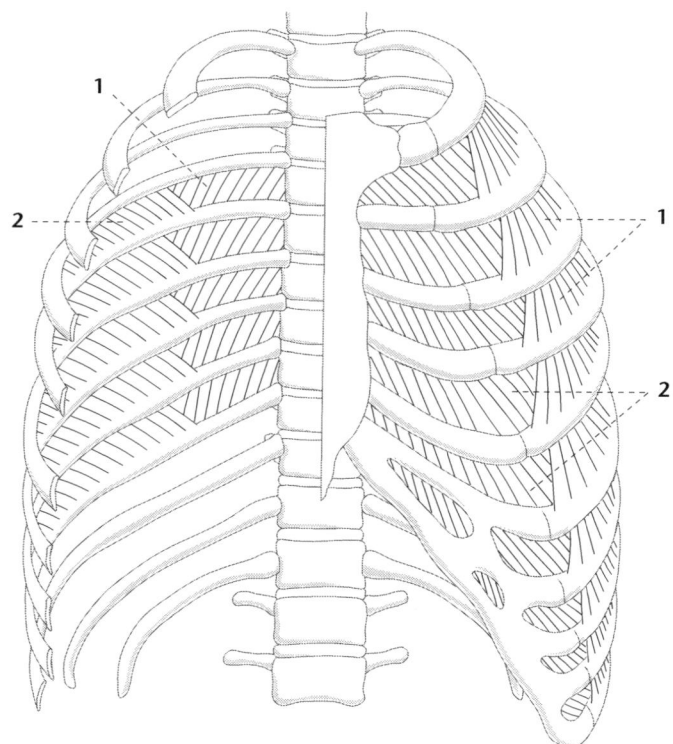

Abb. 2.49 Mm. intercostales externi (1) und interni (2)

▶ Mm. intercostales externi

Ursprung
Unterrand der oberen Rippe

Ansatz
Oberrand der unteren Rippe

Verlauf
Von kranial-lateral-dorsal nach kaudal-lateral-ventral, wie der M. obliquus externus abdominis

Funktion
(s. ✐ Übungsaufgabe 4)
Am Thorax:
• Collum costae-Längsachse:

....

....

Topografische Besonderheiten
Muskelfasern befinden sich nicht im gesamten Interkostalraum, sondern nur im Bereich vom Tuberculum costae bis zum Beginn des Rippenknorpels.

Innervation
Nn. intercostales (Th1–Th11)

▶ Mm. intercostales interni

Ursprung
Oberrand der unteren Rippe

Ansatz
Unterrand der oberen Rippe

Verlauf
Von kaudal-lateral-dorsal nach kranial-medial-ventral, wie der M. obliquus internus abdominis

Funktion
(s. ✎ Übungsaufgabe 4)
Am Thorax:
* Collum costae-Längsachse:

....

....

Topografische Besonderheiten
* Muskelfasern befinden sich nicht im gesamten Interkostalraum, sondern nur im Bereich vom Angulus costae bis zum Sternum.
* Fasern der Mm. intercostales interni, die über mehrere Segmente ziehen, werden als Mm. subcostales bezeichnet. Diese Muskelfasern findet man besonders im Bereich der Anguli costales der 6.–11. Rippe.
* Die Mm. intercostales interni werden durch die Interkostalgefäße und den N. intercostalis in einen äußeren und einen inneren Bereich gespalten. Die innen liegenden Muskelfasern nennt man auch Mm. intercostales intimi.

Innervation
Nn. intercostales (Th1–Th11)

✐ Übungsaufgabe 4

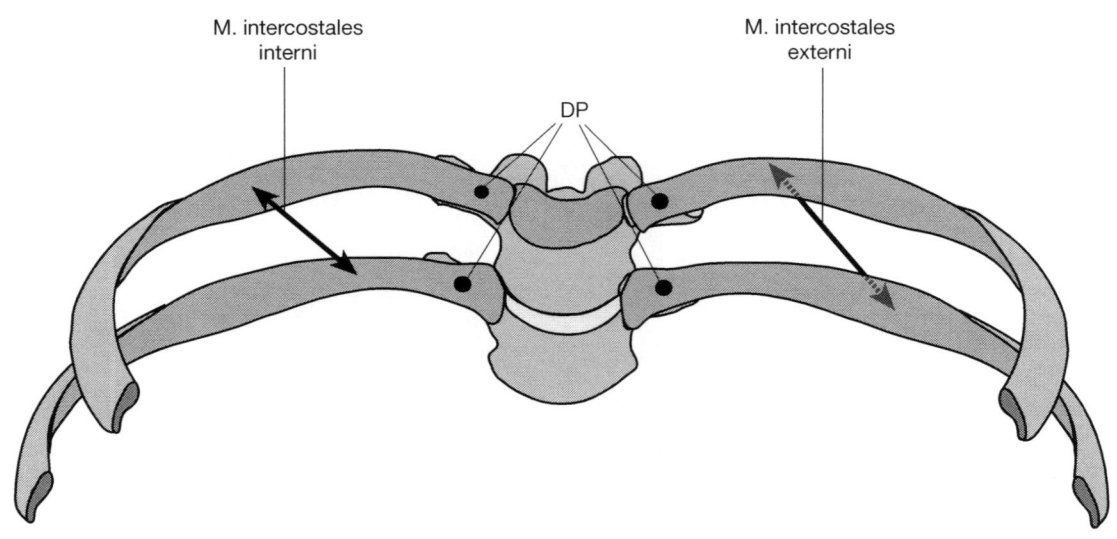

Abb. 2.50 Wirkung der Mm. intercostales auf die Rippen und deren Funktion in Bezug zur Atmung

Die Abbildung zeigt zwei Brustwirbel mit Rippen aus einem Frontalschnitt-Bild durch den Thorax. Die Drehpunkte für die Ein- und Ausatembewegung sind an den Rippen mit DP gekennzeichnet. Der M. intercostalis internus liegt auf der Innenseite der Rippen. Der Faserverlauf des Muskels ist auf der linken Bildseite als doppelseitiger Pfeil dargestellt. Der M. intercostalis externus liegt auf der Außenseite der Rippen. Sein Faserverlauf ist auf der rechten Bildseite als doppelseitiger Pfeil dargestellt.

1. Zeichnen Sie die Wirkungslinie für die beiden Mm. intercostales als Verlängerung der Kraftvektoren in die Abbildung ein.
2. Ermitteln Sie die wirksamen Hebel für beide Muskeln jeweils für die obere und untere Rippe, indem Sie das Lot von der Wirkungslinie der Kraft auf die Drehpunkte fällen.
3. Errechnen Sie die Drehmomente bezüglich der oberen und unteren Rippen mit einer fiktiven Muskelkraft von 10 N.
4. Vergleichen Sie die Drehmomente der oberen mit den Drehmomenten der unteren Rippen und ermitteln Sie so die Funktion der beiden Muskeln.

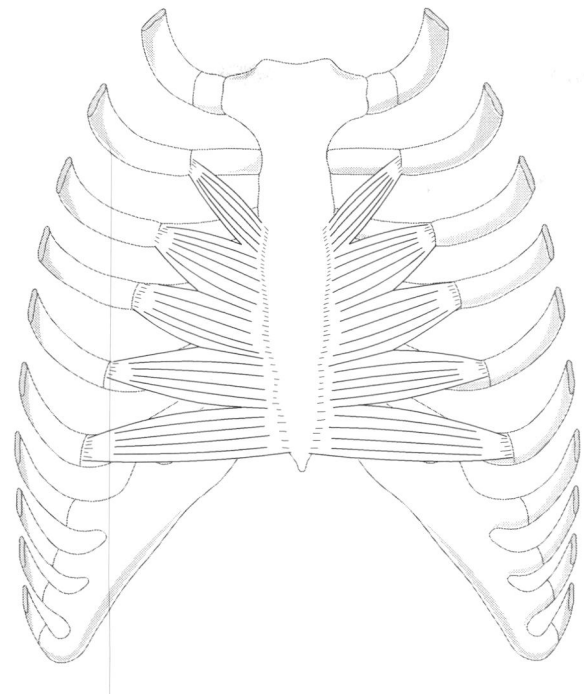

Abb. 2.51 M. transversus thoracis, Ansicht auf das Sternum von dorsal

▶ M. transversus thoracis

Ursprung
Innenseite des Proc. xiphoideus und Corpus sterni

Ansatz
Unterrand des 2.–6. Rippenknorpels

Verlauf
Von kaudal-medial-ventral nach kranial-lateral-dorsal

Funktion
Sicherung der sternokostalen Verbindungen

Innervation
Nn. intercostales (Th2–Th6)

✎ Übungsaufgabe 5

Nennen Sie die Muskeln aus dem vorangegangenen Kapitel, die durch ihren Ansatz den Thorax heben können und dadurch die Einatmung unterstützen!

....

....

....

....

....

....

2.7 LWS

2.7.1 Steckbrief

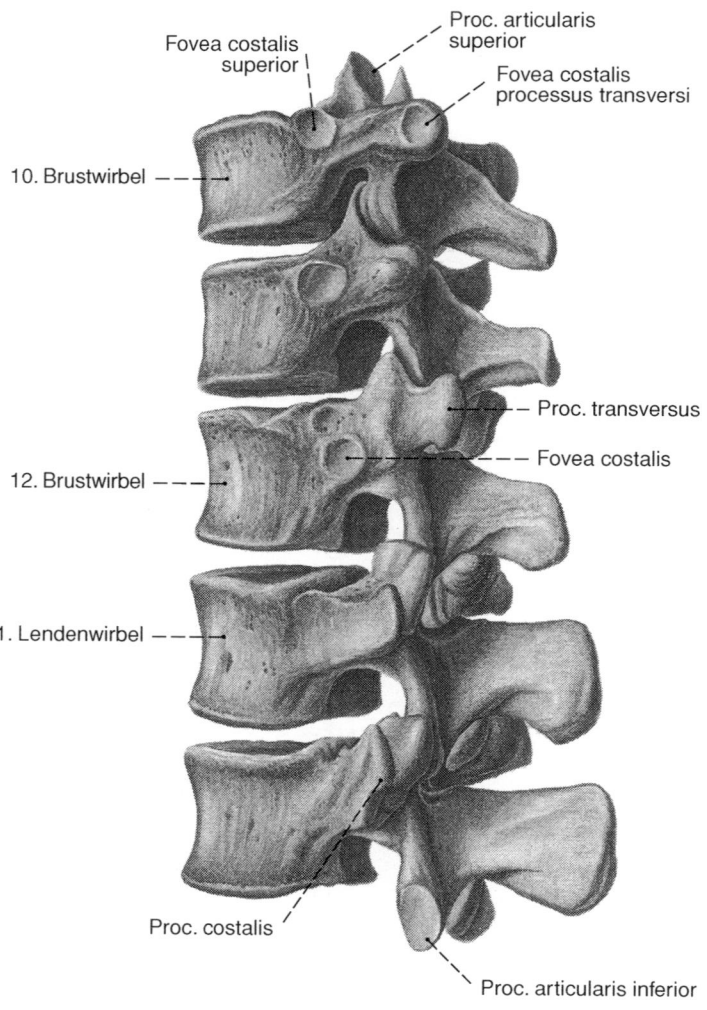

Fovea costalis superior

Proc. articularis superior

Fovea costalis processus transversi

10. Brustwirbel

Proc. transversus

Fovea costalis

12. Brustwirbel

1. Lendenwirbel

Proc. costalis

Proc. articularis inferior

Abb. 2.52 Thorakolumbale Übergangsregion

Intervertebralgelenke der LWS

- Über die beiden oberen Gelenkfacetten steht der kaudale Wirbel mit den beiden unteren Gelenkfacetten des kranialen Wirbels in Verbindung.
- Die Hauptausrichtung der superioren Gelenkfacetten ist nach medial, etwas dorsal.

- Die Hauptausrichtung der inferioren Gelenkfacetten ist nach lateral, etwas ventral.
- Der Gelenkspalt liegt in der oberen LWS annähernd in der sagittalen Ebene; nach kaudal verlagert sich der Gelenkspalt zunehmend Richtung Frontalebene.

2.7.2 Muskulatur

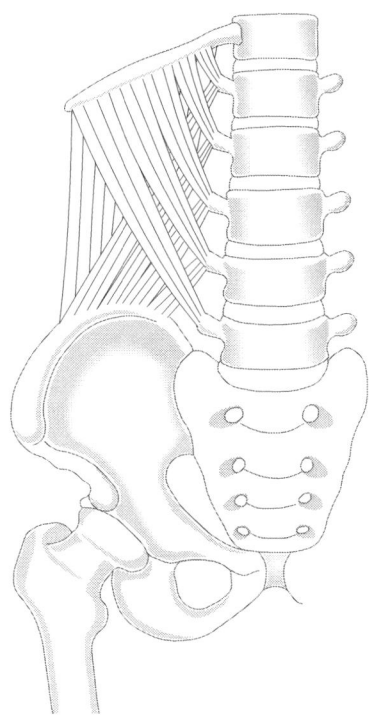

Abb. 2.53 M. quadratus lumborum

▶ M. quadratus lumborum

Dorsale Faserzüge (Pars iliocostalis)
Ursprung
12. Rippe

Ansatz
Crista iliaca

Verlauf
Nahezu vertikal von kranial nach kaudal

Mittlere Faserzüge (Pars iliovertebralis)
Ursprung
Proc. costalis des 1.–5. Lendenwirbels

Ansatz
Crista iliaca

Verlauf
Von kranial-medial nach kaudal-lateral

Ventrale Faserzüge (Pars costovertebralis)
Ursprung
12. Rippe

Ansatz
Proc. costalis des 1.–5. Lendenwirbels

Verlauf
Von kranial-lateral nach kaudal-medial

Funktion
An der Wirbelsäule bei beidseitiger Innervation:
* transversale Achse:

....

An der Wirbelsäule bei einseitiger Innervation:
* sagittale Achse:

....

* longitudinale Achse:

....

....

Am Thorax:
* Collum costae-Längsachse: senkt die 12. Rippe (Exspiration)

Biomechanische Aspekte
* inspiratorischer Atemhilfsmuskel (s. o. M. serratus posterior inferior)
* Bei Punctum fixum an der 12. Rippe kann der M. quadratus lumborum das Becken in der Frontalebene heben (Beckenelevation).
* Die Pars iliovertebralis und iliocostalis verlagern beim Einbeinstand den unteren Rumpf und damit den Körperschwerpunkt über das Standbein.

Topografische Besonderheiten
* liegt auf dem tiefen Blatt der Fascia thoracolumbalis
* viereckige Muskelplatte, die sich zwischen der letzten Rippe, der Crista iliaca und der LWS ausspannt
* Die Faserzüge liegen in 3 Lagen übereinander.

Innervation
Plexus lumbalis (Th12, L1–L3)

> **Klinische Anmerkungen**
> Eine Verkürzung des Muskels kann zu einer funktionellen Beinlängendifferenz führen.

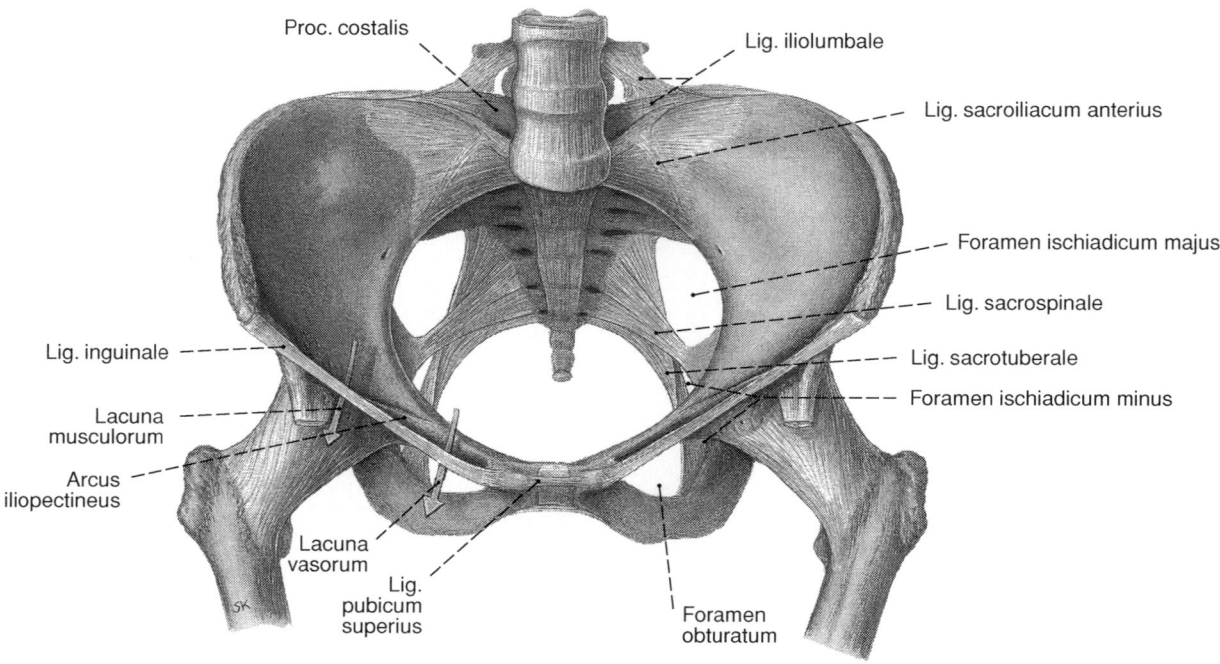

Abb. 2.54 Beckenring in der Ansicht von ventral-kranial

- Das Becken bildet den kaudalen Abschluss der Wirbelsäule.
- Der Beckenring wird aus 3 Knochen gebildet: dem linken und rechten Os coxae sowie dem Os sacrum.
- Man unterscheidet 2 hintere Beckenringver-bindungen (Artt. iliosacrales) und eine vordere Beckenringverbindungen (Symphyse).
- Das Os coccygis ist häufig über eine gelenkige Verbindung (Art. sacrococcygea) mit dem Os sacrum verbunden.

2.8.1 Steckbrief der Beckenringverbindungen

Gelenktyp und Bewegungsausmaß des Iliosakralgelenks (ISG)

- Amphiarthrose mit einem Hauptfreiheitsgrad

- Die Bewegungsachse ist eine annähernd transversale Achse in der Höhe des 2. Sakralwirbels.

Bewegungsausmaß des ISG (nach Egund et al.):

Transversale Achse	Nutation/Gegennutation: minimal, insgesamt ca. 2°

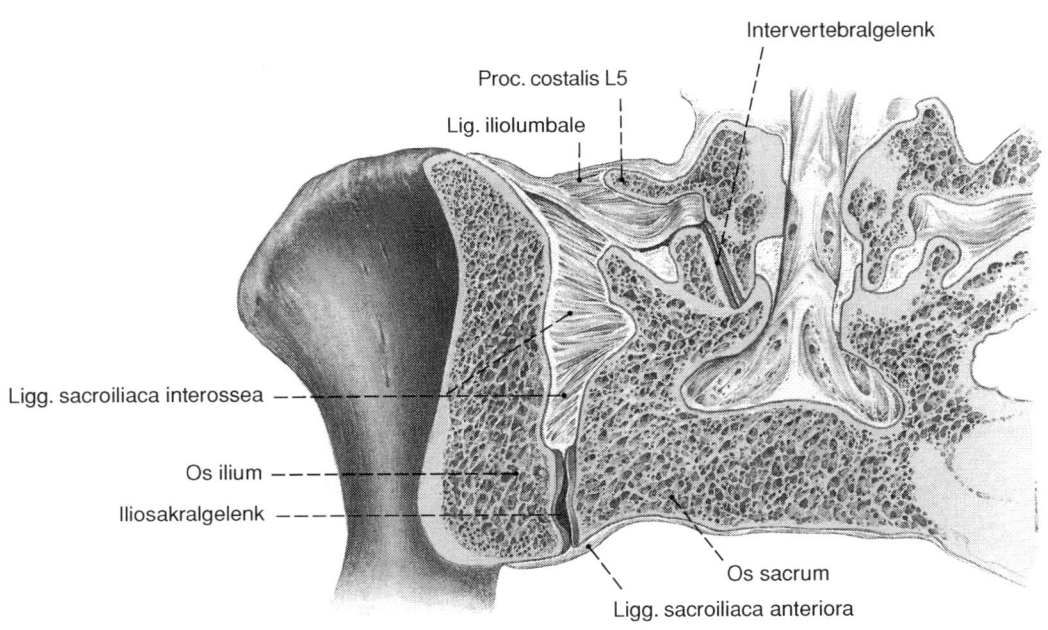

Abb. 2.55 Iliosakralgelenk im Frontalschnitt, Ansicht von dorsal

Gelenkpartner des ISG

- Die Facies auricularis des Os sacrum artikuliert mit der Facies auricularis des Os ilium.
- Die Facies auricularis hat die Form eines Bumerangs mit einem kurzen und einem längeren Schenkel. Die konvexe Seite des Bumerangs zeigt nach ventral-lateral-kaudal. Der kurze Schenkel zeigt von ventral-kaudal nach dorsal-kranial und der lange Schenkel von ventral-kranial nach dorsal-kaudal.
- Die Facies auricularis des Os sacrum liegt annähernd in der Sagittalebene, leicht nach dorsal-medial gekippt.
- Die Oberflächen der gelenkbildenden Flächen sind derb und rau.

Bänder des ISG

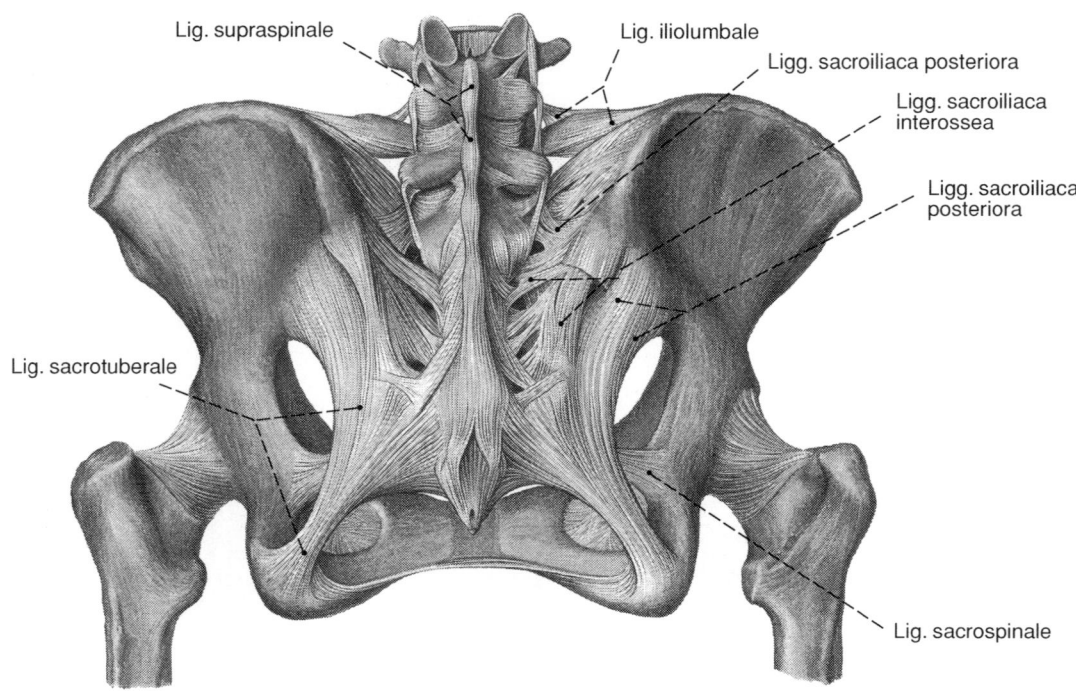

Abb. 2.56 Bänder des Iliosakralgelenks von dorsal

Ligg. sacroiliaca anteriora
- laterale Insertion: Os Ilium
- mediale Insertion: ventrale Fläche des Os sacrum
- Verlauf: von kranial-lateral nach kaudal-medial
- Funktion: hemmt die Nutation

Lig. sacrotuberale
- laterale Insertion: Tuber ischiadicum
- mediale Insertion: Seitenrand des Os sacrum
- Verlauf: von kaudal-lateral nach kranial-medial
- Funktion: hemmt die Nutation

Lig. sacrospinale
- laterale Insertion: Spina ischiadica
- mediale Insertion: Seitenrand des Os sacrum
- Verlauf: von kaudal-lateral nach kranial-medial
- Funktion: hemmt die Nutation

Lig. iliolumbale
- kraniale Insertion: Proc. costalis des 4. Lendenwirbels (oberer Anteil) und 5. Lendenwirbels (unterer Anteil)
- kaudale Insertion: Crista iliaca
- Verlauf: von kranial-medial-dorsal nach kaudal-lateral-ventral (oberer Anteil) und nahezu horizontal von medial-dorsal nach lateral-ventral (unterer Anteil)
- Funktion: hemmt die Gegennutation

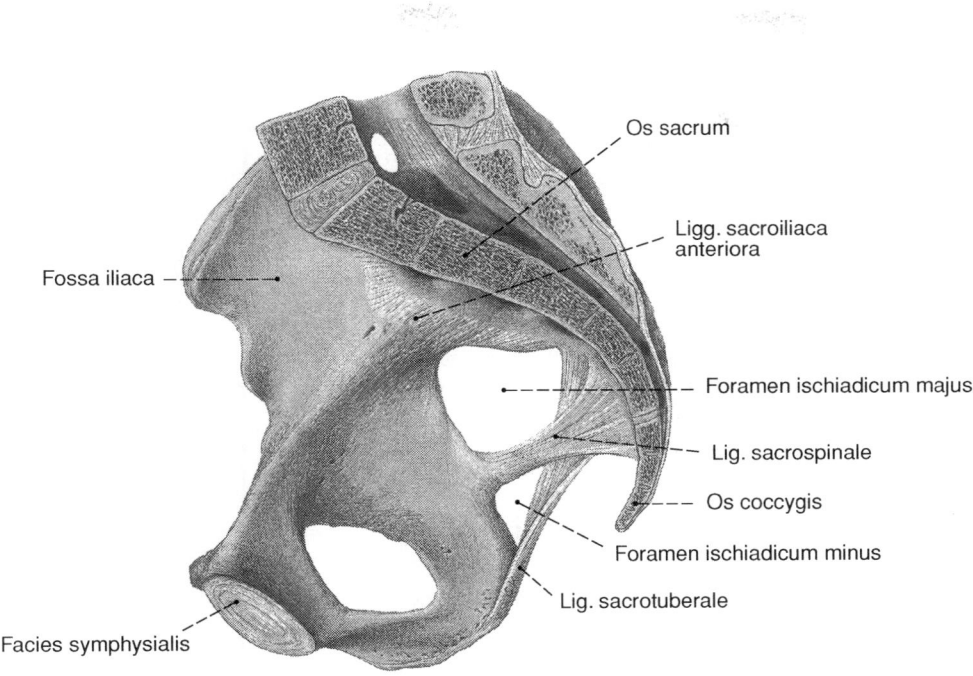

Abb. 2.57 Bänder des Iliosakralgelenks von medial

Ligg. sacroiliaca posteriora
- laterale Insertion: Os Ilium
- mediale Insertion: dorsale Fläche des Os sacrum
- Verlauf: von dorsal-lateral nach ventral-medial
- Funktion: hemmt die Gegennutation

Ligg. sacroiliaca interossea
- dorsale Insertion: Os Ilium (Tuberositas iliaca)
- ventrale Insertion: Os sacrum (Tuberositas sacralis)
- Verlauf: von kranial-lateral nach kaudal-medial
- Funktion: stabilisieren das Gelenk

Funktionelle Aspekte des ISG

Aufgrund des starken Kapselbandapparates, der unebenen Gelenkoberflächen und der Keilform des Os sacrums in der frontalen Ebene sind im ISG nur minimale federnde Bewegung möglich. Echte Gleitbewegungen wie bei den Intervertebralgelenken finden nicht statt.
Die Funktionsbewegungen des Os sacrums sind minimale translatorische Bewegungen im unteren und oberen Bereich des Gelenks, die kaum sichtbar und nur sehr schwer palpierbar sind. Diese Bewegungen finden um eine gedachte transversale Achse durch den 2. Sakralwirbel statt und werden als Nutation und Gegennutation bezeichnet.

Bei der Nutation verlagert sich das Promontorium nach ventral-kaudal. Gleichzeitig bewegt sich die Apex ossis sacri nach dorsal-kranial. Funktionell bedeutsam ist diese Bewegung unter der Geburt, da sich dabei der Beckenausgang im sagittalen Durchmesser vergrößert.
Geht die Bewegung im ISG vom Os sacrum aus, spricht man von Nutation und Gegennutation. Bei Punctum fixum am Os sacrum findet eine Bewegung des Os ilium statt. Eine Bewegung des Os ilium nach ventral wird als Ilium anterior bezeichnet und entspricht einer Gegennutation. Bewegt sich das Os ilium nach dorsal wird das als Ilium posterior bezeichnet und entspricht einer Nutation.

Gelenktyp und Gelenkpartner der Symphyse

- Hemiarthrose
- minimale Wackelbewegungen
- Die Facies symphysialis des linken und rechten Schambeins sind miteinander verbunden.
- Die ovalen Gelenkflächen sind von einer Schicht hyalinem Knorpel bedeckt.

- Zwischen den beiden Gelenkflächen befindet sich der Discus interpubicus, der aus Faserknorpel aufgebaut ist und einen Längsspalt aufweist. Dieser Spalt wird als Cavum articulare bezeichnet und ist mit synovialer Flüssigkeit (Gelenkschmiere) gefüllt.

Bänder der Symphyse

Lig. pubicum inferius
- Insertion: zwischen dem linken und rechten Schambein unterhalb der Symphyse
- Verlauf: bogenförmig
- Funktion: Stabilisation des ventralen Beckenrings

Lig. pubicum superius
- Insertion: zwischen dem linken und rechten Schambein oberhalb der Symphyse
- Verlauf: nahezu horizontal
- Funktion: Stabilisation des ventralen Beckenrings

Besonderheiten
Die ventrale und dorsale ligamentäre Sicherung der Symphyse wird von einigen Autoren als Lig. pubicum anterius und posterius beschrieben. Es handelt sich um kräftige Faserzüge, die schräg von einem Os pubis zum anderen verlaufen und sich dabei überkreuzen.

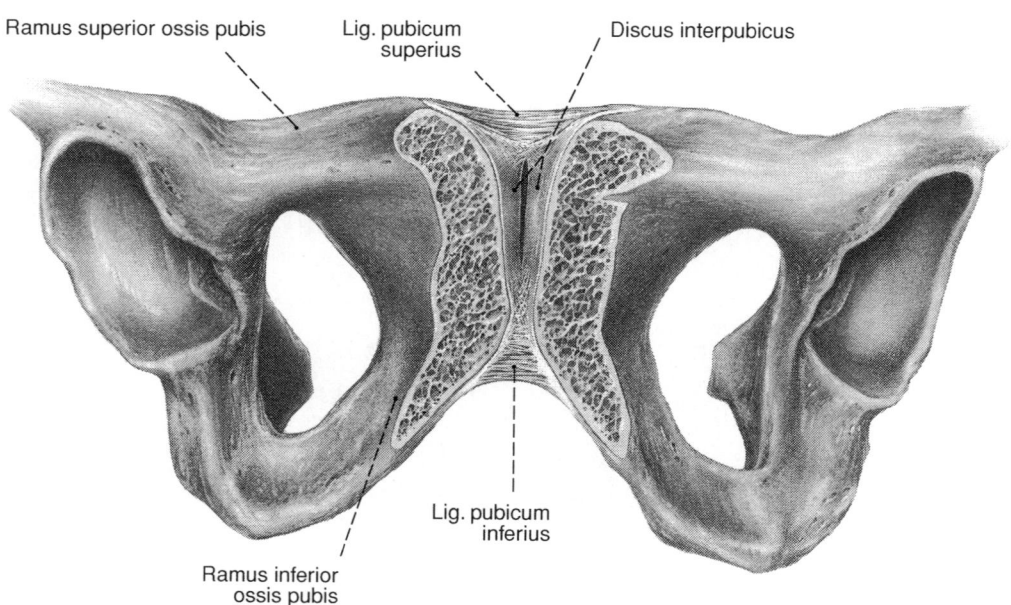

Abb. 2.58 Symphyse im Frontalschnitt

Funktionelle Aspekte des Beckenrings

Der Beckenring trägt das Gewicht des Rumpfes und überträgt die Belastung auf beide Beine. Die Kraft des Rumpfgewichtes trifft im Bereich des Beckens dabei auf eine gleichgroße Gegenkraft des Bodens, auf dem man steht. Beim Stand auf beiden Beinen werden die Kräfte annähernd gleichmäßig auf beide Iliosakralgelenke verteilt und dort ausgeglichen. Beim Einbeinstand wechseln das Ausmaß und die Richtung der Belastung ständig.

Voraussetzung für die mechanische Funktion des Beckens ist die Intaktheit der Beckenringstruktur. Die Stabilität wird unter anderem durch die starken Bänder im ventralen und dorsalen Bereich gewährleistet. Zusätzlich wird die Stabilität in den Beckenringverbindungen durch die gelenkkomprimierende Wirkung der horizontal verlaufenden Muskulatur vergrößert.

2.8.2 Beckenbodenmuskulatur

- Der Beckenausgang wird durch die Beckenbodenmuskulatur und Faszien verschlossen.
- Der Beckenboden besteht aus 3 Muskelschichten, die gitterförmig in 3 Etagen übereinander gelegt sind:

- Diaphragma pelvis (innere Schicht)
- Diaphragma urogenitale (mittlere Schicht)
- Schließmuskeln der Ausgänge von Darm und Urogenitaltrakt (äußere Schicht).

Diaphragma pelvis (Beckenzwerchfell)

Das Diaphragma pelvis wird vom M. levator ani und vom M. coccygeus gebildet.

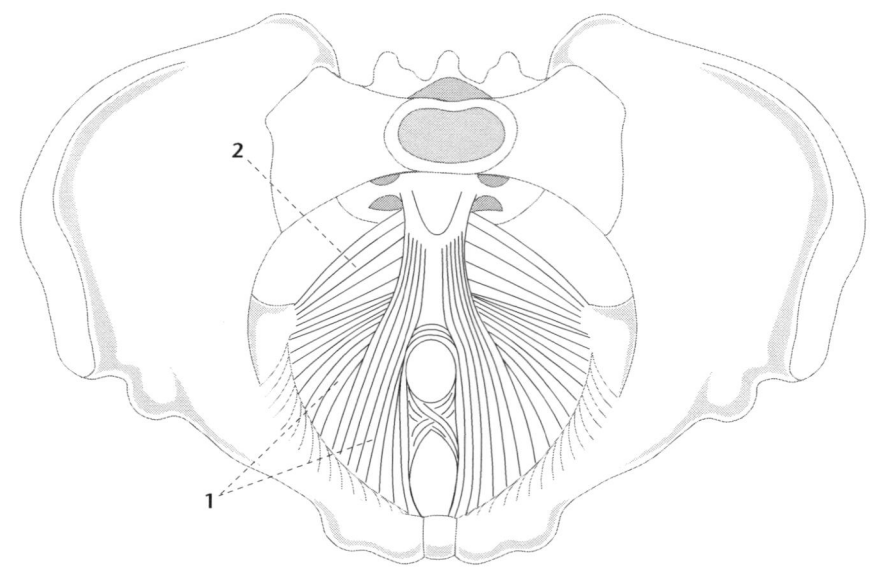

Abb. 2.59 Diaphragma pelvis: M. levator ani (1) und M. coccygeus (2)

▶ M. levator ani

Ursprung
- mit einer breiten Ursprungssehne an der Innenwand des kleinen Beckens
- Die Ursprungssehne (Arcus tendinus) verläuft annähernd horizontal von der Symphyse bis zur Spina ischiadica quer über den M. obturatorius internus.

Ansatz
Os coccygis und Muskelfasern der Gegenseite

Verlauf
- bogenförmig von ventral-kranial-lateral nach dorsal-kaudal-medial
- Die meisten Muskelfasern verbinden sich hinter dem Rektum mit dem Muskel der Gegenseite und bilden die Form eines „u".

▶ M. coccygeus

Ursprung
Spina ischiadica

Ansatz
Seitlich am Os coccygis und Os sacrum

Verlauf
Von ventral-lateral nach dorsal-medial

Funktion Diaphragma pelvis
- Sicherung der Bauch- und Beckenorgane nach kaudal
- Kontrolle der Öffnungen von Rektum und Urogenitalsystem

Biomechanische Aspekte
Die Muskulatur des Diaphragma pelvis macht eine Flexion des Os coccygis und damit weiterlaufend eine Gegennutation des Sakrums.

Innervation
Plexus sacralis (S2–S4)

> **Klinische Anmerkungen**
> Eine Insuffizienz des Diaphragma pelvis kann zu einem Tiefertreten der Beckenorgane, z. B. zum Descensus uteri, und zu einer Inkontinenz führen.

Diaphragma urogenitale

Das Diaphragma urogenitale wird aus dem M. transversus peronei profundus und dem M. transversus peronei superficialis gebildet.

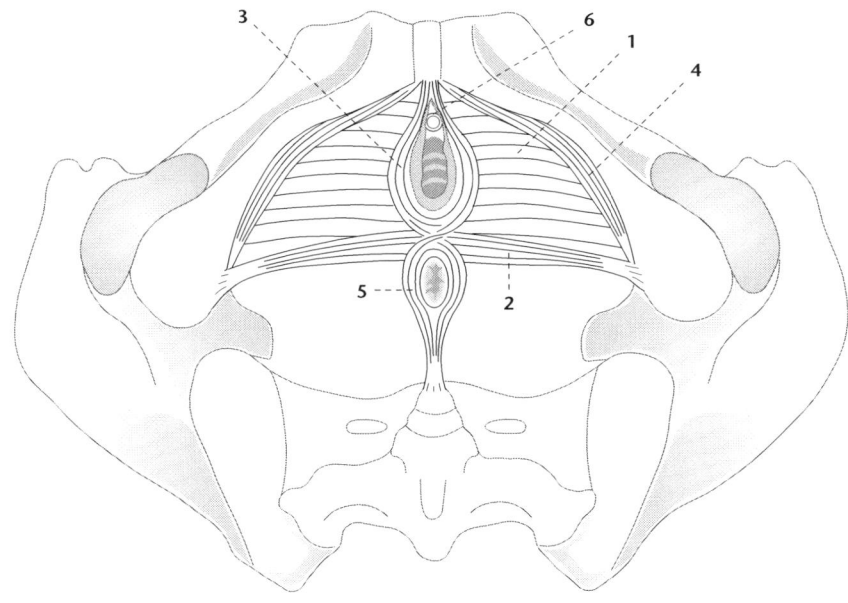

Abb. 2.60 Diaphragma urogenitale und äußere Schließmuskeln: M. transversus peronei profundus (1) und superficialis (2), M. bulbospongiosus (3), M. ischiocavernosus (4), M. sphincter ani externus (5) und M. sphincter urethrae (6)

▶ M. transversus peronei profundus

Ursprung
- Ramus inferior des Os pubis
- Ramus des Os ischii

Ansatz
Ramus inferior des Os pubis auf der gegenüberliegenden Seite

Verlauf
Transversal

▶ M. transversus peronei superficialis

Ursprung
Ramus inferior des Os pubis hinter dem M. transversus peronei profundus

Ansatz
Ramus inferior des Os pubis auf der gegenüberliegenden Seite hinter dem M. transversus peronei profundus

Verlauf
Transversal

Funktion Diaphragma urogenitale
- Sicherung der Bauch- und Beckenorgane nach kaudal
- Sphinkterfunktion für die Urethra
- Stützen der Beckenorgane
- Verschluss des Beckenbodens bis auf die Durchtrittsöffnungen von
  - Urethra
  - Vagina
  - Gefäßen

Innervation Diaphragma urogenitale
N. pudendus (S2–S4)

Äußere Schließmuskeln

▶ M. bulbospongiosus

Ursprung
- Centrum tendineum perinei
- beim Mann auch Raphe penis

Ansatz
- Frau: Clitoris und Umgebung
- Mann: Fascia penis profunda

Funktion
- Frau:
  - Verengt den Scheideneingang (Sphincter vaginae)
  - Druck auf die Glandulae vestibulares majores (Drüse im Scheidenvorhof)
- Mann:
  - Harnröhrenkompression und -entleerung nach Miktion/Ejakulation
  - Erektionsverstärkung

Innervation
N. pudendus (S2–S4)

▶ M. ischiocavernosus

Ursprung
Ramus des Os ischii (Crus penis/clitoridis)

Ansatz
Corpus cavernosum und Fascia penis/clitoridis profunda

Funktion
- willkürliche oder reflektorische Kompression des hinteren Corpus cavernosum clitoridis/penis
- Verstärkung der Erektion

Innervation
N. pudendus (S2–S4)

▶ M. sphincter ani externus

- ringförmig um den Anus gelegener Muskel
- Faserverlauf in Schlingen
- Funktion: Schließmuskel des Afters
- Innervation: N. pudendus (S2–S4)

▶ M. sphincter urethrae

- ringförmige Fasern um die Pars membranacea urethrae
- Funktion: willkürlicher Verschluss der Harnröhre
- Innervation: N. pudendus (S2–S4)

3 Obere Extremität

3.1 Knöcherne Strukturen der oberen Extremität

3.1.1 Knochen des Schultergürtels (Scapula und Clavicula)

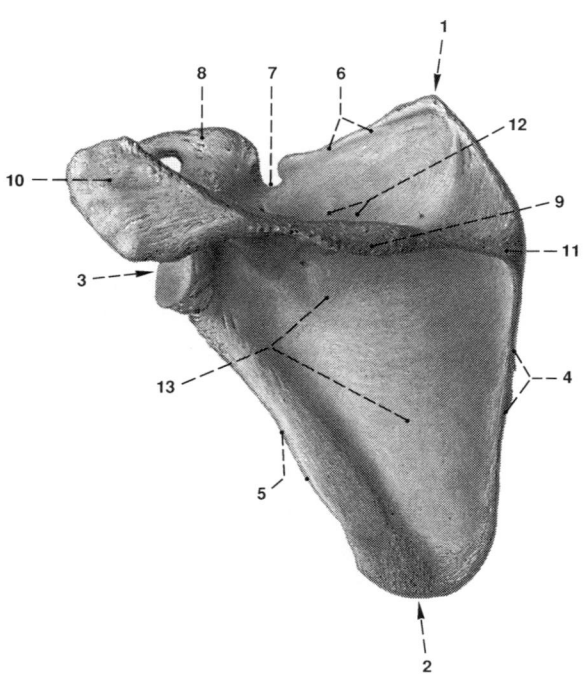

Abb. 3.1 Scapula von dorsal
Der Angulus lateralis der Scapula ist breit und flach und trägt die Gelenkfläche für den Humeruskopf (Cavitas glenoidalis).

1	8 ....
2	9 ....
3	10 ....
4	11 ....
5	12 ....
6	13 ....
7	

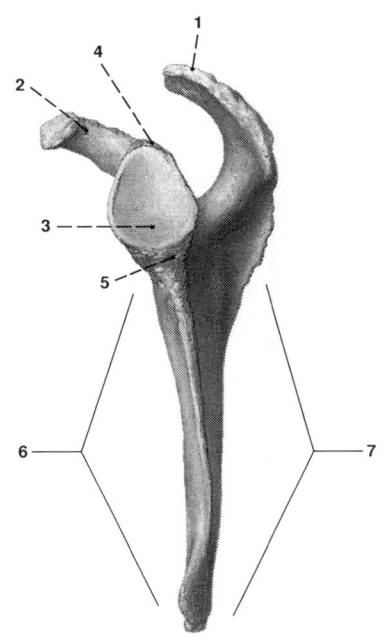

1
2
3
4
5
6
7

Abb. 3.2 Scapula von lateral

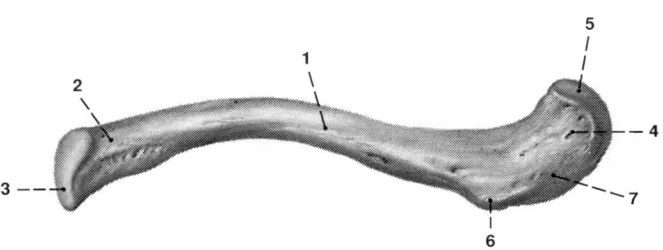

Abb. 3.3 Clavicula von kaudal

1	5
2	6
3	7
4	

3.1.2 Oberarmknochen (Humerus)

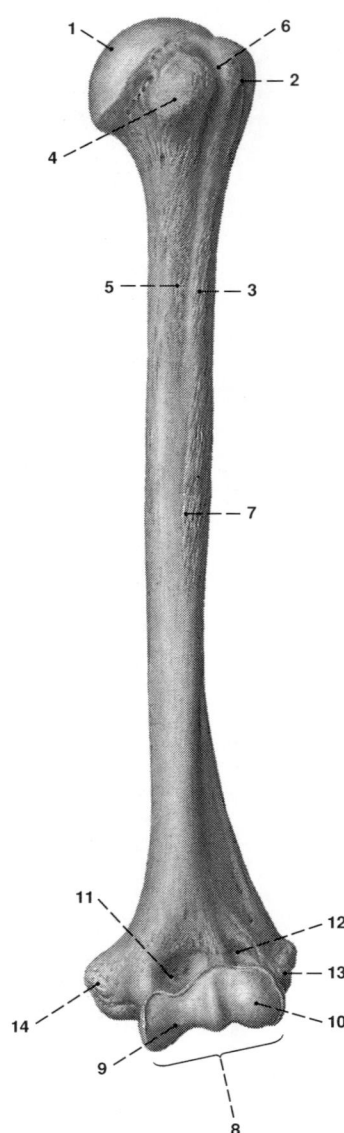

Abb. 3.4 Humerus von ventral

1	8 ....
2	9 ....
3	10 ....
4	11 ....
5	12 ....
6	13 ....
7	14 ....

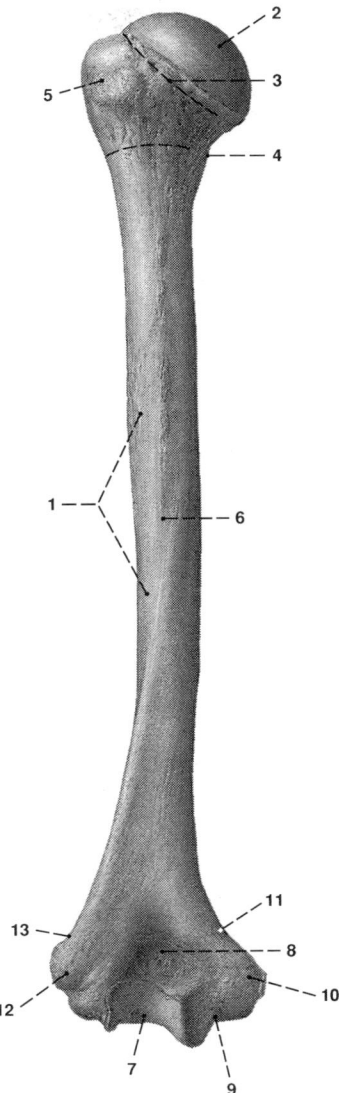

Abb. 3.5 Humerus von dorsal

1 ....

2 ....

3 ....

4 ....

5 ....

6 ....

7 ....

8 ....

9 ....

10 ....

11 ....

12 ....

13 ....

3.1.3   Unterarmknochen (Radius und Ulna)

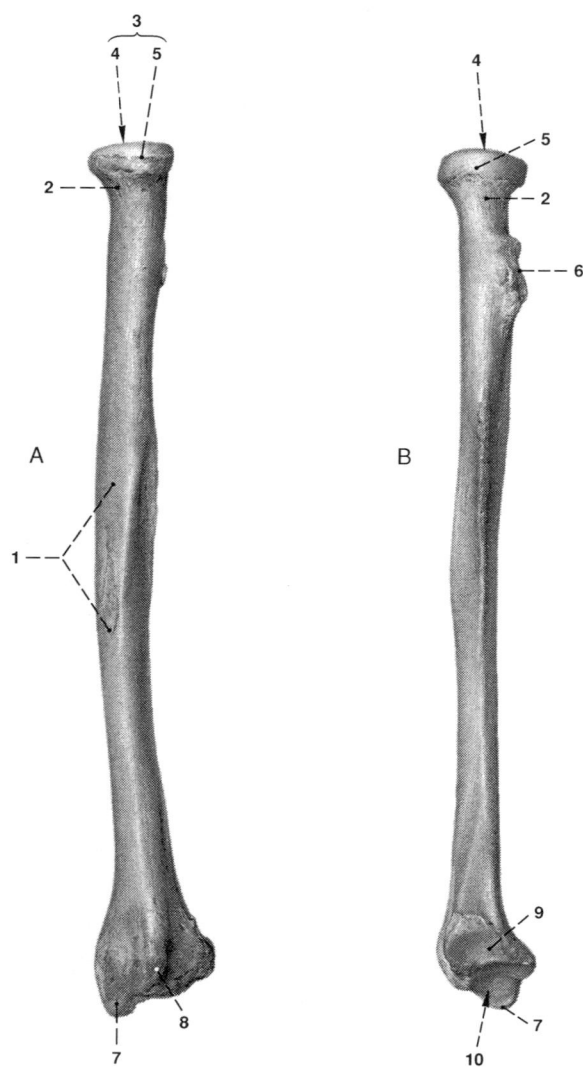

Abb. 3.6 Radius von dorsal (A) und ulnar (B)

1	6 ....
2	7 ....
3	8 ....
4	9 ....
5	10 ....

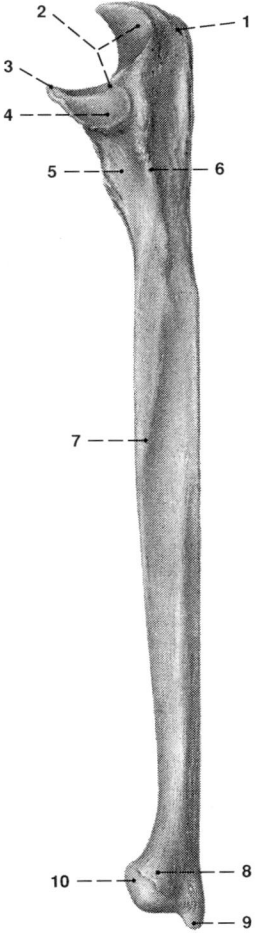

Abb. 3.7 Ulna von radial

1 ....   6 ....

2 ....   7 ....

3 ....   8 ....

4 ....   9 ....

5 ....   10 ....

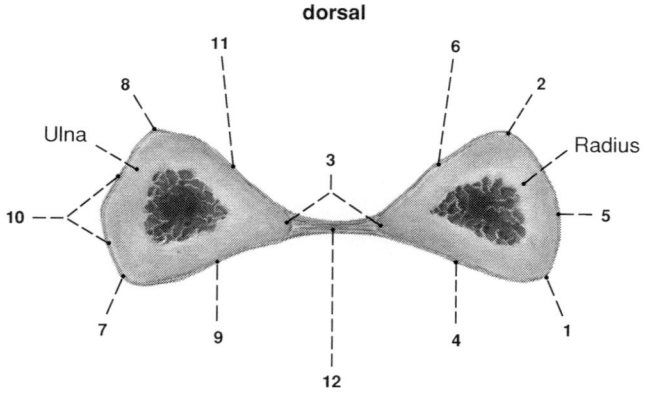

Abb. 3.8 Radius und Ulna im Querschnitt auf Höhe der Mitte des Unterarms

1	7
....	....
2	8
....	....
3	9
....	....
4	10
....	....
5	11
....	....
6	12
....	....

3.1.4 Knochen der Hand (Ossa manus)

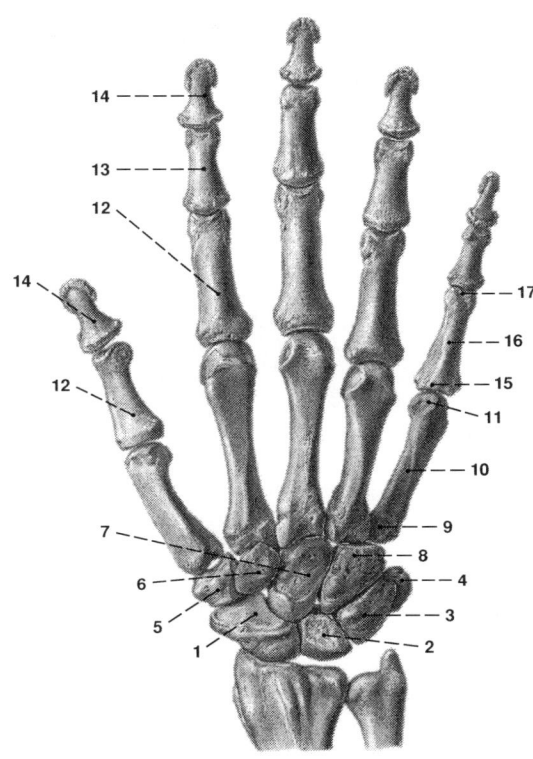

Abb. 3.9 Handskelett von dorsal

1	10
2	11
3	12
4	13
5	14
6	15
7	16
8	17
9	

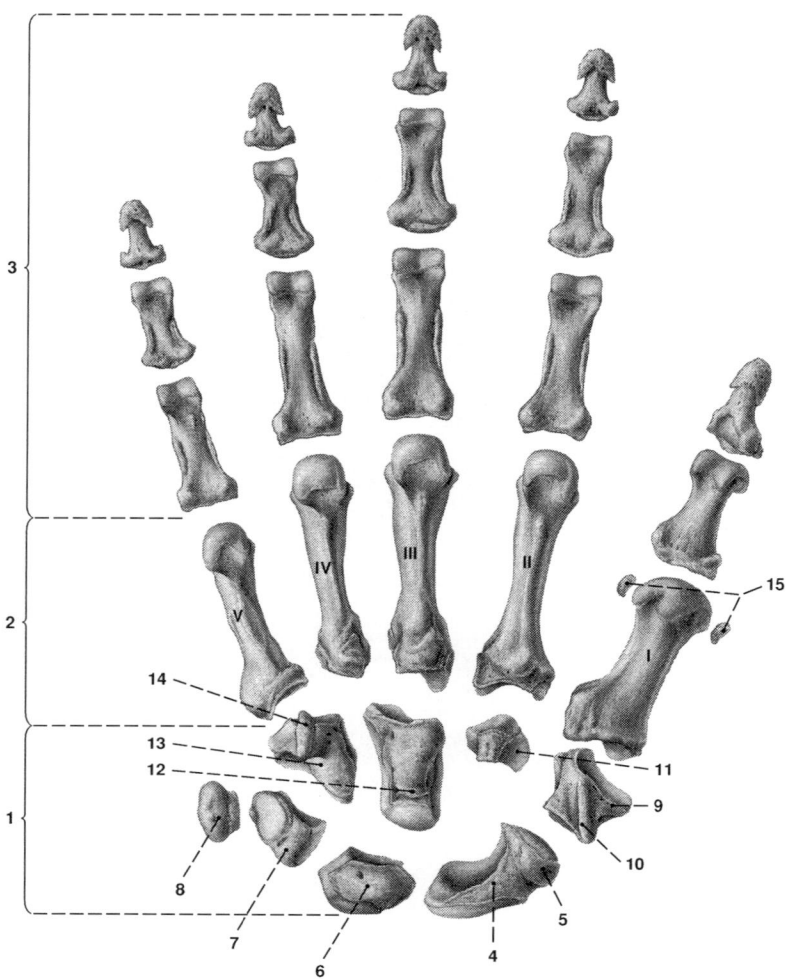

Abb. 3.10 Handskelett von palmar

1 ....

2 ....

3 ....

4 ....

5 ....

6 ....

7 ....

8 ....

9 ....

10 ....

11 ....

12 ....

13 ....

14 ....

15 ....

 Eselsbrücke:

Ein **Kahn,** der fuhr im **Mond**enschein im **Dreieck** um das **Erbsenbein.**

Vieleck groß, Vieleck klein, ein **Kopf,** der muss am **Hacken** sein (= proximale und distale Reihe der Handwurzelknochen von radial nach ulnar).

3.2 Schulter- und Schultergürtelgelenke

3.2.1 Steckbrief

- In der Schulter- und Schultergürtelregion sind insgesamt 5 Gelenke an der Bewegung des Arms beteiligt.
- Man findet 3 Schultergürtelgelenke, die für die Beweglichkeit der Skapula auf dem Thorax verantwortlich sind. Beim Sternoklavikulargelenk (SC-Gelenk) und beim Akromioklavikulargelenk (AC-Gelenk) handelt es sich um 2 echte Gelenke. Das Skapula-Thorax-Gelenk stellt kein echtes Gelenk, sondern nur eine Art Gleitlager zwischen den Muskelfaszien dar.
- Daneben existieren 2 Schultergelenke. Man unterscheidet das eigentliche Schultergelenk (Glenohumeralgelenk) und das subakromiale Nebengelenk. Über diese beiden Verbindungen ist die Beweglichkeit des Humerus gegenüber der Skapula gewährleistet.

Gelenktyp und Bewegungsausmaß der Schultergürtelgelenke

SC-Gelenk (Art. sternoclavicularis)
Sattelgelenk mit 2 Hauptfreiheitsgraden, das jedoch funktionell eine Rotation der Klavikula um ihre Längsachse erlaubt.

AC-Gelenk (Art. acromioclavicularis)
- planes Gelenk
- Es wird auch als Schultereckgelenk bezeichnet.

Skapula-Thorax-Gelenk
- kein echtes Gelenk
- Die Skapula wird über Gleitspalten zwischen den Muskeln auf dem Thorax bewegt. Die Bewegungen finden in einer Gleitspalte zwischen M. subscapularis und M. serratus anterior und in einer zweiten Gleitspalte zwischen M. serratus anterior und der Thoraxwand statt.
- Die Beweglichkeit im Schultergürtel lässt sich am besten über die Beweglichkeit der Skapula auf dem Thorax beschreiben. Bei allen Bewegungen der Skapula kommt es zwangsläufig auch zu Bewegungen im Sternoklavikular- und Akromioklavikulargelenk. Folgende Bewegungen sind möglich:

- Die Skapula kann durch Muskelschlingen horizontal (transversal) nach medial und lateral verschoben werden. Diese Bewegung nennt man Skapulaadduktion (nach medial) und Skapulaabduktion (nach lateral). Eine Abduktion der Skapula ist mit einer Protraktion des Schultergürtels, eine Adduktion der Skapula mit einer Retraktion des Schultergürtels verbunden.
- Die vertikale Bewegung der Skapula (Heben und Senken) nach kranial entspricht einer Elevation und die Bewegung der Skapula nach kaudal einer Depression des Schultergürtels.
- Die dritte Bewegungsmöglichkeit ist die Drehung der Skapula auf dem Thorax um eine gedachte (sagittale) Achse in der Fossa infraspinata. Die Bewegung des Angulus inferior nach medial wird als Mediorotation, die Bewegung nach lateral als Laterorotation beschrieben. Durch die Drehung des Angulus inferior nach lateral wird beim Heben des Arms die Gelenkpfanne des Schultergelenks nach oben gerichtet. Diese Drehung ist Voraussetzung für die Armhebung über die Horizontale.

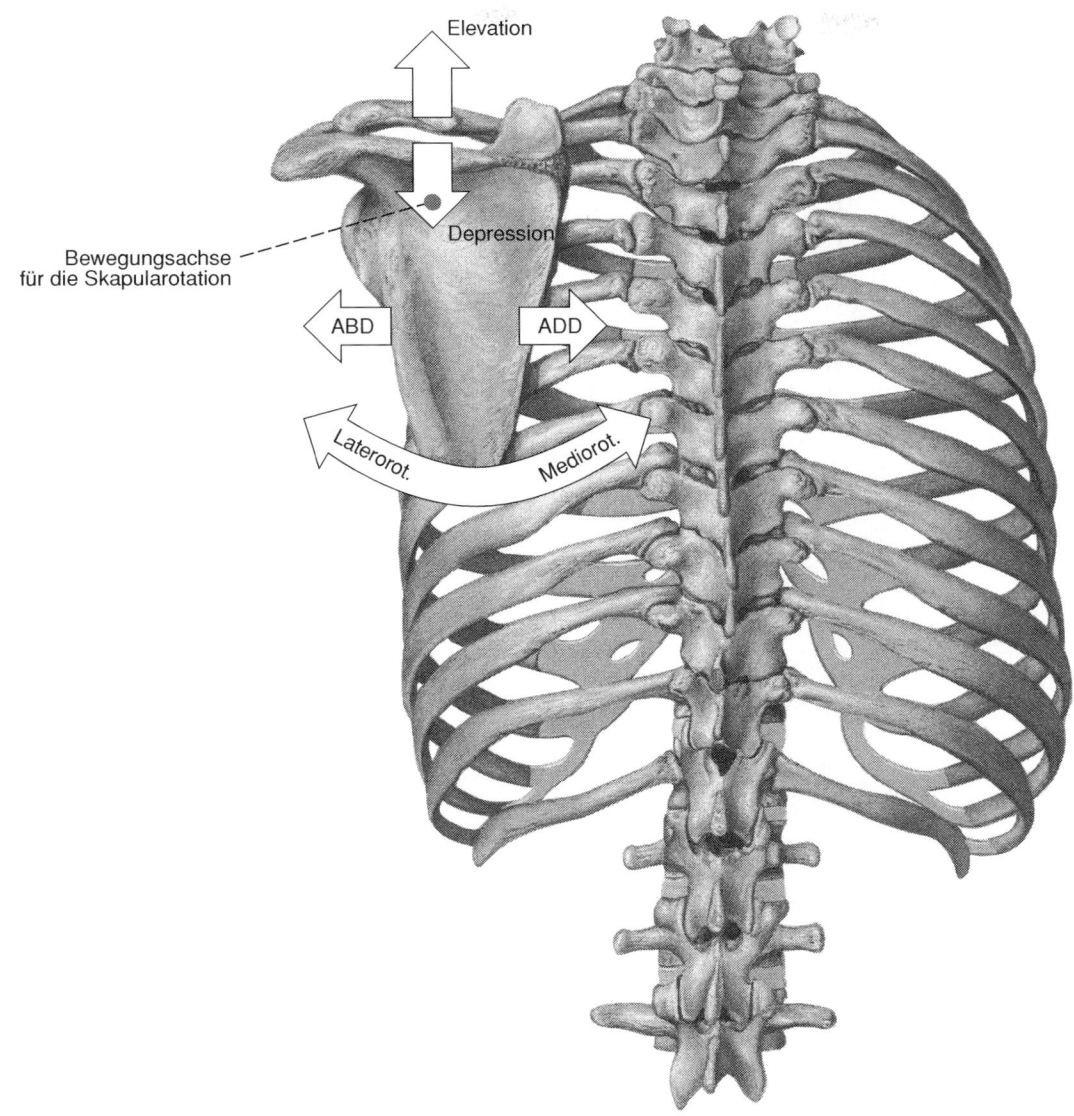

Abb. 3.11 Bewegungsrichtungen der Skapula auf dem Thorax

Bewegungsausmaß der Skapula auf dem Thorax (nach Kapandji):

Transversale Richtung (nach medial und lateral)	Skapulaabduktion (Protraktion)/ Skapulaadduktion (Retraktion)	15 cm
Vertikale Richtung (nach kranial und kaudal)	Elevation/Depression:	10–12 cm
Skapularotation um eine gedachte (sagittale) Achse in der Fossa infraspinata	Mediorotation/Laterorotation:	60°

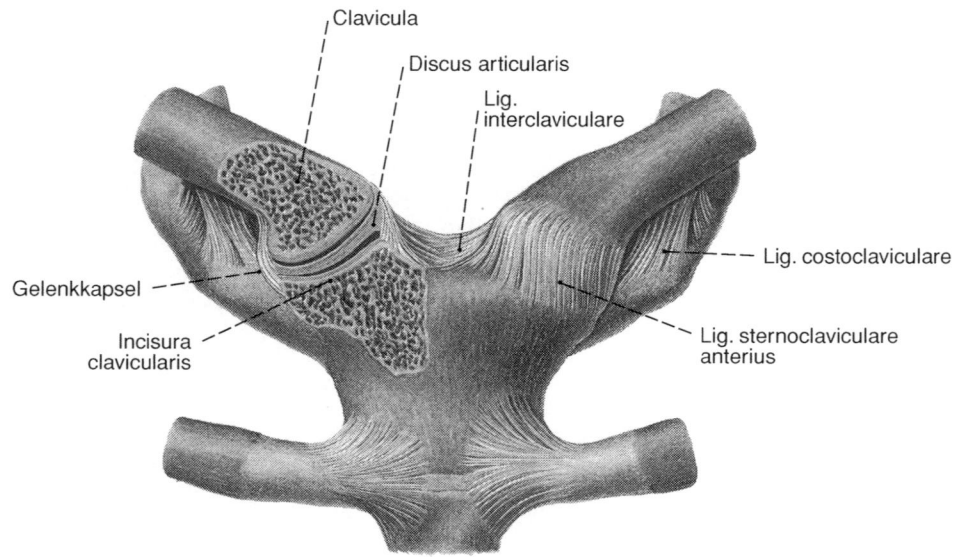

Abb. 3.12 Gelenkpartner und Bänder des Sternoklavikulargelenks

Gelenkpartner des SC-Gelenks

- Das mediale Ende der Klavikula ist mit einer kleinen Einkerbung am Sternum, der Incisura clavicularis verbunden.
- Die Gelenkflächen sind unterschiedlich kon-

vex-konkav geformt: die Klavikula ist in der Frontalebene konvex und in der Transversalebene konkav, die Incisura clavicularis verhält sich entgegengesetzt.

Gelenkkapsel und Bänder des SC-Gelenks

Die Gelenkkapsel ist schlaff und am Rand der überknorpelten Gelenkflächen befestigt.

Besonderheiten
Im Gelenkspalt befindet sich ein Discus articularis.

Lig. interclaviculare
- verbindet beide Claviculae im kranialen Bereich
- Verlauf: nahezu horizontal
- Funktion: stabilisiert das Gelenk kranial und begrenzt die Depression

Lig. sternoclaviculare anterius
- mediale Insertion: Manubrium sterni (ventral)
- laterale Insertion: Extremitas sternalis der Klavikula (ventral)
- Verlauf: von medial-kaudal nach lateral-kranial
- Funktion: stabilisiert das Gelenk ventral und begrenzt die Retraktion

Lig. sternoclaviculare posterius
- mediale Insertion: Manubrium sterni (dorsal)
- laterale Insertion: Extremitas sternalis der Klavikula (dorsal)
- Verlauf: von medial-kaudal nach lateral-kranial
- Funktion: stabilisiert das Gelenk dorsal und begrenzt die Protraktion

Lig. costoclaviculare
- kaudale Insertion: Oberkante der 1. Rippe
- kraniale Insertion: Unterseite der Extremitas sternalis der Klavikula
- Verlauf: nahezu vertikal
- Funktion: stabilisiert das Gelenk kaudal und begrenzt die Elevation

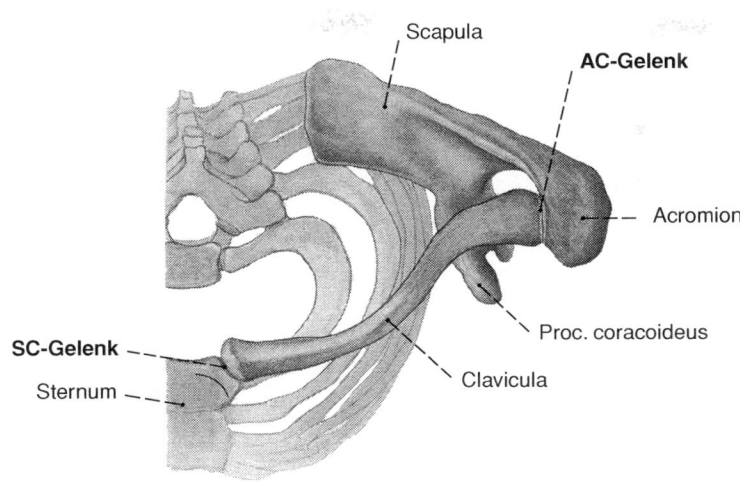

Abb. 3.13 Gelenke des Schultergürtels in der Aufsicht von kranial

Gelenkpartner des AC-Gelenks

- Das laterale Ende der Klavikula ist mit dem Akromion der Skapula verbunden.
- Die ovalen Gelenkflächen sind annähernd plan.

- Der Gelenkspalt ist von dorsal-medial nach ventral-lateral ausgerichtet.

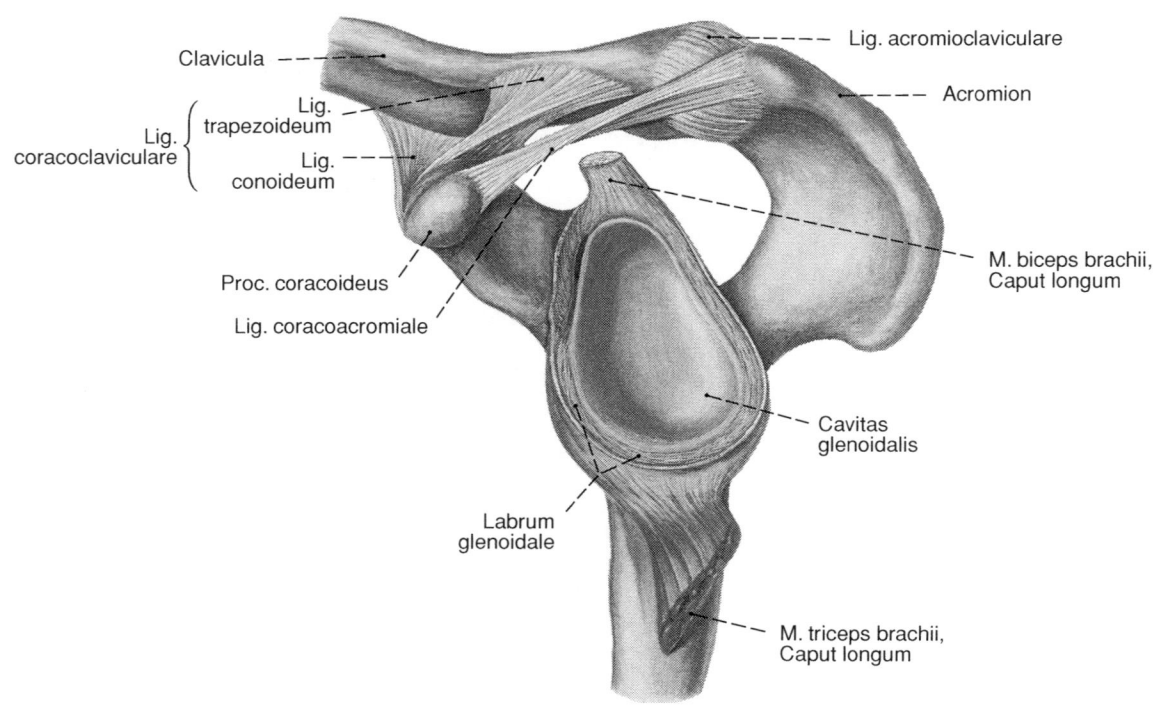

Abb. 3.14 Bänder des Akromioklavikulargelenks

Gelenkkapsel und Bänder des AC-Gelenks

Die Gelenkkapsel ist schlaff und am Rand der überknorpelten Gelenkflächen befestigt.

Besonderheiten
Nur bei ca. 30% der Menschen ist ein Discus articularis zu finden.

Lig. coracoclaviculare
Lig. trapezoideum
- mediale Insertion: Proc. coracoideus
- laterale Insertion: Unterseite der Klavikula an der Linea trapezoidea
- Verlauf: von kaudal-medial-ventral nach kranial-lateral-dorsal
- Funktion: begrenzt die Depression

Lig. conoideum
- mediale Insertion: Proc. coracoideus
- laterale Insertion: Unterseite der Klavikula am Tuberculum conoideum
- Verlauf: von kaudal-ventral nach kranial-dorsal zum Hinterrand der Klavikula
- Funktion: begrenzt die Depression

Lig. acromioclaviculare
- mediale Insertion: Akromion
- laterale Insertion: Extremitas acromialis der Klavikula (dorsal)
- Verlauf: von medial nach lateral (verstärkt die Gelenkkapsel)
- Funktion: stabilisiert das Gelenk

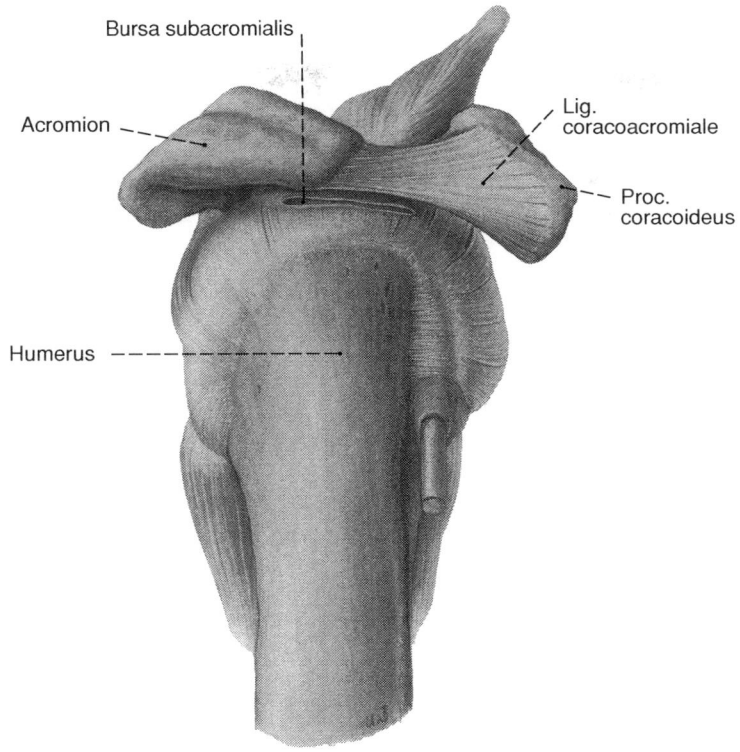

Bursa subacromialis

Acromion

Lig. coracoacromiale

Proc. coracoideus

Humerus

Abb. 3.15 Subakromiales Nebengelenk, Ansicht von lateral

Gelenktyp und Bewegungsausmaß der Schultergelenke

Glenohumeralgelenk (Art. glenohumerale)
Kugelgelenk mit 3 Freiheitsgraden

Bewegungsausmaß des Glenohumeralgelenks (nach Kapandji):

Transversale Achse	Flexion: 60°	Extension: 10–20°
Longitudinale Achse	Außenrotation: 60°	Innenrotation: 110°
Sagittale Achse	Abduktion: 90°	Adduktion: 45° (nicht in N-0-Stellung)

Subakromiales Nebengelenk
- Im subakromialen Nebengelenk bewegt sich der Humerus unter dem Schulterdach, das aus dem Akromion und dem Lig. coracoacromiale gebildet wird.
- In dem Raum zwischen Humerus und Schulterdach befindet sich ein Schleimbeutel (Bursa subacromialis), der die Beweglichkeit in diesem Gelenk ermöglicht.

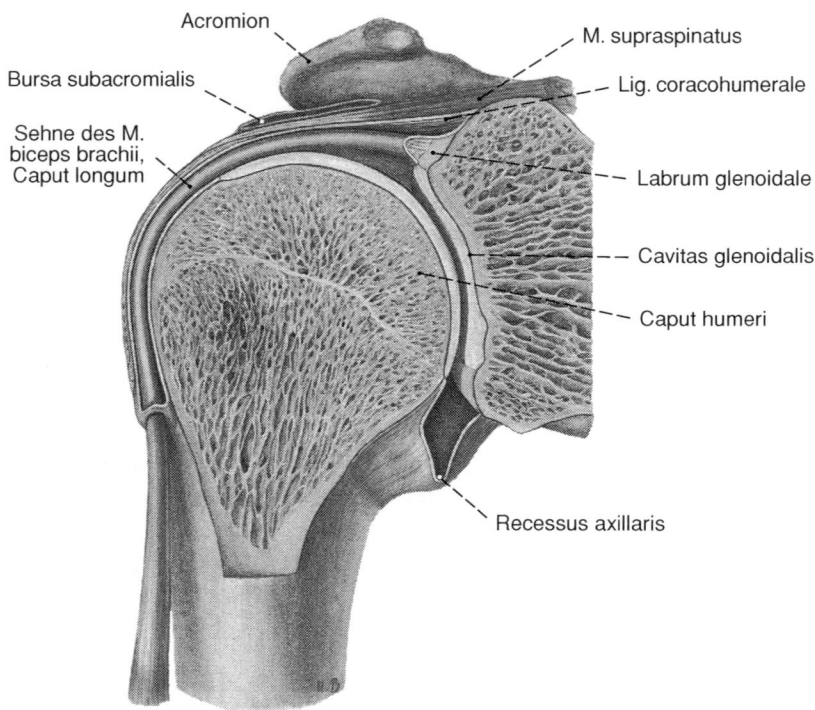

Abb. 3.16 Glenohumeralgelenk und subakromiales Nebengelenk im Querschnitt

Gelenkpartner des Glenohumeralgelenks

Cavitas glenoidalis

- Die Gelenkpfanne befindet sich am Angulus lateralis der Skapula und wird als Cavitas glenoidalis bezeichnet.
- Die im Verhältnis zum Gelenkkopf relativ kleine Pfanne (nur 6 cm²) wird durch das Labrum glenoidale (faserknorpelige Gelenklippe) vergrößert.
- physiologische Ausrichtung im Raum: nach lateral, leicht nach ventral und leicht nach kranial.

Caput humeri

- Der Gelenkkopf hat die Form einer Kugel und ist wesentlich größer als die Gelenkpfanne.
- physiologische Ausrichtung im Raum: nach medial, ca. 15–30° nach dorsal (Retrotorsionswinkel) und ca. 45° nach kranial. Der Winkel zwischen Collum anatomicum und Schaft beträgt entsprechend 135°.

Gelenkkapsel und Bänder des Glenohumeralgelenks

- Die Membrana synovialis der Gelenkkapsel ist am Labrum glenoidale befestigt und stülpt sich entlang der intrakapsulär verlaufenden Bizepssehne sackartig aus. Im weiteren Verlauf bildet die Membrana synovialis eine Sehnenscheide für die lange Bizepssehne.
- Die Membrana fibrosa ist am knöchernen Rand der Cavitas glenoidalis befestigt und bildet im Bereich des Sulcus intertubercularis einen Bindegewebszug, der die lange Bizepssehne stabilisiert.
- Die Gelenkkapsel bildet im Bereich der Achselhöhle eine kleine Aussackung, den Recessus axillaris.
- Im ventralen und kranialen Bereich wird die Kapsel durch Bänder verstärkt.

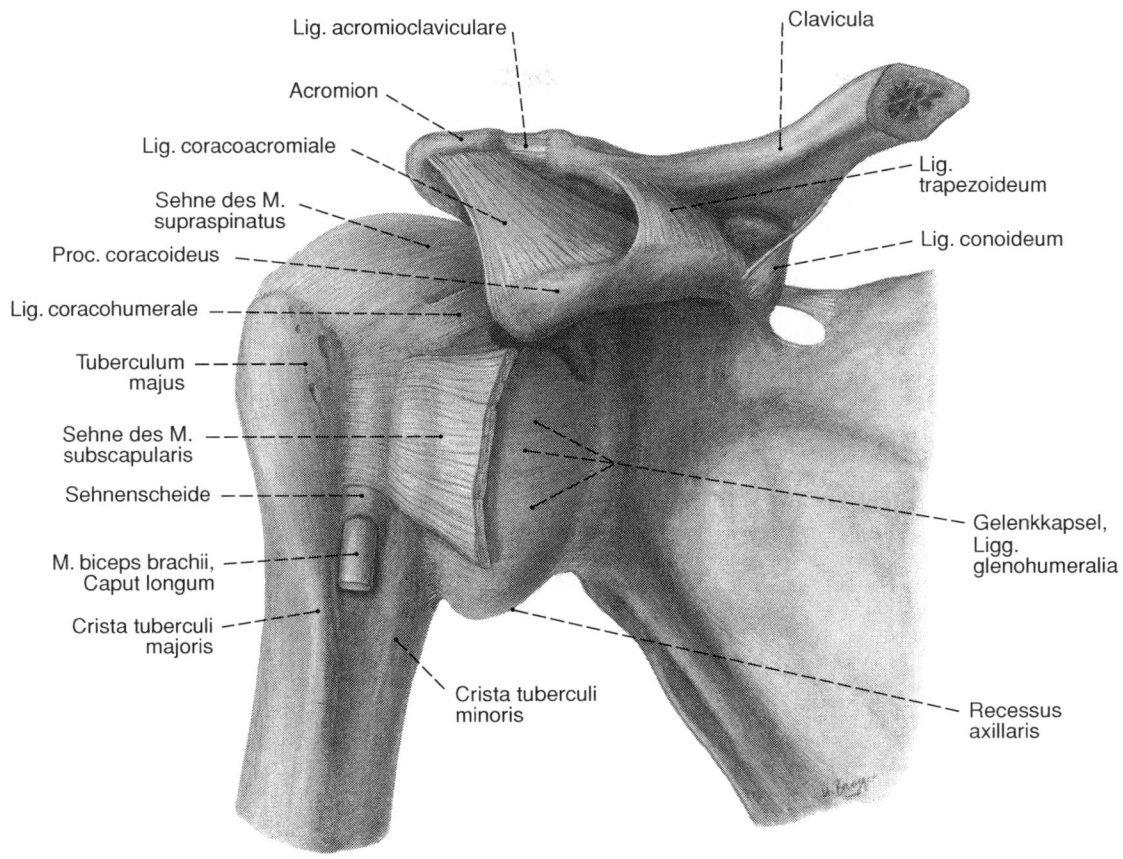

Abb. 3.17 Gelenkkapsel und Bänder des Glenohumeralgelenks

Im Bild beschriftet: Lig. acromioclaviculare, Acromion, Lig. coracoacromiale, Sehne des M. supraspinatus, Proc. coracoideus, Lig. coracohumerale, Tuberculum majus, Sehne des M. subscapularis, Sehnenscheide, M. biceps brachii, Caput longum, Crista tuberculi majoris, Crista tuberculi minoris, Clavicula, Lig. trapezoideum, Lig. conoideum, Gelenkkapsel, Ligg. glenohumeralia, Recessus axillaris

Klinische Anmerkungen

Nach langer Ruhigstellung des Schultergelenks kann es zu Verklebungen des Recessus axillaris kommen. Das hat eine massive Bewegungseinschränkung des Schultergelenks, v. a. der Abduktion zur Folge.

Lig. coracohumerale

- proximale Insertion: Basis des Proc. coracoideus
- distale Insertion: Tuberculum majus und Tuberculum minus des Humerus
- Verlauf: V-förmig nach lateral-dorsal und lateral-ventral
- Funktion: Stabilisation der ventral-kranialen Kapsel und Begrenzung der Extension

Ligg. glenohumeralia (superius, medius und inferius)

- proximale Insertion: ventraler Rand der Cavitas glenoidalis
- distale Insertion: strahlt in die ventrale Kapsel ein
- Verlauf: 3 Bänder, die Z-förmig angeordnet sind und die ventralen Kapsel verstärken
- Funktion:
  - Stabilisation der ventralen Kapsel
  - Adduktionshemmung durch Ligg. glenohumeralia superius und medius
  - Abduktionshemmung durch Lig. glenohumerale inferius
  - Außenrotationshemmung durch alle Anteile

Funktionelle Aspekte der Schulter- und Schultergürtelgelenke

Bei der Bewegung des Arms arbeiten alle Gelenke des Schultergürtels und der Schulter zusammen. Die Schultergürtelmuskulatur positioniert die Skapula so auf dem Thorax, dass der Arm über die Schultermuskeln in nahezu jede Richtung bewegt werden kann.

Muskelschlingen
- Die Bewegung der Skapula findet über vier Muskelschlingen statt, die die Skapula vertikal, horizontal und diagonal auf dem Thorax bewegen.
- Zwei Muskelschlingen verschieben die Skapula in vertikaler Richtung im Sinne einer Elevation und Depression:
  - Die erste Muskelschlinge wird aus dem M. levator scapulae und der Pars ascendens des M. trapezius gebildet. Über diese beiden Muskeln kann die Skapula in vertikaler Richtung nach kranial-ventral bzw. kaudal-dorsal verschoben werden.
  - Die zweite Muskelschlinge wird aus dem M. pectoralis minor und der Pars descendens des M. trapezius gebildet. Diese Muskeln verschieben die Skapula in vertikaler Richtung nach kaudal-ventral und kranial-dorsal.
- Eine dritte Muskelschlinge verschiebt die Skapula horizontal auf dem Thorax im Sinne einer Skapulaabduktion und -adduktion. Sie wird aus der Pars superior und intermedia des M. serratus anterior und der Pars transversa des M. trapezius gebildet.
- Die vierte Muskelschlinge sorgt für die Medio- und Laterorotation der Skapula. Sie wird aus den Mm. rhomboidei und der Pars inferior des M. serratus anterior gebildet.

Problematik des subakromialen Raumes
Voraussetzung für eine physiologische Abduktionsbewegung im Glenohumeralgelenk ohne Kompression der subakromialen Strukturen ist ein Synergismus zwischen dem M. deltoideus und den Muskeln der Rotatorenmanschette (M. supraspinatus, M. infraspinatus, M. teres minor und M. subscapularis). Bedingt durch den Zug des M. deltoideus wird der Humeruskopf während der Abduktion im Glenohumeralgelenk unter das Schulterdach gedrängt. Dies kann zu einer Kompression der Strukturen im subakromialen Raum (Sehne des langen Bizepskopfes, Lig. coracohumerale, M. supraspinatus und Bursa subacromialis) führen. Im physiologischen Verlauf der Abduktion sorgen die Muskeln der Rotatorenmanschette dafür, dass der Humeruskopf im Gelenk zentriert bleibt. So wird eine Kompression der subakromialen Strukturen verhindert. Ein Ausfall oder eine Abschwächung der Rotatorenmanschette führt zu einem verminderten Kaudalgleiten im Gelenk. In der letzten Phase der glenohumeralen Abduktionsbewegung stößt das Tuberculum majus an das Schulterdach und begrenzt diese Bewegung. Wird der Arm gleichzeitig nach außen rotiert, kann das Tuberculum majus unter dem Lig. coracoacromiale durchgleiten und die Abduktionsbewegung weitergeführt werden. Bleibt diese Außenrotation aus, kommt es auch hierbei zu einer Kompression der subakromialen Strukturen.

Stabilisierende Faktoren für das Schultergelenk
- Die Cavitas glenoidalis ist nach ventral, lateral und ca. 10° nach kranial gerichtet, so dass sich der Humeruskopf bei herabhängendem Arm auf dem Unterrand der Pfanne abstützen kann.
- Bei intaktem Labrum glenoidale herrscht ein Unterdruck in der Gelenkhöhle. Die Adhäsionskräfte stabilisieren den Humeruskopf in der Pfanne.
- Die ligamentäre Sicherung im Glenohumeralgelenk ist nur gering ausgebildet. Die Kapsel wird lediglich im ventralen und kranialen Bereich durch Bänder verstärkt.
- Die wichtigste Sicherung des Glenohumeralgelenks wird von den Muskeln der Rotatorenmanschette übernommen.

Gesamtbeweglichkeit (skapulohumeraler Rhythmus)

- Die Gesamtbeweglichkeit des Arms ergibt sich aus der Summe der Einzelbewegungen aller gelenkigen Verbindungen der Schulter und der Wirbelsäule. Eine maximale Flexion-Elevation oder Abduktion-Elevation beider Arme ist nur bei gleichzeitiger Extension der Brust- und Lendenwirbelsäule möglich. Bei einseitiger Armhebung kommt es in der Wirbelsäule zu einer Lateralflexion und Rotation.
- Das Zusammenspiel der Schultergelenke wird als skapulohumeraler Rhythmus beschrieben. Dabei finden ca. $1/3$ der Bewegung im Schultergürtel und $2/3$ der Bewegung im Glenohumeralgelenk statt.

Gesamtes Bewegungsausmaß des Arms (nach Kapandji):

Sagittalebene	Flexion-Elevation: 180°	Extension mit Protraktion: 50°
Transversalebene	Außenrotation mit Retraktion: 60°	Innenrotation mit Protraktion: 110°
Frontalebene	Abduktion-Elevation: 180°	Adduktion in leichter Flexion oder Extension: 45°

3.2.2 **Muskulatur**

Kopfmuskel

Der M. trapezius ist phylogenetisch ein Kopf-muskel und in das Gebiet der oberen Extremität eingewandert. Funktionell gehört er zur Muskulatur des Schultergürtels.

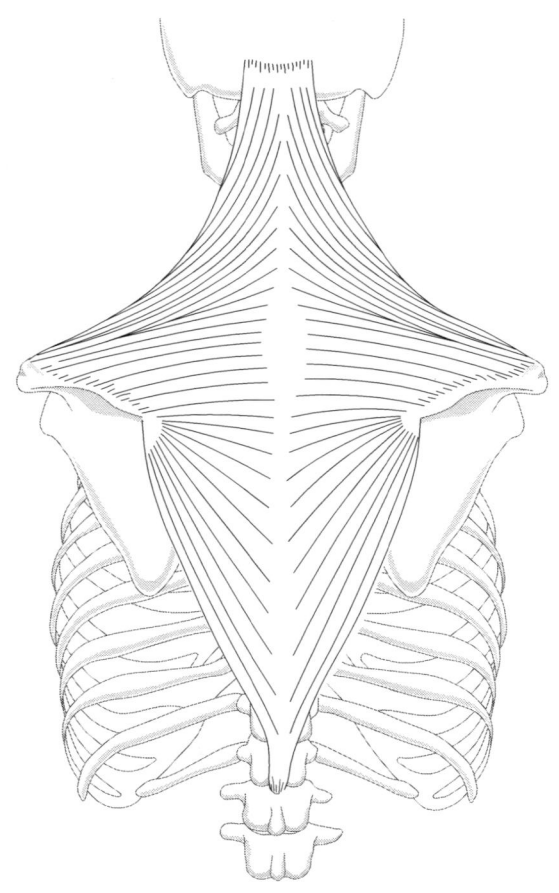

Abb. 3.18 M. trapezius

▶ M. trapezius

Pars descendens

Ursprung
- Linea nuchae superior
- Protuberantia occipitais externa
- über das Lig. nuchae an den Dornfortsätzen der HWS

Ansatz
Laterales Drittel der Klavikula

Verlauf
Von kranial-dorsal-medial nach kaudal-ventral-lateral

Funktion
Bewegungen der Skapula auf dem Thorax:
- vertikale Richtung:

  ....

- transversale Richtung:

  ....

- sagittale Achse:

  ....

Biomechanische Aspekte
Bei stabilem Schultergürtel (Punctum fixum an
der Klavikula) kann der Muskel an der HWS fol-
gende Bewegungen ausführen:
* Reklination in den Kopfgelenken
* Extension
* Lateralflexion zur gleichen Seite
* Rotation zur Gegenseite

Pars transversa
Ursprung
Dornfortsätze C7–Th3

Ansatz
* Spina scapulae
* Akromion

Verlauf
Nahezu horizontal

Funktion
Bewegungen der Skapula auf dem Thorax:
* vertikale Richtung:

  ....

* transversale Richtung:

  ....

* sagittale Achse:

  ....

Biomechanische Aspekte
Bei stabilem Schultergürtel (Punctum fixum an
der Skapula) kann der Muskel an der WS fol-
gende Bewegungen ausführen:
* Lateralflexion zur gleichen Seite
* Rotation zur Gegenseite

Pars ascendens
Ursprung
Dornfortsätze Th3–Th12

Ansatz
Trigonum scapulae und angrenzende Spina scapulae

Verlauf
Von kaudal-medial nach kranial-lateral

Funktion
Bewegungen der Skapula auf dem Thorax:
* vertikale Richtung:

  ....

* transversale Richtung:

  ....

* sagittale Achse:

  ....

Biomechanische Aspekte
Bei stabilem Schultergürtel (Punctum fixum an
der Skapula) kann der Muskel an der BWS fol-
gende Bewegungen ausführen:
* Flexion
* Lateralflexion zur gleichen Seite
* Rotation zur Gegenseite

Topografische Besonderheiten
Zwischen unterer HWS und oberer BWS bildet
sich ein rautenförmiger Sehnenspiegel aus.

Innervation
N. accessorius (Ramus trapezius C2–C4)

> **Klinische Anmerkungen**
> Aufgrund einer Fehlstellung der HWS oder
> Schulterbeschwerden kann sich der Span-
> nungszustand der Pars descendens des M. tra-
> pezius verändern. Die Folge können Nacken-
> steifigkeit oder auch Schläfenkopfschmerz sein.

Dorsale Schultergürtelmuskulatur

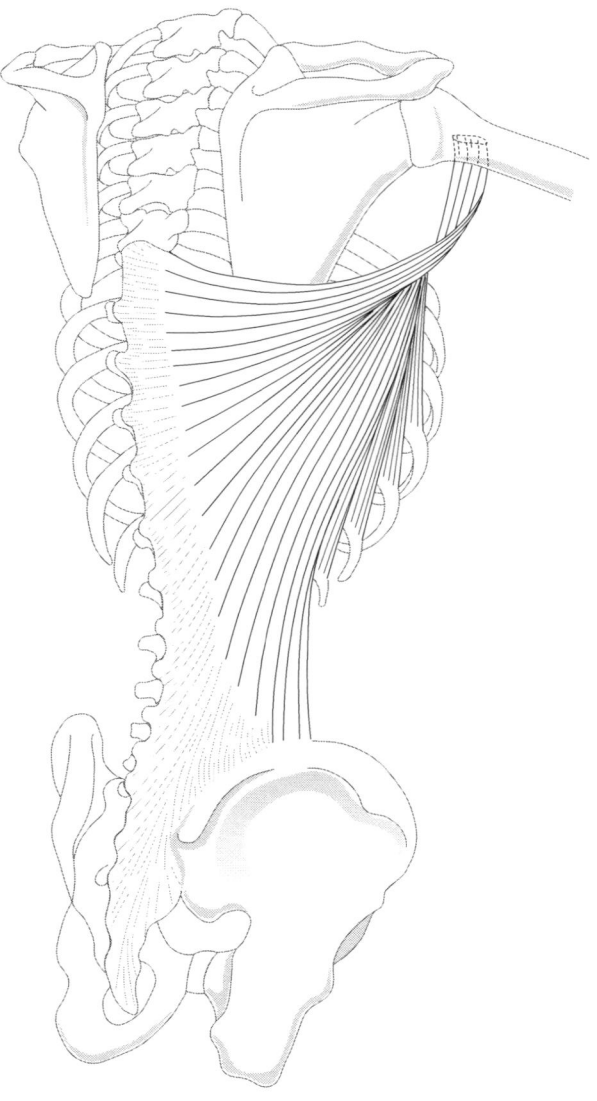

Abb. 3.19 M. latissimus dorsi

▶ M. latissimus dorsi

Pars vertebralis
Ursprung
Über die Fascia thoracolumbalis
- am Os sacrum
- an den Dornfortsätzen von L1–L5 und Th7–Th12

Ansatz
Crista tuberculi minoris

Verlauf
Von kaudal-dorsal-medial nach kranial-ventral-lateral

Pars iliaca
Ursprung
Hinteres Drittel der Crista iliaca

Ansatz
Crista tuberculi minoris

Verlauf
Von kaudal-dorsal-medial nach kranial-ventral-lateral

Pars costalis
Ursprung
9.–12. Rippe

Ansatz
Crista tuberculi minoris

Verlauf
Von kaudal-dorsal-medial nach kranial-ventral-lateral

Pars scapularis
Ursprung
Angulus inferior der Skapula

Ansatz
Crista tuberculi minoris

Verlauf
Von kaudal-dorsal-medial nach kranial-ventral-lateral

Funktion aller Anteile
Im Glenohumeralgelenk:
* sagittale Achse:

....

* transversale Achse:

....

* longitudinale Achse:

....

Bewegungen der Skapula auf dem Thorax:
* vertikale Richtung:

....

* transversale Richtung:

....

* sagittale Achse:

....

Biomechanische Aspekte
* s. ✐ Übungsaufgabe 6:

....

....

....

....

* Bei stabilem Schultergürtel (Punctum fixum an der Skapula) kann der Muskel folgende Bewegungen an der WS ausführen:
  – Extension der BWS bei beidseitiger Kontraktion
  – Lateralflexion der BWS und LWS bei einseitiger Kontraktion
* Die Pars costalis unterstützt die Inspiration, indem sie die Rippen hebt.
* Bei Punctum fixum am Humerus können beide Muskeln den Rumpf anheben (Klimmzug).

Innervation
N. thoracodorsalis (C6–C8)

Klinische Anmerkungen
Aufgrund seines Ansatzes kann der Muskel Störungen im LWS-Bereich auf den Schultergürtel übertragen.

✏ Übungsaufgabe 6

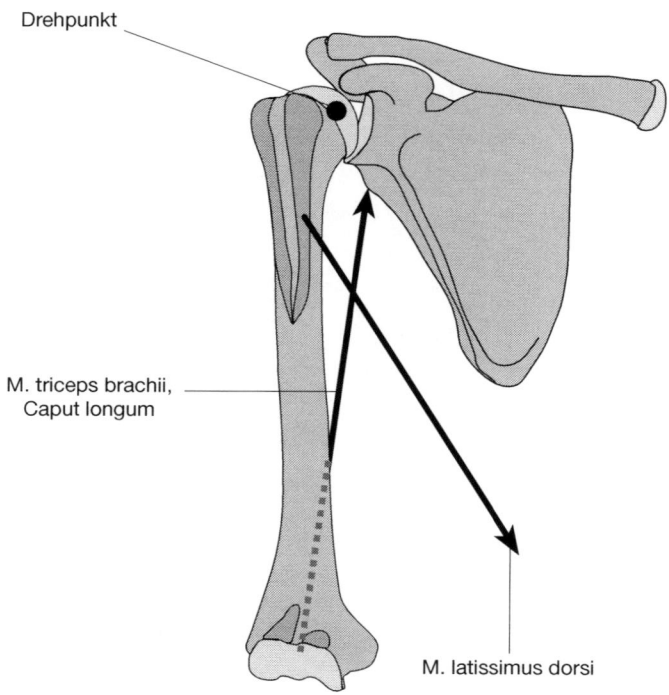

Abb. 3.20 Unterschiedliche Wirkung der Schulteradduktoren (M. latissimus dorsi und Caput longum des M. triceps brachii) auf das Schultergelenk

Die Abbildung zeigt ein Schultergelenk von ventral mit eingezeichnetem Drehpunkt im Caput humeri. Die beiden adduktorisch wirkenden Muskeln M. latissimus dorsi und das Caput longum des M. triceps brachii sind als Kraftvektoren dargestellt. Der dorsal des Humerus liegende Verlauf des M. triceps brachii bis zu seinem Ansatz am Olekranon ist gestrichelt dargestellt.

1. Führen Sie eine Kraftzerlegung der beiden Muskeln in jeweils eine rotatorische und eine longitudinale Kraftkomponente durch (s. Kap. 1.3.6, Zerlegung von Muskelkräften).
2. Ermitteln Sie, welcher der beiden Muskeln die größere rotatorische Wirkung hat.
3. Vergleichen Sie die beiden longitudinalen Kraftkomponenten in Bezug auf ihre Wirkung auf das Schultergelenk.

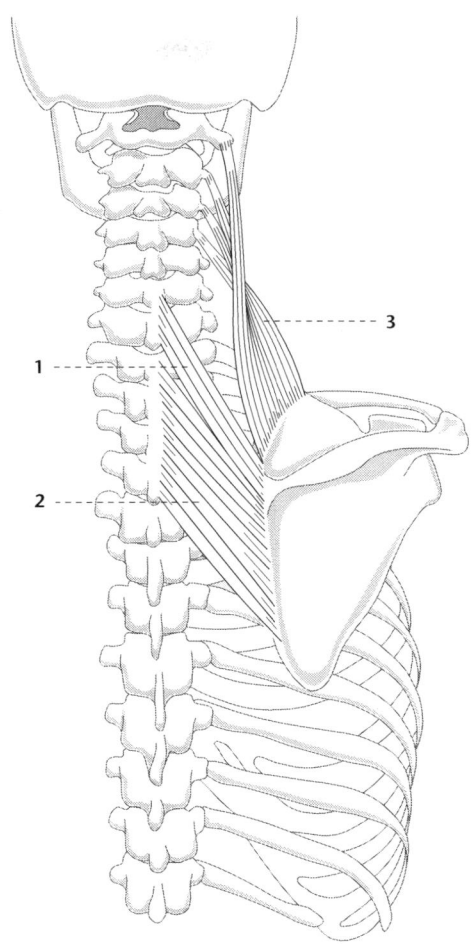

Abb. 3.21 M. rhomboideus minor (1) und major (2), M. levator scapulae (3)

▶ M. rhomboideus minor

Ursprung
Dornfortsätze C6–C7

Ansatz
Margo medialis der Skapula im Bereich der Basis
der Spina scapulae

Verlauf
Von kranial-medial nach kaudal-lateral

Innervation
N. dorsalis scapulae (C4–C5)

▶ M. rhomboideus major

Ursprung
Dornfortsätze Th1–Th4

Ansatz
Margo medialis der Skapula zwischen der Basis
der Spina scapulae und dem Angulus inferior

Verlauf
Von kranial-medial nach kaudal-lateral

Innervation
N. dorsalis scapulae (C4–C5)

Funktion Mm. rhomboidei
Bewegungen der Skapula auf dem Thorax:
* vertikale Richtung:

....

* transversale Richtung:

....

* sagittale Achse:

....

Biomechanische Aspekte
* Die Muskeln fixieren die Margo medialis der Skapula zusammen mit dem M. serratus anterior am Thorax.
* Bei stabilem Schultergürtel (Punctum fixum an der Skapula) können sie folgende Bewegungen an der BWS ausführen:
  - Rotation der BWS zur Gegenseite bei einseitiger Kontraktion
  - Extension der BWS bei beidseitiger Kontraktion

Topografische Besonderheiten
Beide Mm. rhomboidei bilden mit der Pars inferior des M. serratus anterior eine Muskelschlinge für die Rotationsbewegungen der Skapula.

> **Klinische Anmerkungen**
> Die Mm. rhomboidei verhindern zusammen mit dem M. serratus anterior die Entstehung einer Scapula alata.

▶ M. levator scapulae

Ursprung
Querfortsätze C1–C4

Ansatz
Margo medialis der Skapula zwischen dem Angulus superior und der Basis der Spina scapulae

Verlauf
Von kranial-medial-ventral nach kaudal-lateral-dorsal

Funktion
Bewegungen der Skapula auf dem Thorax:
* vertikale Richtung:

....

* transversale Richtung:

....

* sagittale Achse:

....

Biomechanische Aspekte
* Bei stabilem Schultergürtel (Punctum fixum an der Skapula) kann der Muskel folgende Bewegungen an der HWS ausführen:
  - Extension der HWS bei beidseitiger Kontraktion
  - Lateralflexion und Rotation der HWS zur gleichen Seite bei einseitiger Kontraktion
* Eine einseitige Kontraktion führt zu einer maximalen Konvergenzstellung in den Intervertebralgelenken C2–C4 der gleichen Seite.

Topografische Besonderheiten
Bildet mit der Pars ascendens des M. trapezius eine Muskelschlinge für die Vertikalbewegungen der Skapula.

Innervation
N. dorsalis scapulae (C4–C5)

> **Klinische Anmerkungen**
> Ein kontrakter M. levator scapulae führt zu einer pathologischen Ausrichtung der Cavitas glenoidalis nach kaudal. Diese Position kann ein Impingement-Syndrom im subakromialen Raum begünstigen.

Ventrale Schultergürtelmuskulatur

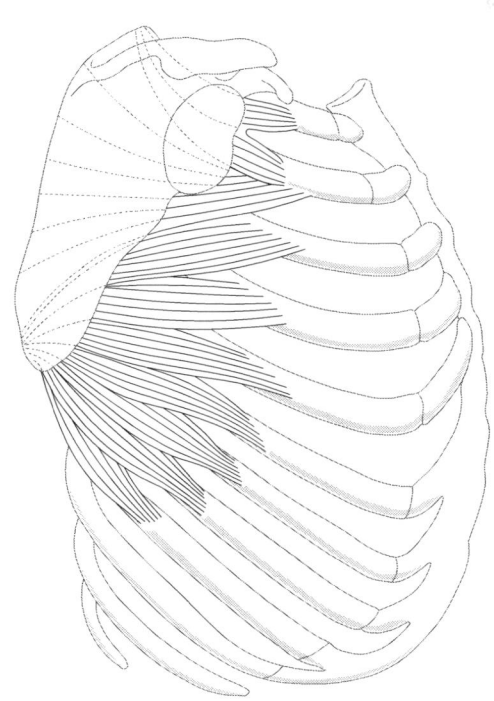

Abb. 3.22 M. serratus anterior

▶ M. serratus anterior

Pars superior
Ursprung
1. und 2. Rippe

Ansatz
Angulus superior der Skapula

Verlauf
Nahezu horizontal von ventral nach dorsal

Pars intermedia (divergens)
Ursprung
2. Rippe

Ansatz
Margo medialis der Skapula

Verlauf
Divergierend von ventral-lateral nach dorsal-medial an der kostalen Fläche der Skapula

Funktion Pars superior und intermedia
Bewegungen der Skapula auf dem Thorax:
- vertikale Richtung:

  ....

- transversale Richtung:

  ....

- sagittale Achse:

  ....

Pars inferior (convergens)
Ursprung
3.–9. Rippe

Ansatz
- Angulus inferior der Skapula
- kaudaler Bereich der Margo medialis der Skapula

Verlauf
Konvergierend von ventral-lateral nach dorsal-medial an der kostalen Fläche der Skapula

Funktion Pars inferior
Bewegungen der Skapula auf dem Thorax:
- vertikale Richtung:

  ....

- transversale Richtung:

  ....

- sagittale Achse:

  ....

Biomechanische Aspekte
- Bei Punctum fixum an der Skapula dienen die Pars intermedia und inferior als Atemhilfsmuskel für die Inspiration, da sie die Rippen heben.
- Beim Liegestütz fixiert der Muskel die Skapula am Thorax.

Innervation
N. thoracicus longus (C5–C7)

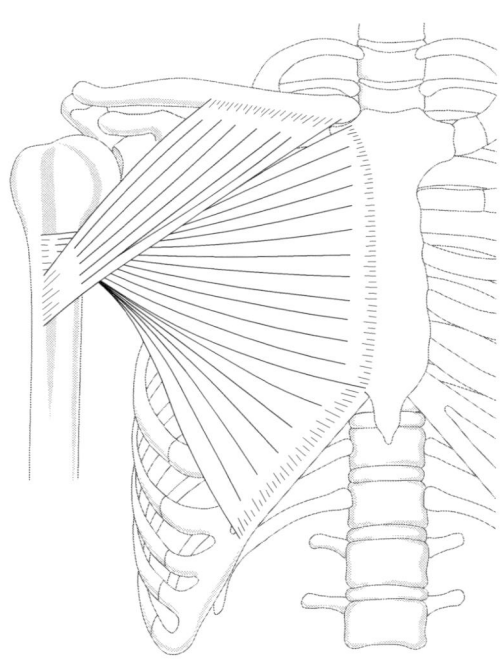

Abb. 3.23 M. pectoralis major

▶ M. pectoralis major

Pars clavicularis
Ursprung
Mediale Hälfte der Klavikula

Ansatz
Crista tuberculi majoris

Verlauf
Konvergierend von medial, leicht kranial nach lateral, leicht kaudal

Pars sternocostalis
Ursprung
* Sternum (Membrana sterni)
* Knorpel der 2.–6. Rippe

Ansatz
Crista tuberculi majoris

Verlauf
Konvergierend von medial nach lateral

Pars abdominalis
Ursprung
Vorderes Blatt der Rektusscheide

Ansatz
Crista tuberculi majoris

Verlauf
Konvergierend von medial-kaudal nach lateral-kranial

Innervation
Nn. pectorales (C5–Th1)

Funktion aller Anteile
Im Glenohumeralgelenk:
* sagittale Achse:

....

* transversale Achse:

....

* longitudinale Achse:

....

Bewegungen der Skapula auf dem Thorax:
* vertikale Richtung:

....

* transversale Richtung:

....

* sagittale Achse:

....

Biomechanische Aspekte
* Die Pars abdominalis unterstützt durch ihren Verlauf das Kaudalgleiten im Glenohumeralgelenk und zentriert so den Humeruskopf während der Abduktion und Flexion, zusammen mit den Muskeln der Rotatorenmanschette und dem M. latissimus dorsi.
* Bei Punctum fixum am Schultergürtel dient besonders die Pars abdominalis als Atemhilfsmuskel für die Inspiration, da sie den Thorax hebt.
* ↺ Bei der Flexion-Elevation des Arms um die transversale Achse verlagern sich im Verlauf der Bewegung immer mehr Fasern der Pars clavicularis über die Bewegungsachse. Bei ca. 90° ist der Umkehrpunkt erreicht und der Muskel hat eine Funktionsumkehr zum Umkehrpunkt hin.

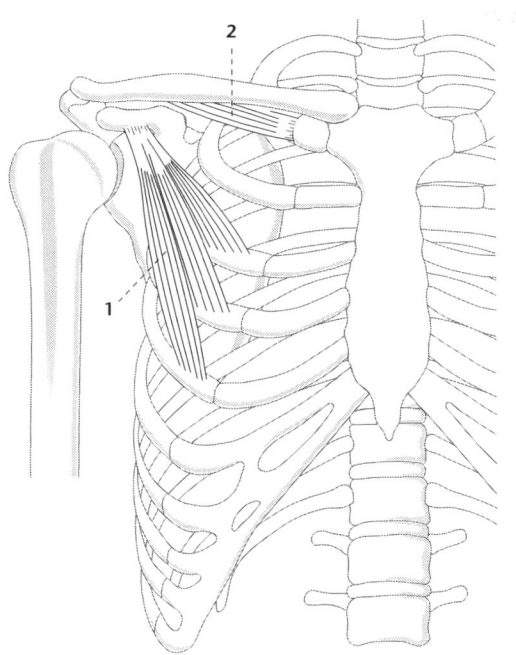

Abb. 3.24 M. pectoralis minor (1) und M. subclavius (2)

▶ M. pectoralis minor

Ursprung
3.–5. Rippe (ventral-lateral)

Ansatz
Mediale Fläche des Proc. coracoideus

Verlauf
Konvergierend von medial-kaudal nach lateral-kranial

Funktion
Bewegungen der Skapula auf dem Thorax:
• vertikale Richtung:

....

• transversale Richtung:

....

• sagittale Achse:

....

Biomechanische Aspekte
Bei Punctum fixum am Schultergürtel dient der Muskel als Atemhilfsmuskel für die Inspiration, da er den Thorax hebt.

Topografische Besonderheiten
Bildet eine Muskelschlinge mit der Pars descendens des M. trapezius für die Vertikalbewegungen der Skapula.

Innervation
Nn. pectorales (C6–C8)

> **Klinische Anmerkungen**
> • Eine Kontraktur des Muskels begünstigt die Entstehung einer Scapula alata.
> • Die A. axillaris und der Plexus brachialis verlaufen zwischen der Thoraxwand und dem M. pectoralis minor und können durch einen Hypertonus des Muskels komprimiert werden. Vor allem bei der maximalen Abduktion kommt es zu Beschwerden. Das Krankheitsbild wird als Thoracic Outlet-Syndrom (TOS) beschrieben.

▶ M. subclavius

Ursprung
Knorpel-Knochengrenze der 1. Rippe

Ansatz
Unterfläche der Klavikula (lateral)

Verlauf
Nahezu horizontal von medial nach lateral

Funktion
Der Muskel stabilisiert lediglich über eine Kompression das Sternoclaviculargelenk. Er hat keine bedeutsame bewegende Funktion.

Innervation
N. subclavius (C5–C6)

Schultermuskeln

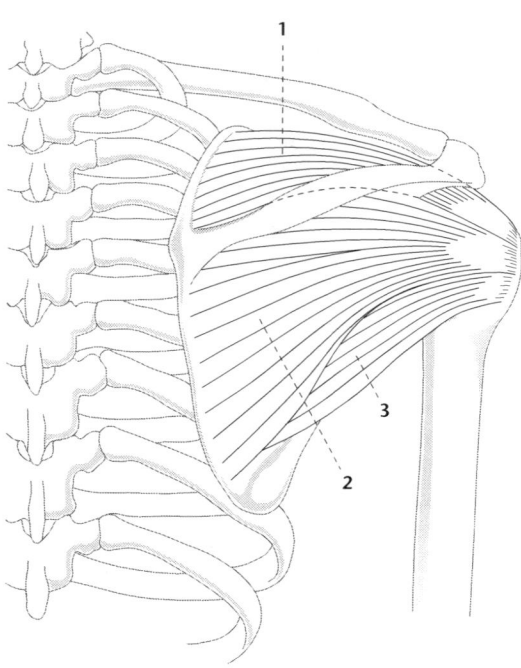

Abb. 3.25 M. supraspinatus (1) und infraspinatus (2), M. teres minor (3)

▶ M. supraspinatus

Ursprung
Dorsale Fläche der Skapula (Fossa supraspinata)

Ansatz
Obere Facette des Tuberculum majus

Verlauf
Von medial nach lateral

Funktion
Im Glenohumeralgelenk:
- sagittale Achse:

  ....

- transversale Achse:

  ....

- longitudinale Achse:

  ....

Biomechanische Aspekte
- Der Muskel hat in der N-0-Stellung ein günstiges Drehmoment für die Bewegung um die sagittale Achse und wird auch als „Starter" für die Abduktion beschrieben.
- Durch die leichte Umlenkung der Sehne um den Humeruskopf entsteht ein kaudalisierender Schub beim Beginn der Abduktion.
- Durch seinen Faserverlauf unterstützt er das Kaudalgleiten im Glenohumeralgelenk (s. o. M. pectoralis major).
- ↻ Bei Bewegungen um eine transversale und eine longitudinale Achse bewegt der Muskel aus jeder Gelenkstellung in die N-0-Stellung zurück (Funktionsumkehr zum Umkehrpunkt hin).

Topografische Besonderheiten
Zwischen seiner Sehne und dem Akromion liegt die Bursa subacromialis.

Innervation
N. suprascapularis (C4–C6)

Klinische Anmerkungen
Die Sehne des M. supraspinatus ist relativ schlecht durchblutet. Infolgedessen kommt es häufig zu Degenerationen in diesem Bereich. Bei einem Impingement-Syndrom oder bei einem Sturz auf den Arm wird die Sehne zusätzlich geschädigt und kann reißen. Man spricht dann auch von einer Rotatorenmanschettenruptur.

▶ M. infraspinatus

Ursprung
Dorsale Fläche der Skapula (Fossa infraspinata)

Ansatz
Mittlere Facette des Tuberculum majus

Verlauf
Konvergierend von medial-kaudal nach lateral-kranial

Funktion
Im Glenohumeralgelenk:
- sagittale Achse:

  ....

- transversale Achse:

  ....

- longitudinale Achse:

  ....

Biomechanische Aspekte
- Die unteren Fasern unterstützen das Kaudalgleiten im Glenohumeralgelenk (s. o. M. pectoralis major).
- ↲ Bei Bewegungen um die sagittale Achse hat der Muskel im Glenohumeralgelenk bei ca. 70° Abduktion eine Funktionsumkehr vom Umkehrpunkt weg.

Innervation
N. suprascapularis (C4–C6)

▶ M. teres minor

Ursprung
Margo lateralis der Skapula, oberhalb vom M. teres major

Ansatz
Untere Facette des Tuberculum majus

Verlauf
Von medial-kaudal nach lateral-kranial

Funktion
Im Glenohumeralgelenk:
- sagittale Achse:

  ....

- transversale Achse:

  ....

- longitudinale Achse:

  ....

Biomechanische Aspekte
Durch seinen Faserverlauf unterstützt er das Kaudalgleiten im Glenohumeralgelenk (s. o. M. pectoralis major).

Innervation
N. axillaris (C5–C6)

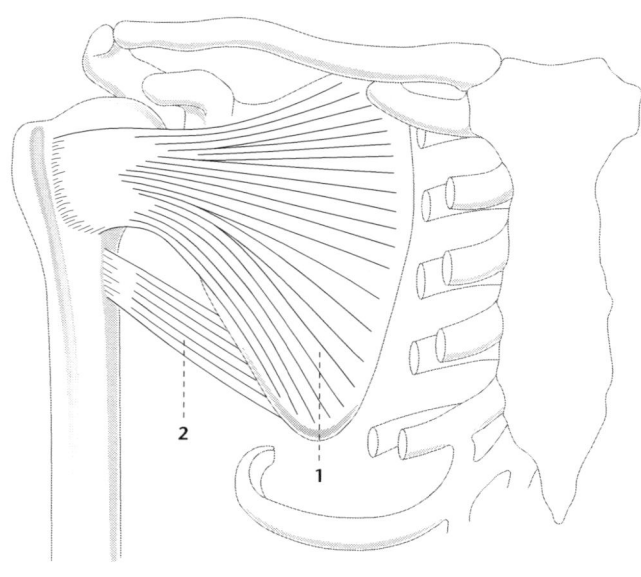

Abb. 3.26 M. subscapularis (1) und M. teres major (2)

▶ M. subscapularis

Ursprung
Ventrale Fläche der Skapula (Fossa subscapularis)

Ansatz
- Tuberculum minus
- proximaler Anteil der Crista tuberculi minoris

Verlauf
Konvergierend von medial-kaudal nach lateral-kranial

Funktion
Im Glenohumeralgelenk:
- sagittale Achse:

....

- transversale Achse:

....

- longitudinale Achse:

....

Biomechanische Aspekte
- s. ✐ Übungsaufgabe 7 (S. 148):

....

....

....

....

↻ Bei Bewegungen um die transversale Achse bewegt der M. subscapularis aus jeder Gelenkstellung in die N-0-Stellung zurück (Funktionsumkehr zum Umkehrpunkt hin).

Topografische Besonderheiten
- Seine Sehne ist mit der Gelenkkapsel verwachsen.
- Zwischen der Sehne und dem Proc. coracoideus befindet sich die Bursa (Recessus) subscapularis, die mit der Gelenkhöhle in Verbindung steht.

Innervation
N. subscapularis (C5 – C8)

Klinische Anmerkungen
Eine Insuffizienz des Muskels kann eine ventrale Instabilität des Schultergelenks zur Folge haben, die eine Luxation des Humeruskopfes nach ventral begünstigt.

▶ M. teres major

Ursprung
Angulus inferior und Margo lateralis der Skapula (dorsal)

Ansatz
Crista tuberculi minoris

Verlauf
Von medial-kaudal nach lateral-kranial

Funktion
Im Glenohumeralgelenk:
- sagittale Achse:

....

- transversale Achse:

....

- longitudinale Achse:

....

Innervation
N. thoracodorsalis (C6–C7)

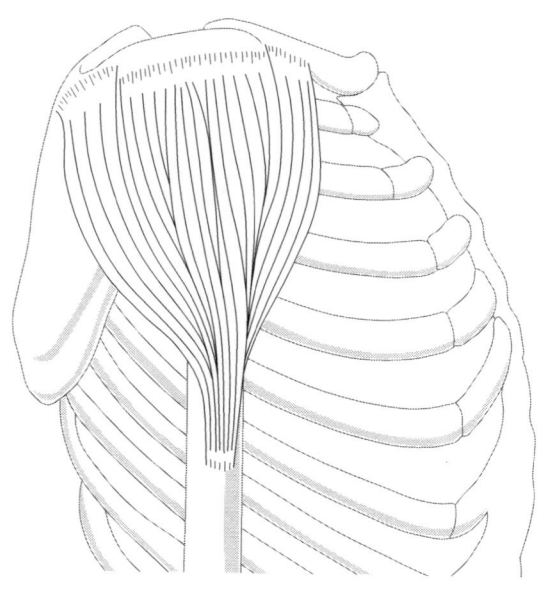

Abb. 3.27 M. deltoideus

▶ M. deltoideus

Pars clavicularis

Ursprung
Laterales Drittel der Klavikula

Ansatz
Tuberositas deltoidea

Verlauf
Von proximal-medial-ventral nach distal-lateral-dorsal

Funktion
Im Glenohumeralgelenk:
- sagittale Achse:

....

- transversale Achse:

....

- longitudinale Achse:

....

Pars acromialis
Ursprung
Akromion

Ansatz
Tuberositas deltoidea

Verlauf
Von proximal nach distal

Funktion
Im Glenohumeralgelenk:
- sagittale Achse:

....

- transversale Achse:

....

- longitudinale Achse:

....

Pars spinalis

Ursprung
Unterrand der Spina scapulae

Ansatz
Tuberositas deltoidea

Verlauf
Von proximal-medial-dorsal nach distal-lateral-ventral

Funktion
Im Glenohumeralgelenk:
- sagittale Achse:

  ....

- transversale Achse:

  ....

- longitudinale Achse:

  ....

Biomechanische Aspekte
- Der M. deltoideus bewirkt aus N-0-Stellung einen kranialisierenden Schub des Humerus unter das Akromion und kann dadurch eine Subluxation des Caput humerii nach kaudal verhindern.

- s. ✎ Übungsaufgabe 7:

  ....

  ....

  ....

  ....

  ....

  ....

↪ Im Laufe der Abduktionsbewegung im Glenohumeralgelenk verlagern sich immer mehr Fasern der Pars spinalis und clavicularis über den Drehpunkt und beteiligen sich an der Abduktion. So ist der Muskel bei 90° mit fast allen Faseranteilen ein kräftiger Abduktor. Einige Fasern der Pars spinalis bleiben auch bei 90° noch unter dem Drehpunkt und haben weiterhin eine adduktorische Wirkung.

↪ Bei Bewegungen um eine transversale und eine longitudinale Achse bewegt die Pars acromialis aus jeder Gelenkstellung in die N-0-Stellung zurück (Funktionsumkehr zum Umkehrpunkt hin).

Innervation
N. axillaris (C4–C6)

✎ Übungsaufgabe 7

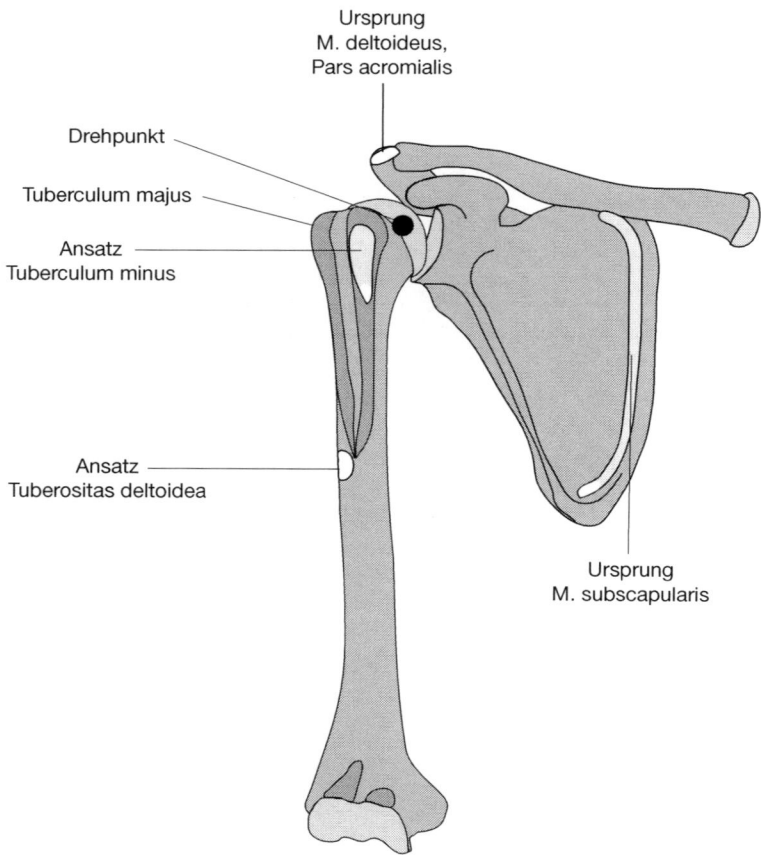

Ursprung
M. deltoideus,
Pars acromialis

Drehpunkt

Tuberculum majus

Ansatz
Tuberculum minus

Ansatz
Tuberositas deltoidea

Ursprung
M. subscapularis

Abb. 3.28 Bedeutung des Caput humeri als Umlenkrolle und Funktion des M. subscapularis bei der Schulterabduktion

Die Abbildung zeigt ein Schultergelenk von ventral mit eingezeichnetem Drehpunkt im Caput humeri. Der Ursprung und Ansatz vom M. deltoideus, Pars acromialis und vom M. subscapularis sind durch ein weißes Feld markiert.

1. Zeichnen Sie die kaudalen Fasern des M. subscapularis als Kraftvektor in die Abbildung ein, indem Sie Ansatz und Ursprung verbinden. Der Angriffspunkt der Kraft befindet sich am Humerus.

2. Zeichnen Sie die Pars acromialis des M. deltoideus als Kraftvektor in die Abbildung ein, indem Sie eine Linie vom Ansatz zum Ursprung zeichnen. Der Angriffspunkt der Kraft befindet sich am Humerus. ACHTUNG: Die Pars acromialis verläuft um das Tuberculum majus herum, so dass keine direkte Verbindung zwischen Ansatz und Ursprung gezeichnet werden kann. Das Tuberculum majus ist als Umlenkpunkt der Kraft zu betrachten.

3. Ermitteln Sie die Richtung der Gelenkkraft der Pars acromialis des M. deltoideus nach dem Prinzip der festen Rolle.

4. Überlegen Sie, welche Wirkung diese Kraft im Gelenk hat.

5. Legen Sie die longitudinale und rotatorische Kraftkomponente des M. subscapularis fest.

6. Vergleichen Sie die Wirkungsweisen auf das Gelenk und in Bezug auf die bewegende (rotatorische) Funktion.

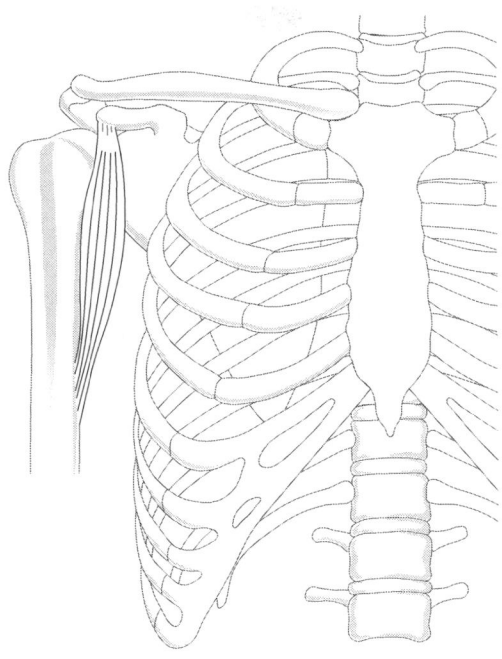

Abb. 3.29 M. coracobrachialis

▶ M. coracobrachialis

Ursprung
Proc. coracoideus

Ansatz
- mediale Fläche des Humerus
- distal der Crista tuberculi minoris

Verlauf
- von proximal-medial-ventral nach distal-lateral-dorsal
- unter dem Caput breve des M. biceps brachii mit gleicher Faserrichtung

Funktion
Im Glenohumeralgelenk:
- sagittale Achse:

....

- transversale Achse:

....

- longitudinale Achse:

....

Biomechanische Aspekte
- kranialisierender Schub vom Humerus aus der N-0-Stellung (s. o. M. deltoideus)
- ↳ Bei Bewegungen des Arms um eine Sagittalachse hat der Muskel bei 80° Abduktion eine Funktionsumkehr zum Umkehrpunkt hin.
- ↳ Bei Bewegungen des Arms um eine longitudinale Achse hat der Muskel bei 40° Innenrotation eine Funktionsumkehr zum Umkehrpunkt hin.

Topografische Besonderheiten
Der Muskel wird vom N. musculocutaneus durchbohrt.

Innervation
N. musculocutaneus (C6–C7)

✐ Übungsaufgabe 8

Nennen Sie alle Muskeln, die durch ihren Verlauf den Humeruskopf nach kaudal ziehen und damit einer Kompression im subakromialen Raum entgegen wirken!

....

....

....

....

....

....

✐ Übungsaufgabe 9

Nennen Sie alle Schultergürtelmuskeln, die bei fixiertem Schultergürtel als inspiratorische Atemhilfsmuskeln tätig werden können!

....

....

....

....

3.3 Ellenbogengelenk (Art. cubiti)

3.3.1 Steckbrief

- Für die Funktion des Ellenbogengelenks spielen insgesamt 4 Gelenke eine Rolle.
- 3 dieser Gelenke liegen innerhalb einer Kapsel (Art. humeroulnaris, Art. humeroradialis und Art. radioulnaris proximalis).
- Für die Umwendbewegungen des Arms (Pronation und Supination) ist außerdem die Art. radioulnaris distalis von wesentlicher Bedeutung.
- Bei den Bewegungen des Arms im Ellenbogengelenk arbeiten alle 4 Gelenke zusammen.

Gelenktyp und Bewegungsausmaß der Ellenbogengelenke

Proximales Radioulnargelenk (Art. radioulnaris proximalis)
Zapfengelenk

Humeroradialgelenk (Art. humeroradialis)
Kugelgelenk

Humeroulnargelenk (Art. humeroulnaris)
Sattelgelenk mit 2 Freiheitsgraden

Distales Radioulnargelenk (Art. radioulnaris distalis)
Radgelenk mit einem Freiheitsgrad

Bewegungsausmaß der Ellenbogengelenke (nach Debrunner):

Transversale Achse	Flexion: 150°	Extension: 10°
Unterarmlängsachse	Supination: 80–90°	Pronation: 80–90°

Gelenkpartner des proximalen Radioulnargelenks

Die nahezu zylinderförmige Circumferentia articularis am Radiusköpfchen befindet sich in einem osteoligamentären Ring, der aus der Incisura radialis der Ulna und dem Lig. anulare radii gebildet wird.

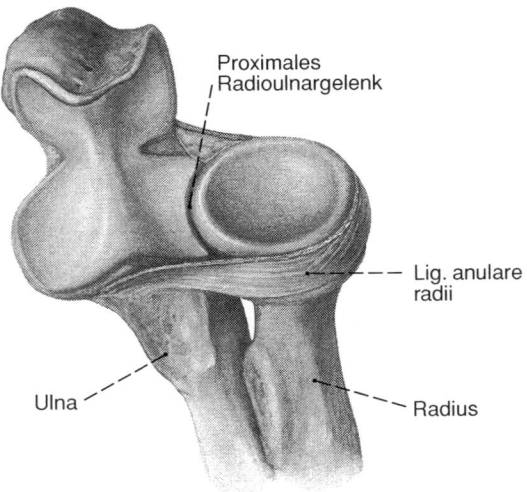

Abb. 3.30 Proximales Radioulnargelenk

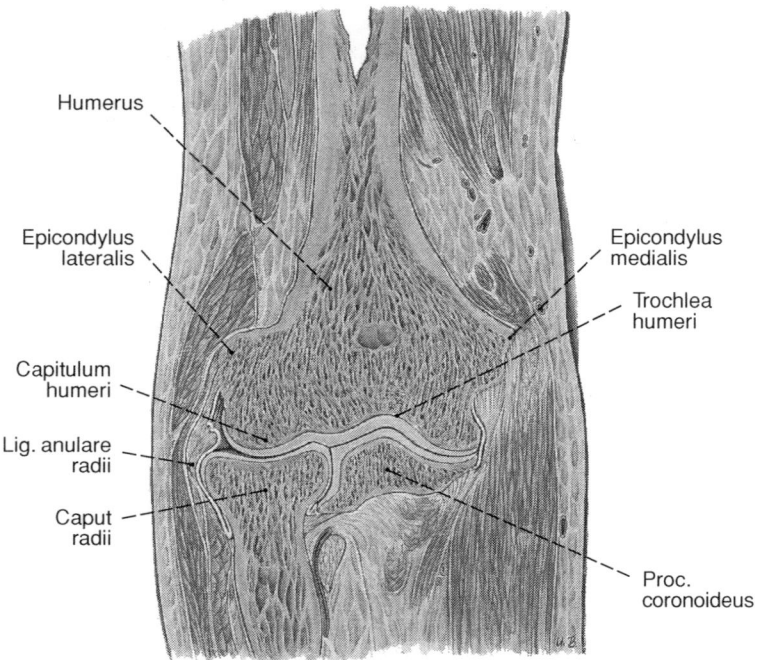

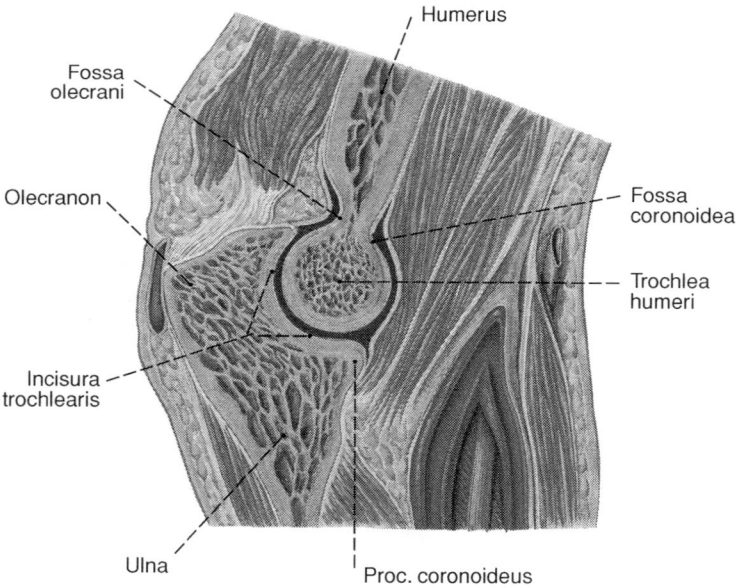

Abb. 3.31 Humeroulnargelenk im Frontal- und Sagittalschnitt

Gelenkpartner des Humeroulnargelenks

- Die Incisura trochlearis der Ulna befindet sich in der Trochlea humeri.
- Die Incisura trochlearis ist in der sagittalen Ebene konkav und in der frontalen Ebene konvex geformt. Bei der Trochlea humeri verhält es sich genau entgegengesetzt, so dass man von einem Sattelgelenk sprechen kann.
- Das distale Humerusende mit der Trochlea humeri ist um ca. 45° nach ventral abgewinkelt.
- Die Incisura trochlearis der Ulna ist um ca. 45° nach dorsal abgekippt.
- Diese Stellung der Gelenkpartner ist Voraussetzung dafür, dass Oberarm und Unterarmknochen bei der Flexion fast parallel stehen (theoretisch 180°).

Gelenkpartner des Humeroradialgelenks

Das kugelförmige Capitulum humeri bildet den Gelenkkopf, und die konkave Fovea articularis am Radiusköpfchen bildet die Gelenkpfanne.

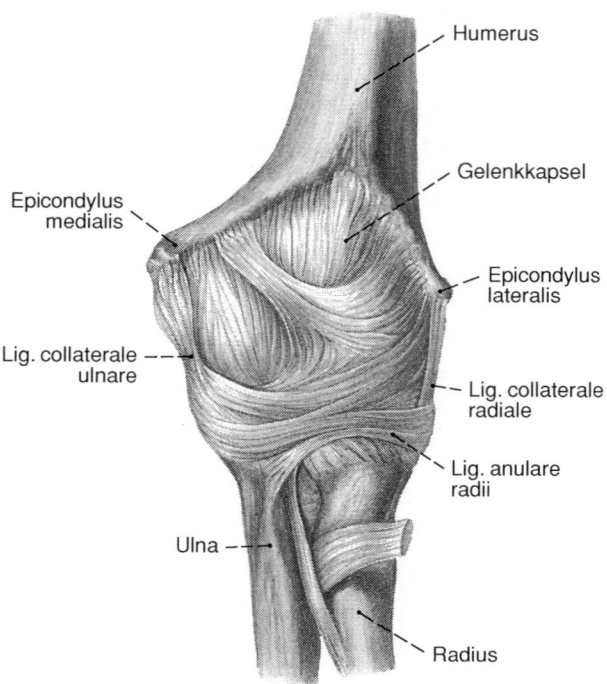

Humerus

Gelenkkapsel

Epicondylus medialis

Epicondylus lateralis

Lig. collaterale ulnare

Lig. collaterale radiale

Lig. anulare radii

Ulna

Radius

Abb. 3.32 Gelenkkapsel und Bänder der Ellenbogengelenke von ventral

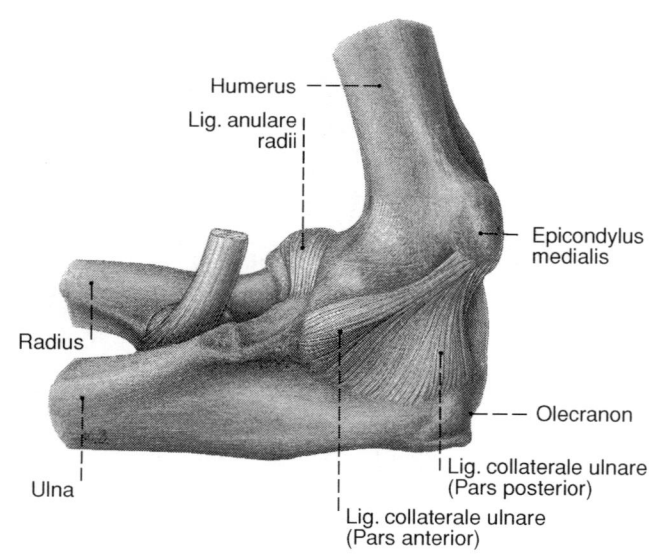

Humerus

Lig. anulare radii

Epicondylus medialis

Radius

Olecranon

Ulna

Lig. collaterale ulnare (Pars posterior)

Lig. collaterale ulnare (Pars anterior)

Abb. 3.33 Gelenkkapsel und Bänder der Ellenbogengelenke von ulnar

Gelenkkapsel und Bänder der Ellenbogengelenke

Die Gelenkkapsel ist schlaff und zum Teil am Rand der überknorpelten Gelenkflächen befestigt. Sie umschließt das Humeroulnargelenk, das Humeroradialgelenk und das proximale Radioulnargelenk. Die Epikondylen liegen außerhalb der Gelenkkapsel. Im ventralen und dorsalen Bereich des Ellenbogens ist die Gelenkkapsel etwas nach proximal gezogen, so dass die Gruben am distalen Humerus (Fossa olecrani, Fossa radialis und Fossa coronoidea) innerhalb der Kapsel liegen.

Lig. collaterale ulnare (mediale)
- proximale Insertion: Epicondylus medialis des Humerus
- distale Insertion: mit zwei starken Faserzügen zum seitlichen Rand des Olekranon und zum Proc. coronoideus
- Verlauf: von proximal mit einem Faserzug nach distal-ventral (Pars anterior) und mit dem anderen Faserzug nach distal-dorsal (Pars posterior)

Lig. collaterale radiale (laterale)
- proximale Insertion: Epicondylus lateralis des Humerus
- distale Insertion: mit zwei starken Faserzügen zum Lig. anulare radii
- Verlauf: von proximal mit einem Faserzug nach distal-ventral und mit dem anderen Faserzug nach distal-dorsal

Lig. anulare radii
- ventrale Insertion: Vorderrand der Incisura radialis der Ulna
- dorsale Insertion: Hinterrand der Incisura radialis der Ulna
- Verlauf: um das Radiusköpfchen

Lig. quadratum
- mediale Insertion: distaler Rand der Incisura radialis der Ulna
- laterale Insertion: Collum radii
- Verlauf: von medial nach lateral

Funktion der Bänder
- Die Kollateralbänder stabilisieren das Gelenk gegen eine mediale und laterale Seitwärtsbewegung des Unterarms (Varus- und Valgusstellung). Ihr Ursprung liegt im Bereich der Epikondylen etwa an der Beuge- und Streckachse, so dass sie bei diesen Bewegungen keine einschränkende Funktion haben.
- Das Lig. anulare radii bildet einen Teil der Gelenkfläche im proximalen Radioulnargelenk. Seine Innenseite besitzt eine gelenkknorpelähnliche Struktur. Gemeinsam mit dem Lig. quadratum fixiert es den Radius an der Ulna.
- Das Lig. quadratum verstärkt den distalen Bereich der Gelenkkapsel und bremst die Umwendbewegungen.

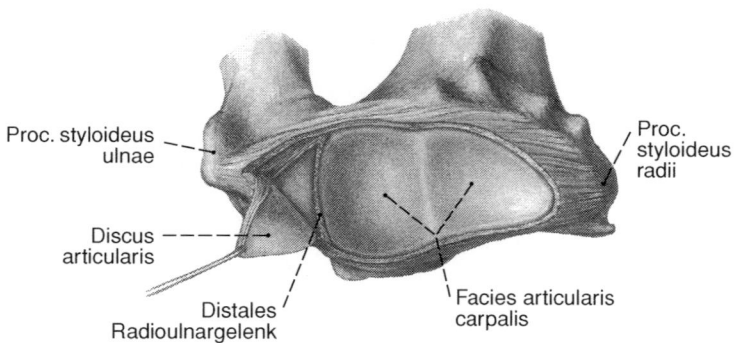

Abb. 3.34 Distales Radioulnargelenk in der Ansicht von distal, Discus articularis am Radius abgetrennt und nach ulnar gezogen

Gelenkpartner des distalen Radioulnargelenks

Die zylinderförmige Circumferentia articularis am Köpfchen der Ulna artikuliert mit der konkaven Incisura radialis am distalen Radius.

Gelenkkapsel und Discus articularis des distalen Radioulnargelenks

- Die Gelenkkapsel ist schlaff und am Rand der überknorpelten Gelenkflächen befestigt.
- Zwischen dem Radius und dem Proc. styloideus der Ulna spannt sich ein dreieckiger Diskus aus, der das distale Radioulnargelenk vom Handgelenk trennt. Dieser Diskus ist in seinen Randbereichen sehr stabil, so dass er gemeinsam mit der Membrana interossea antebrachii die Funktion der fehlenden Gelenkbänder übernehmen kann.

Funktionelle Aspekte der Ellenbogengelenke

Interessant sind die Umwendbewegungen (Pronation und Supination), die um die Längsachse des Unterarms durchgeführt werden. Hierbei kann es unterschiedliche Bewegungsachsen geben. Die physiologische Umwendbewegung findet um eine Achse durch den Mittelfinger statt. Dabei dreht sich das Radiusköpfchen im proximalen Radioulnargelenk in dem osteoligamentären Ring des Lig. anulare radii um seine Längsachse. Im distalen Radioulnargelenk bewegt sich der Radius auf einer Kreisbahn um das Köpfchen der Ulna. Gleichzeitig findet dabei eine Bewegung im Humeroulnargelenk statt. Bei der Umwendbewegung durch die Mittelfingerachse, ausgehend von maximaler Supination zu maximaler Pronation, kommt es im Humeroulnargelenk zu einer Extension und einer Abduktion.

Die Abduktion und Adduktion im Humeroulnargelenk wird ermöglicht durch die Form Gelenkflächen.
Die Trochlea humeri ist wie ein Zylinder aufgebaut, der in der Mitte eine Rinne hat. Die Ausrichtung der Rinne in der Trochlea schwankt individuell. Bei den meisten Menschen ist sie auf der Ventralseite vertikal und zieht dann spiralförmig um die Trochlea herum. Auf der dorsalen Seite verläuft sie dann von distal-lateral nach proximal-medial. Die Stellung der Trochlea humeri (d.h. der Verlauf der Rinne) ist verantwortlich für die Valgus-Stellung des Arms im Ellenbogengelenk am Ende der Extension.

3.3.2 **Muskulatur**

Oberarmmuskeln

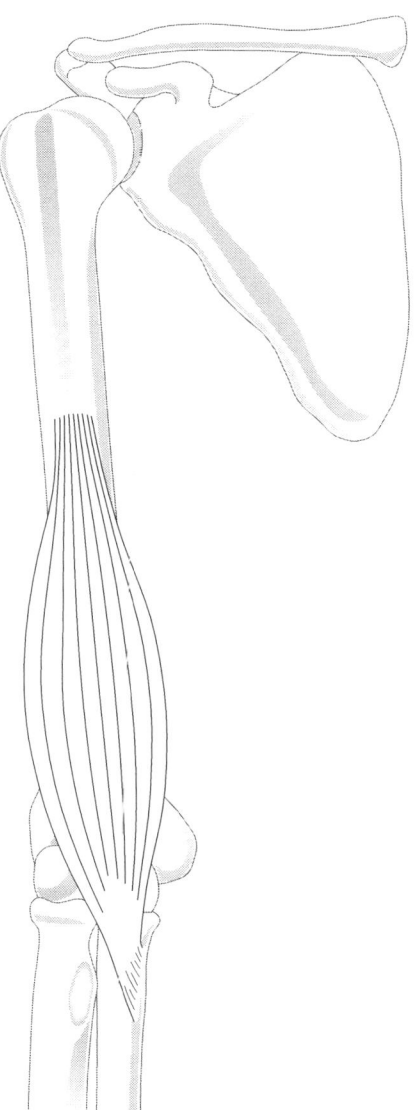

Abb. 3.35 M. brachialis

▶ **M. brachialis**

Ursprung
* proximaler Humerus, direkt neben der Tuberositas deltoidea
* breitflächig am distalen, ventralen Humerus

Ansatz
Tuberositas ulnae, distal des Proc. coronoideus

Verlauf
Entlang der Humeruslängsachse

Funktion
Im Ellenbogengelenk:
* transversale Achse:

....

* Unterarmlängsachse:

....

Topografische Besonderheiten
Zwischen dem M. brachialis und dem M. brachioradialis verläuft der N. radialis im sog. Radialistunnel.

Innervation
* N. musculocutaneus (C5–C7)
* laterale Anteile: N. radialis (C5–C6)

> **Klinische Anmerkungen**
> Eine Kompression des sensiblen Astes des N. radialis durch den M. brachialis führt zu Sensibilitätsstörungen auf der Daumenrückseite.

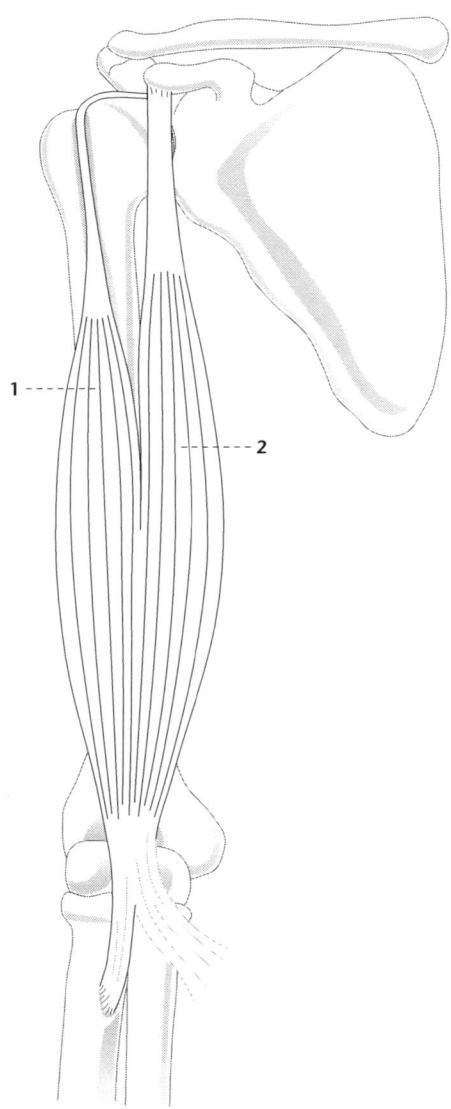

Abb. 3.36 M. biceps brachii: Caput longum (1) und breve (2)

▶ M. biceps brachii

Caput longum
Ursprung
Tuberculum supraglenoidale

Ansatz
- Tuberositas radii
- Unterarmfaszie (Lacertus fibrosus)

Verlauf
Entlang der Humeruslängsachse von proximal nach distal

Funktion

Im Ellenbogengelenk:
* transversale Achse:

....

* Unterarmlängsachse:

....

Im Glenohumeralgelenk:
* sagittale Achse: Abduktion
* transversale Achse: Flexion
* longitudinale Achse: Innenrotation

Biomechanische Aspekte

Durch die Umlenkung der langen Bicepssehne um den Humeruskopf entsteht in der N-0-Stellung ein zentrierender Schub nach kaudalmedial. D. h. die Sehne kann zu Beginn der Abduktion im Glenohumeralgelenk das Kaudalgleiten unterstützen. Sie arbeitet damit synergistisch zur Rotatorenmanschette.

Caput breve

Ursprung

Proc. coracoideus

Ansatz

* Tuberositas radii
* Unterarmfaszie (Lacertus fibrosus)

Verlauf

* von proximal-medial-ventral nach distal-lateral-dorsal
* Beide Köpfe vereinigen sich in Höhe der Tuberositas deltoidea und verlaufen dann entlang der Humeruslängsachse.

Funktion

Im Ellenbogengelenk:
* transversale Achse:

....

* Unterarmlängsachse:

....

Im Glenohumeralgelenk:
* sagittale Achse: Adduktion
* transversale Achse: Flexion
* longitudinale Achse: Innenrotation

Biomechanische Aspekte

* s. ✐ Übungsaufgabe 10 (S. 163):

....

....

....

....

* Die supinatorische Komponente des M. biceps brachii ist bei gebeugtem Ellenbogen am größten.
* Der Muskel bewirkt aus N-0-Stellung einen kranialisierenden Schub des Humerus unter das Akromion und kann dadurch eine Subluxation des Caput humerii nach kaudal verhindern.

Topografische Besonderheiten

Das Caput longum zieht durch das Schultergelenk, ist von der Membrana synovialis umgeben und biegt in einem Winkel von fast 90° in den Sulcus intertubercularis ein.

Innervation

N. musculocutaneus (C5 – C7)

Klinische Anmerkungen

* Der M. biceps brachii ist Kennmuskel für die Nervenwurzel C6. Bei Störungen im Rückenmarkssegment C6 ist der Bizepssehnenreflex (BSR) abgeschwächt oder ausgefallen.
* Das Caput breve des M. biceps brachii kann bei einem Hypertonus eine Kompression im subakromialen Raum verursachen und dadurch ein Impingement-Syndrom der Schulter auslösen.
* Die lange Bizepssehne ist im Sulcus intertubercularis häufig degenerativen Veränderungen unterworfen. Besonders bei Sportlern und im höheren Alter sind Spontanrupturen der Sehne möglich. Bei einer Ruptur der Sehne im proximalen Bereich verlagert sich der Muskelbauch nach distal und ist als deutliche Erhebung sichtbar.
* Das Bizepssehnensyndrom ist ein Sammelbegriff für schmerzhafte Veränderungen der langen Bizepssehne.

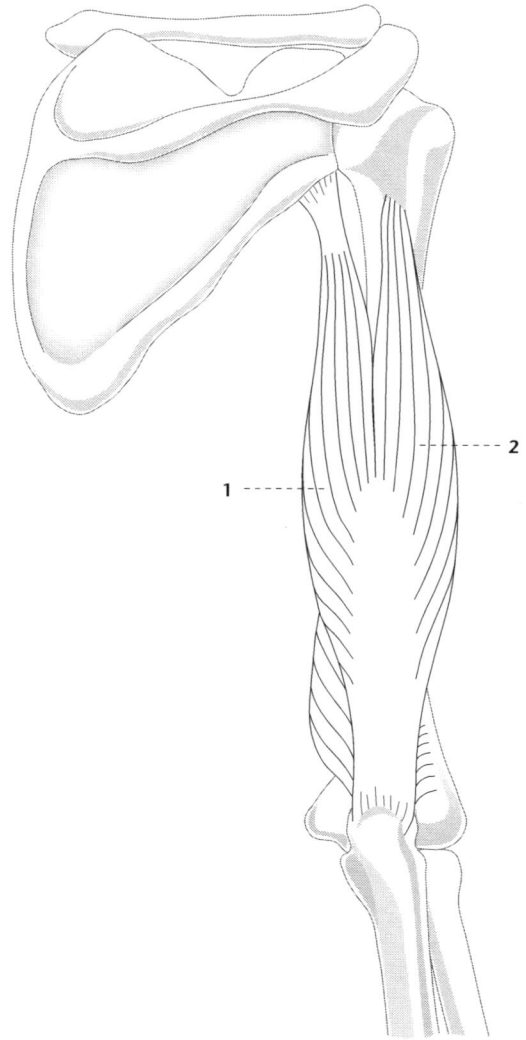

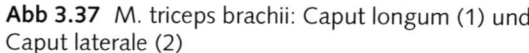

Abb 3.37 M. triceps brachii: Caput longum (1) und Caput laterale (2)

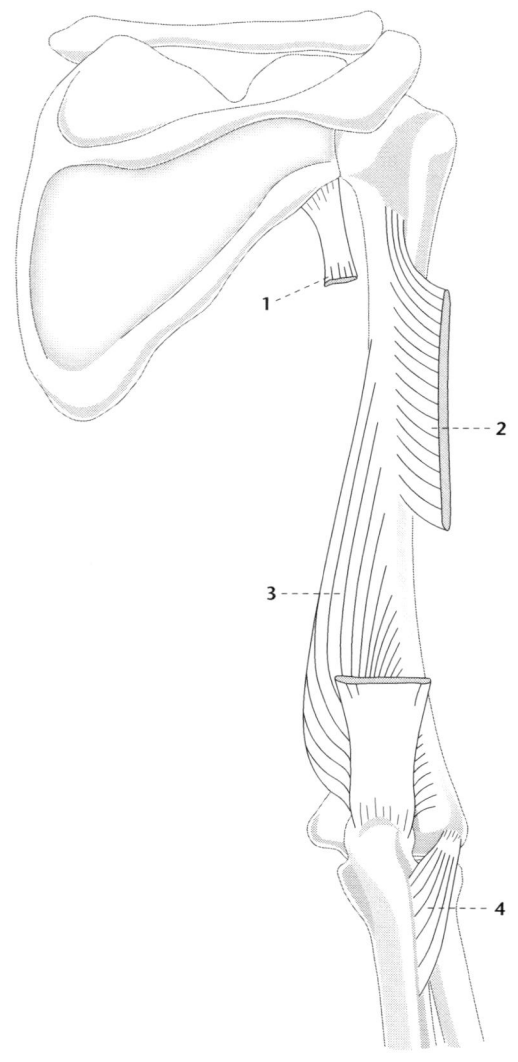

Abb. 3.38 M. triceps brachii, Caput mediale (3) und M. anconaeus (4)

▶ M. triceps brachii

Caput longum
Ursprung
Tuberculum infraglenoidale

Ansatz
Olekranon

Verlauf
Entlang der Humeruslängsachse

Funktion
Im Ellenbogengelenk:
- transversale Achse:

....

- Unterarmlängsachse:

....

Im Glenohumeralgelenk:
- sagittale Achse: Adduktion
- transversale Achse: Extension
- longitudinale Achse: Außenrotation

Caput laterale

Ursprung
Dorsaler Humerus, vom Collum chirurgicum bis proximal des Sulcus nervi radialis

Ansatz
Olekranon

Verlauf
Entlang der Humeruslängsachse

Funktion
Im Ellenbogengelenk:
- transversale Achse:

  ....

- Unterarmlängsachse:

  ....

Caput mediale

Ursprung
Dorsale Fläche des Humerus, distal des Sulcus nervi radialis

Ansatz
Olekranon

Verlauf
Entlang der Humeruslängsachse

Funktion
Im Ellenbogengelenk:
- transversale Achse:

  ....

- Unterarmlängsachse:

  ....

Biomechanische Aspekte
- s. ✐ Übungsaufgabe 6 (S. 136):

  ....

  ....

  ....

  ....

- dorsale Zuggurtung des Humerus

Topografische Besonderheiten
- Caput laterale und mediale bilden mit dem Sulcus nervi radialis einen osteofibrösen Kanal, in dem der N. radialis und die Vasa profunda brachii verlaufen.
- Zwischen Trizepssehne und Olekranon befindet sich eine Bursa.

Innervation
N. radialis (C6–C8)

Klinische Anmerkungen
- Der M. triceps brachii ist Kennmuskel für die Nervenwurzel C7. Bei Störungen im Rückenmarkssegment C7 ist der Trizepssehnenreflex (TSR) abgeschwächt oder ausgefallen.
- Die isometrische Kontraktion des M. triceps brachii gegen Widerstand bei anliegendem Arm und 90° gebeugten Ellenbogen ist ein Provokationstest für eine akute Bursitis subacromialis.
- Bei einer Läsion des N. radialis im Bereich des Sulcus nervi radialis ist der M. triceps brachii meist nicht betroffen.

▶ M. anconaeus

Ursprung
Dorsale Fläche des Epicondylus lateralis des Humerus

Ansatz
Proximales Viertel der dorsalen Fläche der Ulna

Verlauf
Von proximal-lateral nach distal-medial

Funktion
Im Ellenbogengelenk:
- transversale Achse:

  ....

- Unterarmlängsachse:

  ....

Biomechanische Aspekte
Der Muskel spannt die dorsale Kapsel des Ellenbogengelenks bei der Extension.

Innervation
N. radialis (C7–C8)

Unterarmmuskeln

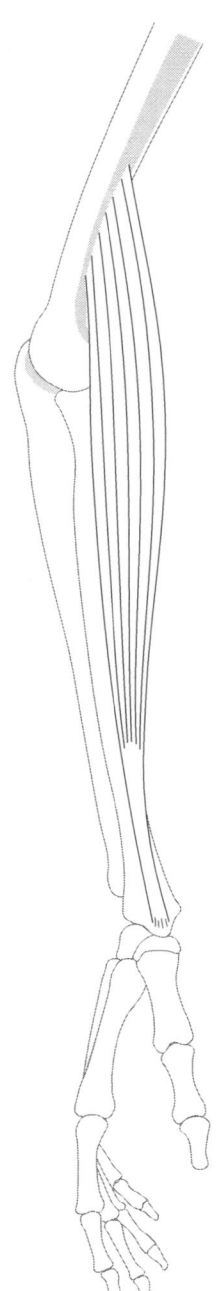

Abb. 3.39 M. brachioradialis

▶ M. brachioradialis

Ursprung
Radiale Kante des unteren Drittel des Humerus

Ansatz
Lateraler Rand des distalen Radius, direkt proximal des Proc. styloideus radii

Verlauf
Entlang der Unterarmlängsachse

Funktion
Im Ellenbogengelenk:
- transversale Achse:

....

- Unterarmlängsachse:

....

Biomechanische Aspekte
- s. ✏ Übungsaufgabe 10:

....

....

....

....

↻ Bei Bewegungen um die Unterarmlängsachse zieht der Muskel aus jeder Gelenkstellung in die N-0-Stellung zurück (Funktionsumkehr zum Umkehrpunkt hin).

Topografische Besonderheiten
Zwischen dem M. brachioradialis und dem M. brachialis verläuft der N. radialis im sog. Radialistunnel.

Innervation
N. radialis (C5–C6)

✏ Übungsaufgabe 10

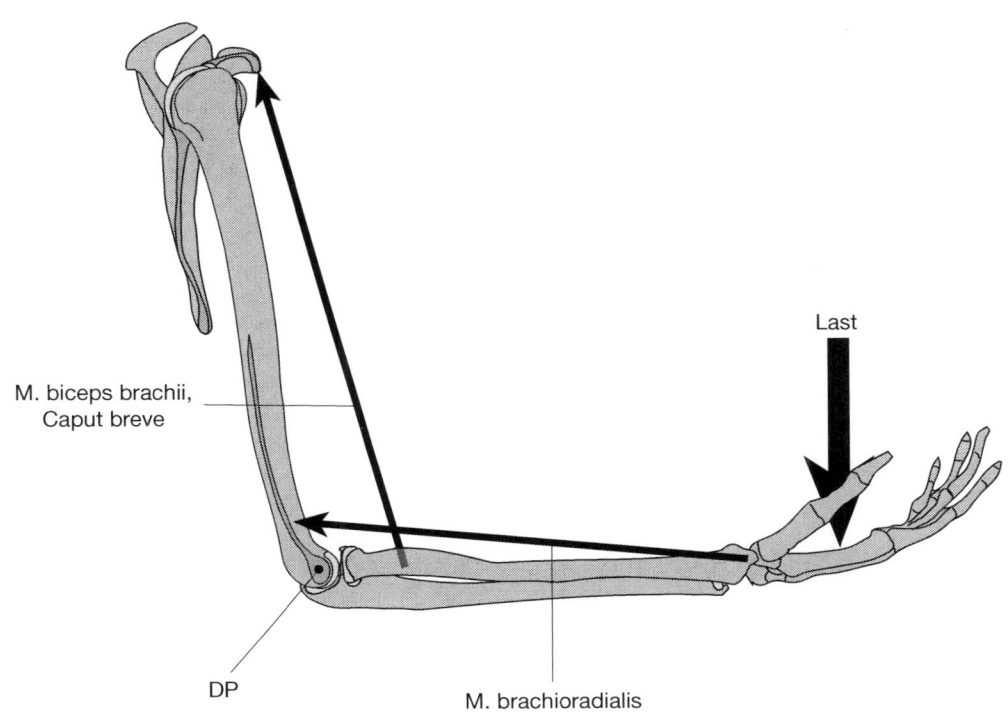

Abb. 3.40 Funktion des M. brachioradialis und des M. biceps brachii, Caput breve beim Heben von Gewichten

Die Abbildung zeigt die Knochen der oberen Extremität von lateral mit eingezeichnetem Drehpunkt für die Ellenbogenflexion. Die beiden Muskeln M. brachioradialis und der M. biceps brachii, Caput breve sind als Kraftvektoren eingezeichnet.

1. Führen Sie eine Kraftzerlegung der beiden Muskeln in jeweils eine rotatorische und longitudinale Kraftkomponente bezüglich des Ellenbogengelenks durch (s. Kap. 1.3.6, Zerlegung von Muskelkräften).

2. Ermitteln Sie, welcher der beiden Muskeln die größere rotatorische Wirkung hat.
3. Vergleichen Sie die beiden longitudinalen Kraftkomponenten in Bezug auf ihre Wirkung auf das Gelenk.
4. Überlegen Sie, welche Hauptaufgabe der M. brachioradialis in dieser Gelenkstellung hat.

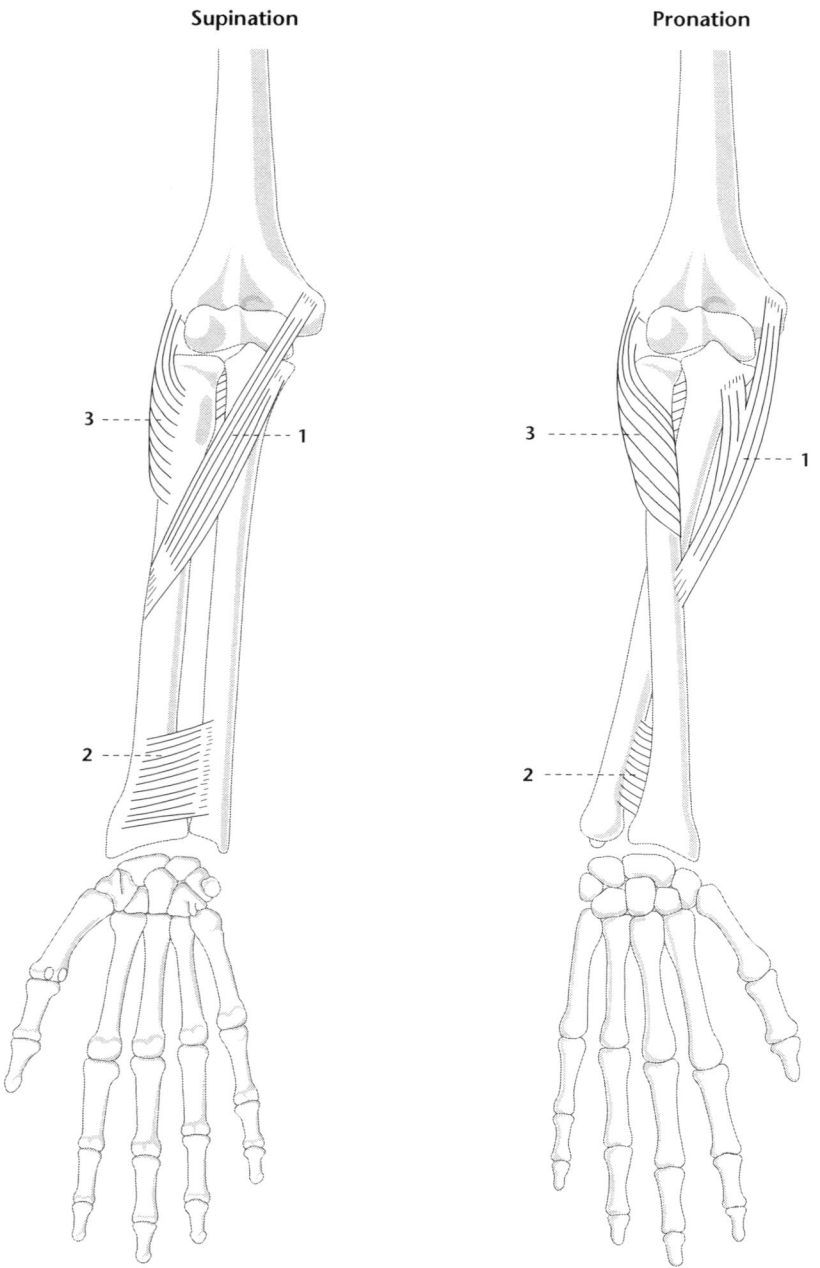

Abb. 3.41 M. pronator teres (1), M. pronator quadratus (2) und M. supinator (3) in Supinations- und Pronationsstellung

▶ M. pronator teres

Ursprung
Caput humerale
Epicondylus medialis des Humerus
Caput ulnare
Proc. coronoideus der Ulna

Ansatz
Dorsale, laterale Fläche des Radius, distal vom Ansatz des M. supinator

Verlauf
Von proximal-medial nach distal-lateral

Funktion
Im Ellenbogengelenk:
* transversale Achse:

....

* Unterarmlängsachse:

....

Innervation
N. medianus (C6)

▶ M. pronator quadratus

Ursprung
Distales Viertel der palmaren Fläche der Ulna

Ansatz
Distales Viertel der palmaren Fläche des Radius

Verlauf
Quer zur Unterarmlängsachse von ulnar, leicht proximal nach radial, leicht distal

Funktion
Im Ellenbogengelenk:
* Unterarmlängsachse:

....

Biomechanische Aspekte
Spannt die Kapsel des distalen Radioulnargelenks

Innervation
N. medianus (C8–Th1)

▶ M. supinator

Ursprung
* Lig. collaterale laterale
* Epicondylus lateralis des Humerus
* Crista supinatoria der Ulna
* Lig. anulare radii

Ansatz
Ulnarer Rand des Radius, etwas distal der Tuberositas radii bis 3 Querfinger weiter nach distal

Verlauf
Umschlingt das proximale Drittel des Radius

Funktion
Im Ellenbogengelenk:
* transversale Achse:

....

* Unterarmlängsachse:

....

Topografische Besonderheiten
Der N. radialis profundus tritt durch den von der oberflächlichen und tiefen Muskelschicht gebildeten Supinatorkanal (Frohse-Arkade).

Innervation
N. radialis (C5–C6)

✐ Übungsaufgabe 11

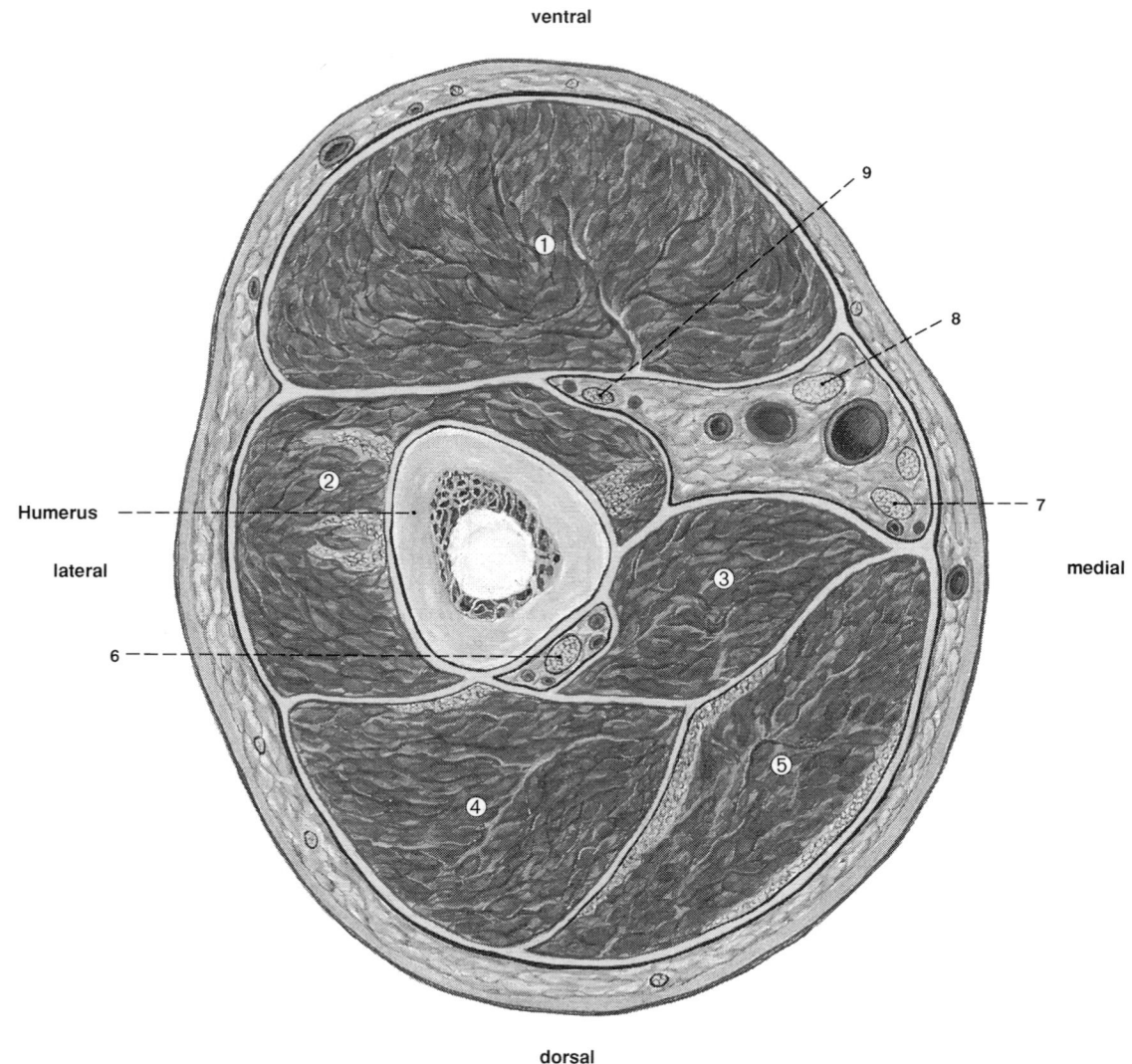

Abb. 3.42 Querschnitt durch die Mitte des Oberarms

Beschriften Sie den Querschnitt und machen Sie sich so noch einmal die topografische Beziehung der einzelnen Strukturen am Oberarm zueinander deutlich!

1
....

2
....

3
....

4
....

5
....

6
....

7
....

8
....

9
....

3.4　Hand- und Fingergelenke

3.4.1　Steckbrief

An der Hand unterscheidet man das proximale und distale Handwurzelgelenk, die Metakarpo-phalangealgelenke sowie die proximalen und distalen Interphalangealgelenke.

Gelenktyp und Bewegungsausmaß der Handwurzelgelenke

Proximales Handwurzelgelenk (Art. radiocarpalis)

- Eigelenk mit 2 Freiheitsgraden
- Die proximale Reihe der Handwurzelknochen (Os scaphoideum, Os lunatum und Os triquetrum) artikuliert mit dem Radius und dem Discus articularis.
- Das Os pisiforme ist nicht an der Bildung des Gelenks beteiligt.
- Das Os scaphoideum und das Os lunatum artikulieren mit dem Radius, das Os triquetrum mit dem Diskus.
- Betrachtet man die proximale Reihe der Handwurzelknochen als Block, bildet sie den bikonvexen Kopf des Eigelenks.
- Die Gelenkfläche des Radius und der Diskus bilden die bikonkave Pfanne des Eigelenks.
- Die Gelenkpfanne (Radius und Diskus) ist um ca. 10° nach palmar und ca. 30° nach ulnar abgekippt.

Bewegungsausmaß des proximalen Handwurzelgelenks (nach Kapandji):

Radioulnare Achse durch das Os lunatum	Dorsalextension: 30°	Palmarflexion: 60°
Dorsopalmare Achse durch das Os capitatum	Radialduktion: 25–30°	Ulnarduktion: 35–40°

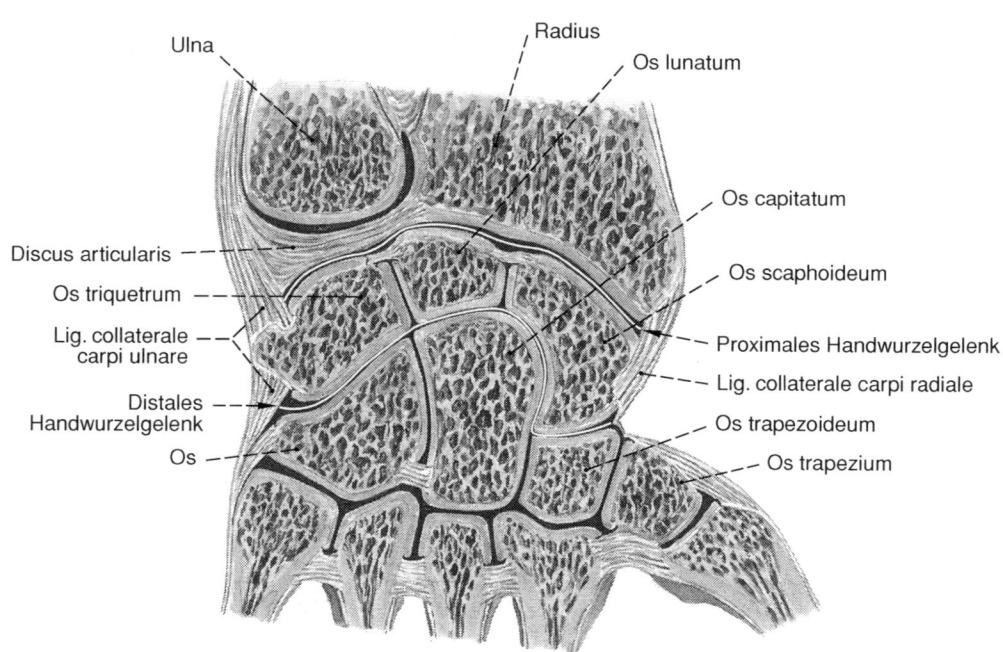

Abb. 3.43 Proximales und distales Handwurzelgelenk im Querschnitt

Distales Handwurzelgelenk (Art. medio-carpalis)

* verzahntes Scharniergelenk
* Die proximale Reihe der Handwurzelknochen (Os scaphoideum, Os lunatum und Os triquetrum) artikuliert mit der distalen Reihe (Os trapezium, Os trapezoideum, Os capitatum und Os hamatum).
* Os trapezium und Os trapezoideum sind konkav zum Os scaphoideum geformt.

* Das Os capitatum verhält sich konvex zum Os lunatum und das Os hamatum ist konvex zum Os triquetrum geformt.
* Die Gelenkkapseln der beiden Handwurzelgelenke sind „dorsal schlaff, palmar staff". Sie werden von zahlreichen Bändern verstärkt. Die Gelenkinnenräume stehen häufig miteinander in Verbindung.

Bewegungsausmaß des distalen Handwurzelgelenks (nach Kapandji):

Radioulnare Achse durch das Os capitatum	Dorsalextension: 60°	Palmarflexion: 30°

Bänder des distalen und proximalen Handwurzelgelenks

* Die beiden Handgelenke besitzen einen gemeinsamen Bandapparat. Die Bänder verstärken die Gelenkkapsel und begrenzen Bewegungen. Dabei lassen sich die extrinsischen Bänder (Bänder, die den Unterarm mit der Handwurzel verbinden) von den intrinsischen Bändern (Bänder, die innerhalb des Karpus liegen) abgrenzen.
* Die intrinsischen Bänder gliedern sich in die Ligg. intercarpalia, Ligg. carpometacarpalia sowie die Ligg. metacarpalia. Sie werden im Folgenden nicht einzeln beschrieben.
* Vereinfacht kann man die extrinsischen Bänder in die Kollateralbänder sowie einen dorsalen und palmaren Bandapparat unterteilen.
* Die Bänder des dorsalen und palmaren Bandapparates entspringen vom Radius oder von der Ulna und ziehen zur Mitte des Karpus. Dabei liegt ihr Ansatz im Drehpunkt für die Radial- und Ulnarduktion, so dass die Bänder bei diesen Bewegungen kaum beansprucht werden.
* Die Kollateralbänder entspringen vom Radius oder von der Ulna und ziehen seitlich zum Karpus. Da ihr Ansatz im Bereich des Drehpunktes für Extension und Flexion liegt, werden sie bei diesen Bewegungen kaum gespannt.

Lig. collaterale carpi ulnare

* proximale Insertion: Proc. styloideus der Ulna und Discus articularis
* distale Insertion: Os triquetrum und Os pisiforme

* Verlauf: von der Ulna mit zwei Zügen nach distal-dorsal zum Os triquetrum und nach distal-palmar zum Os pisiforme
* Funktion: hemmt die Radialduktion

Lig. collaterale carpi radiale

* proximale Insertion: Proc. styloideus des Radius
* distale Insertion: Os scaphoideum
* Verlauf: vom Radius mit zwei Zügen nach distal-dorsal zur lateralen Fläche des Os scaphoideum und nach distal-palmar zum Tuberculum des Os scaphoideum
* Funktion: hemmt die Ulnarduktion

Lig. radiocarpale palmare

* proximale Insertion: Proc. styloideus und Rand des Radius
* distale Insertion: Os lunatum und Os capitatum
* Verlauf: vom Radius schräg nach distal-ulnar
* Funktion: hemmt die Dorsalextension im Handgelenk

Lig. radiocarpale dorsale

* proximale Insertion: distaler palmarer Radius
* distale Insertion: Os lunatum und Os triquetrum
* Verlauf: vom Radius schräg nach distal-ulnar
* Funktion: hemmt die Palmarflexion im Handgelenk

Lig. ulnocarpale palmare

- proximale Insertion: distale palmare Ulna (Basis des Proc. styloideus der Ulna)
- distale Insertion: Os triquetrum und Os lunatum
- Verlauf: von der Ulna schräg nach distal-radial
- Funktion: hemmt die Dorsalextension im Handgelenk

Lig. radiotriquetrum palmare

- proximale Insertion: distaler palmarer Radius
- distale Insertion: Os triquetrum
- Verlauf: vom Radius schräg nach distal-ulnar
- Funktion: hemmt die Dorsalextension im Handgelenk

Lig. radiotriquetrum dorsale

- proximale Insertion: distaler dorsaler Radius
- distale Insertion: Os triquetrum
- Verlauf: vom Radius schräg nach distal-ulnar
- Funktion: hemmt die Palmarflexion im Handgelenk

Funktionelle Aspekte der Handwurzelgelenke

Morphologisch sind die Art. mediocarpalis und die Art. radiocarpalis selbstständige Gelenke, funktionell bilden sie jedoch eine Einheit. Dies wird besonders bei den Bewegungen um die dorsopalmare Achse deutlich. Bei der Radialduktion der Hand finden komplexe Bewegungen zwischen den einzelnen Handwurzelknochen statt, die dazu führen, dass die proximale Reihe der Handwurzelknochen gegenüber dem Unterarm in Richtung einer Pronation rotiert. Die distale Reihe der Handwurzelknochen rotiert dabei gegenüber der proximalen Reihe im Sinne einer Supination.

Die gesamte Dorsalextension der Hand von ca. 90° findet zu $2/_3$ im distalen Handwurzelgelenk und nur zu $1/_3$ im proximalen Handwurzelgelenk statt. Bei der Palmarflexion verhält es sich umgekehrt: $2/_3$ der Gesamtbewegung findet im proximalen und nur $1/_3$ im distalen Handwurzelgelenk statt.

Gelenktyp und Bewegungsausmaß der Mittelhand- und Fingergelenke

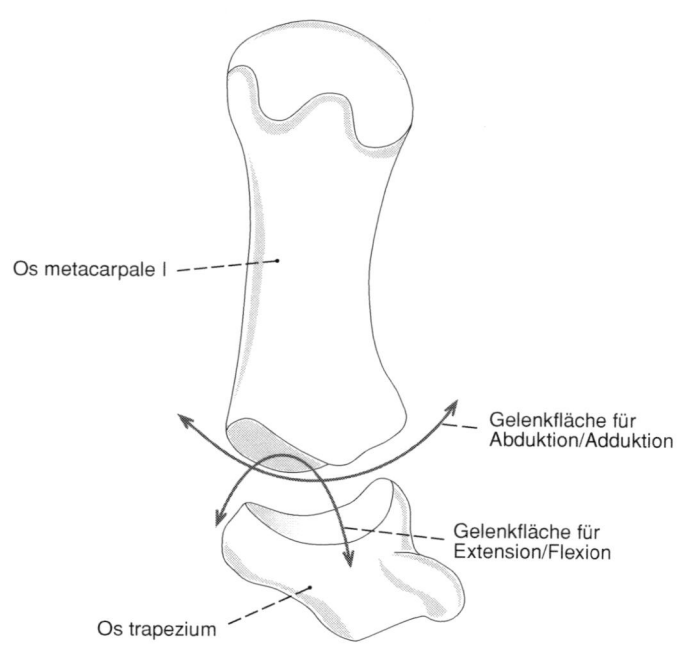

Abb. 3.44 Gelenkflächen des Daumensattelgelenks

Daumensattelgelenk (Art. carpometacarpalis des Daumens = CMC 1)

- Sattelgelenk mit 2 Freiheitsgraden (Extension/Flexion und Abduktion/Adduktion), das jedoch eine (passive) axiale Rotation zulässt.
- In der Art. carpometacarpalis 1 (CMC) ist das Os trapezium (proximaler Gelenkpartner) mit der Basis der Grundphalanx des Daumens (distaler Gelenkpartner) verbunden.
- Für die Extension und Flexion verhält sich das Os trapezium konvex gegenüber der Daumengrundphalanx.
- Für die Abduktion und Adduktion verhält sich das Os trapezium konkav gegenüber der Grundphalanx des Daumens.
- Die Opposition ist eine Kombinationsbewegungen aus Abduktion und Flexion, wobei der Daumen leicht nach innen rotiert wird. Bei der Opposition stehen sich die Fingerbeeren des Daumens und der anderen Finger gegenüber. Wichtig ist diese Bewegung für den Pinzettengriff. Diese Rotation findet sowohl im Sattelgelenk als auch im Daumengrundgelenk statt.

Bewegungsausmaß des Daumensattelgelenks (nach Kapandji):

Bewegungsachse in der Ebene des Daumennagels	Extension: 20 – 25°	Flexion: 30 – 45°
Bewegungsachse senkrecht zur Ebene des Daumennagels	Abduktion: 25 – 35°	Adduktion: 15 – 25°
Längsachse durch Os metacarpale I	Minimale Innenrotation in Richtung einer Pronation	Minimale Außenrotation in Richtung einer Supination

- Bei der Reposition wird der Daumen zurück in seine Ausgangsstellung geführt.
- Die Gelenkkapsel ist schlaff und an der Knorpel-Knochengrenze befestigt. Die Kapsel wird dorsal und palmar durch Bänder verstärkt, die sich zwischen Os trapezium und der Basis des Os metacarpale I ausspannen (Ligg. trapeziometacarpalia palmare und dorsale).

Karpometakarpalgelenke (Artt. carpometacarpales = CMC 2–5)

- Amphiarthrosen mit minimaler Beweglichkeit im Sinne einer Flexion und Extension
- abnehmende Beweglichkeit vom 5. zum 2. Finger
- In den Artt. carpometacarpales 2 – 5 (CMC) ist die distale Reihe der Handwurzelknochen mit den Basen der Mittelhandknochen verbunden.
- Das Os metacarpale II artikuliert mit dem Os trapezoideum, das Os metacarpale III mit dem Os capitatum und die Ossa metacarpalia IV und V mit dem Os hamatum.
- Die Gelenkkapsel des 2. und 3. Karpometakarpalgelenks ist relativ straff, die des 4. und 5. Karpometakarpalgelenks relativ locker. Die Ligg. metacarpea dorsalia, palmaria und interossea verbinden die Knochen so fest miteinander, dass man von einer Amphiarthrose spricht.
- Die größte Beweglichkeit findet man im Karpometakarpalgelenk 5. Um eine Bewegungsachse, die schräg von radial-dorsal nach ulnarpalmar ausgerichtet ist, finden Flexion und Extension statt. Durch die schräge Bewegungsachse kann man auch von einer Opposition des Kleinfingers sprechen. Sie dient dem Formen der Hohlhand auf der ulnaren Seite.

Daumengrundgelenk (Art. metacarpophalangealis des Daumens = MCP 1)

- Primär handelt es sich um ein Scharniergelenk für Extension und Flexion, daneben findet jedoch eine geringe axiale Rotation statt, so dass man auch von einem funktionell eingeschränkten Kugelgelenk mit 2 Freiheitsgraden sprechen kann.
- In der Art. metacarpophalangealis 1 (MCP) artikuliert das Köpfchen des Os metacarpale I mit der Basis der Grundpalanx des Daumens.

- Die Kapsel ist schlaff und besitzt auf der dorsalen und palmaren Seite einen Rezessus.
- Auf der dorsalen Seite wird die Kapsel von der Sehne des M. extensor pollicis longus und brevis verstärkt.
- Auf der palmaren Seite wird das Gelenk von der Sehne des M. flexor pollicis longus verstärkt.
- Seitlich befinden sich Kollateralbänder, die in der Beugestellung des Gelenks maximal gespannt sind.

Bewegungsausmaß des Daumengrundgelenks (nach Kapandji):

Bewegungsachse in der Ebene des Fingernagels	Extension: 20–25°	Flexion: 30–45°
Längsachse durch Phalanx 1	24° Innenrotation in Richtung einer Pronation	0° Außenrotation in Richtung einer Supination

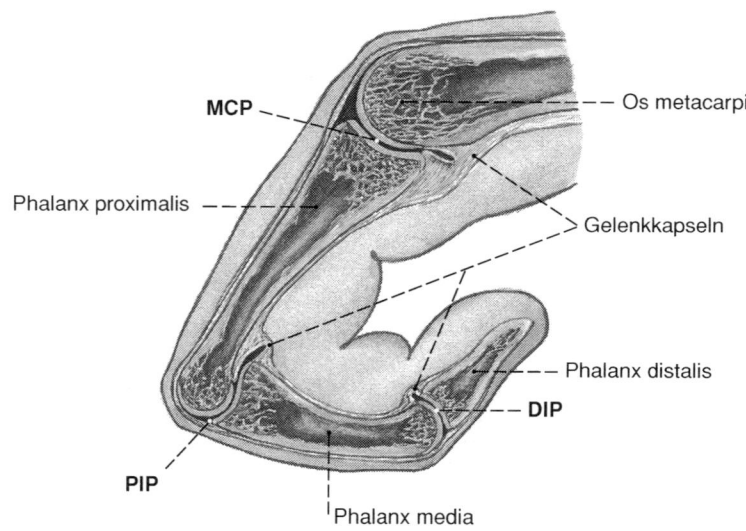

Abb. 3.45 Fingergelenke im Querschnitt

Grundgelenke der Finger (Artt. metacarpophalangeales = MCP 2–5)

- Funktionell eingeschränkte Kugelgelenke mit 3 Freiheitsgraden
- In den Artt. metacarpophalangeales 2–5 (MCP) artikulieren die bikonvex geformten Köpfchen der Ossa metacarpalia II–V mit den bikonkav geformten Basen der Grundphalangen.
- Die Kapsel ist schlaff und wird auf der radialen und ulnaren Seite von Kollateralbändern verstärkt. Die Kollateralbänder sind in der Flexionsstellung am meisten gespannt, so dass die Abduktion der Finger im Grundgelenk in dieser Position kaum möglich ist.

- Die Beugefähigkeit in den Grundgelenken nimmt vom Zeigefinger zum Kleinfinger hin zu.
- In der Gesamtheit wird das Spreizen der Finger als Abduktion beschrieben. Dabei findet eine Seitwärtsbewegung in den Grundgelenken des 2., 4. und 5. Fingers statt, die vom 3. Strahl (Mittelfinger) weggerichtet ist. Die Gegenbewegung, das Zusammenführen der Finger, wird als Adduktion beschrieben. Dabei nähern sich die Finger 1, 4 und 5 dem Mittelfinger an.
- Die axiale Rotation ist in den Fingergrundgelenken nur passiv möglich.

Bewegungsausmaß der Grundgelenke des 2.–5. Fingers (nach Kapandji):

Bewegungsachse in der Ebene des Fingernagels (radioulnare Achse)	Extension: 20–30°	Flexion: 100–135°
Bewegungsachse senkrecht zur Ebene des Fingernagels (dorsopalmare Achse)	Abduktion: 25–35°	Adduktion: 15–25°

Interphalangealgelenk des Daumens (Art. interphalangealis = IP)

- Scharniergelenk mit einem Freiheitsgrad
- Beim Daumen gibt es nur ein Interphalangealgelenk (IP), bei dem das Köpfchen der Grundphalanx mit der Basis der Endphalanx artikuliert.
- Alle übrigen Finger besitzen ein distales und ein proximales Interphalangealgelenk.

Mittel- und Endgelenke der Finger (Artt. interphalangeae = PIP und DIP 2–5)

- Scharniergelenke
- Im proximalen Interphalangealgelenk (PIP) artikuliert das Köpfchen der Grundphalanx mit der Basis der Mittelphalanx.
- Die Beugefähigkeit in den Mittelgelenken nimmt vom Zeigefinger zum Kleinfinger hin zu.
- Im distalen Interphalangealgelenk (DIP) artikuliert das Köpfchen der Mittelphalanx mit der Basis der Endphalanx.
- Die Kapseln aller Interphalangealgelenke sind schlaff und werden auf der radialen und ulnaren Seite von Kollateralbändern verstärkt. Im dorsalen Bereich werden die Kapseln durch die Dorsalaponeurose verstärkt.

Bewegungsausmaß des Interphalangealgelenks des Daumens (nach Kapandji):

Bewegungsachse in der Ebene	Extension: 0°	Flexion: 60–70°

Bewegungsausmaß der Mittelgelenke des 2.–5. Fingers (nach Kapandji):

Bewegungsachse in der Ebene des Fingernagels (radioulnare Achse)	Extension: 0°	Flexion: > 110°

Bewegungsausmaß der Endgelenke des 2.–5. Fingers (nach Kapandji):

Bewegungsachse in der Ebene des Fingernagels (radioulnare Achse)	Extension: 5° (passiv: 20–30°)	Flexion: < 90°

3.4.2 Muskulatur

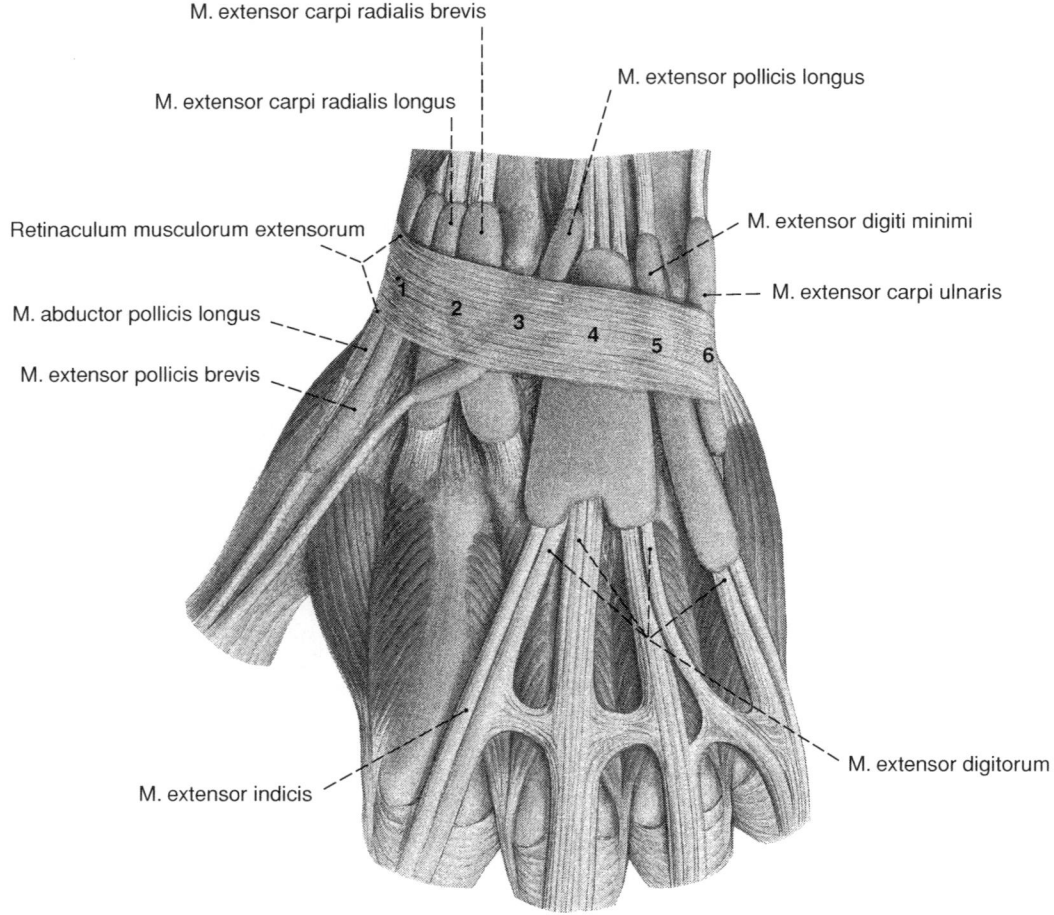

M. extensor carpi radialis brevis

M. extensor carpi radialis longus

M. extensor pollicis longus

Retinaculum musculorum extensorum

M. extensor digiti minimi

M. abductor pollicis longus

M. extensor carpi ulnaris

M. extensor pollicis brevis

1 2 3 4 5 6

M. extensor indicis

M. extensor digitorum

Abb. 3.46 Verlauf der Sehnen unter dem Retinaculum extensorum

Sehnenfächer des Retinaculum extensorum

- Die Sehnen der langen Unterarmmuskeln verlaufen dorsal unter dem Retinaculum musculorum extensorum in insgesamt 6 Sehnenfächern nach distal.
- Im Bereich des Retinaculum extensorum sind die Sehnen von ihren Sehnenscheiden (Vaginae tendinea) umgeben.

Klinische Anmerkungen

Die Muskelbäuche der Hand sind zu Gunsten der freien Beweglichkeit des Handgelenks auf den Unterarm verlagert. Im Bereich der Sehnenfächer kommt es durch die Umlenkung der Sehnen zu mechanischen Beanspruchungen mit der möglichen Folge einer Tendovaginitis.

1. Sehnenfach	M. extensor pollicis brevis, M. abductor pollicis longus
2. Sehnenfach	M. extensor carpi radialis brevis, M. extensor carpi radialis longus
3. Sehnenfach	M. extensor pollicis longus
4. Sehnenfach	M. extensor digitorum, M. extensor indicis
5. Sehnenfach	M. extensor digiti minimi
6. Sehnenfach	M. extensor carpi ulnaris

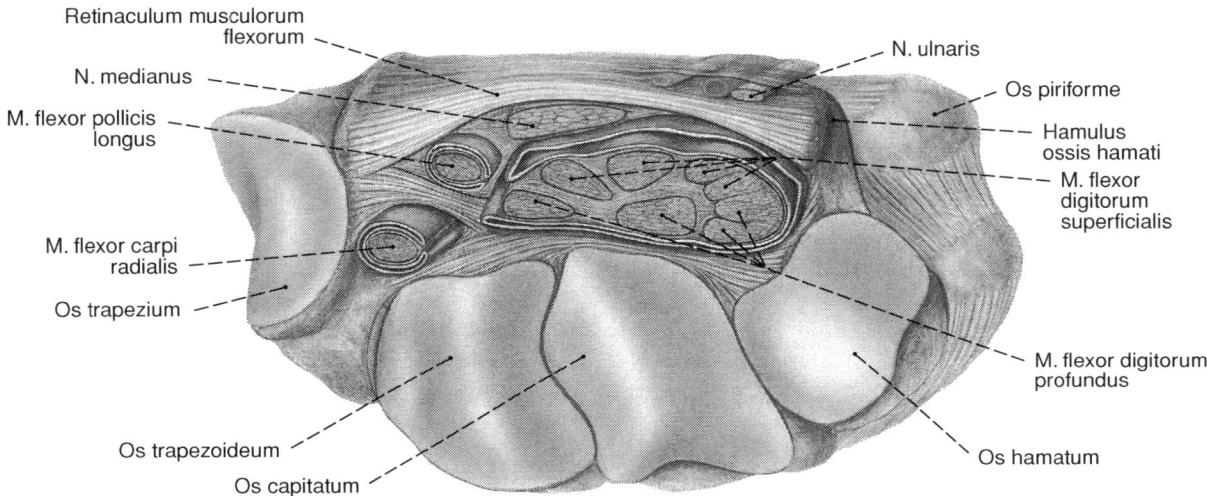

Abb. 3.47 Querschnitt durch den Karpaltunnel

Karpaltunnel

Auf der palmaren Seite verlaufen die Sehnen der langen Hand- und Fingerbeuger, mit Ausnahme des M. flexor carpi ulnaris und des M. palmaris longus, sowie der N. medianus durch den Karpaltunnel.

Klinische Anmerkungen

Irritationen des N. medianus im Karpaltunnel führen zum sog. Karpaltunnelsyndrom. Dabei klagen die Patienten über Schmerzen und Parästhesien im Bereich der ersten drei Finger auf der palmaren Seite. Motorisch können einige kleine Daumenballenmuskeln betroffen sein.

Handgelenksmuskeln

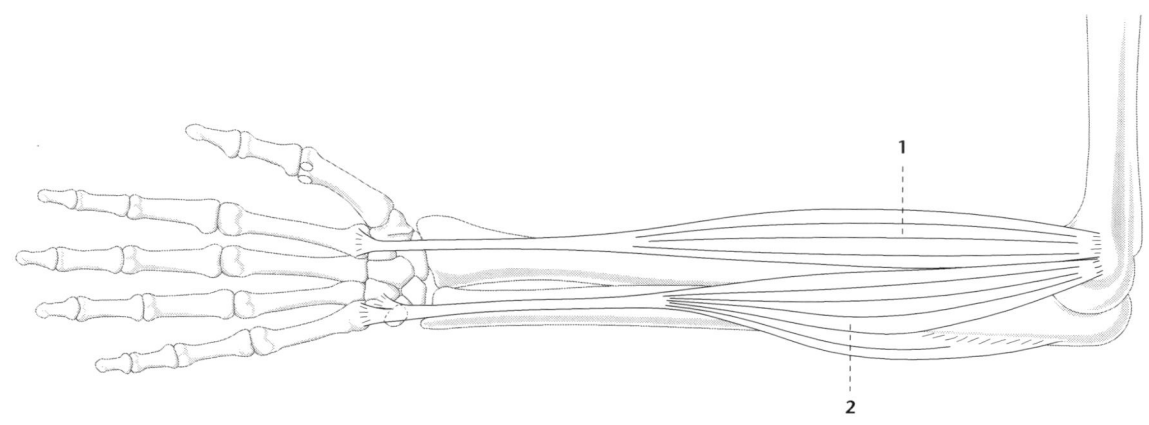

Abb. 3.48 M. flexor carpi radialis (1) und M. flexor carpi ulnaris (2)

▶ M. flexor carpi radialis

Ursprung
Epicondylus medialis des Humerus

Ansatz
Palmare Basis des Os metacarpale II

Verlauf
- zwischen dem M. pronator teres (radial) und dem M. palmaris longus (ulnar) von proximal-medial nach distal-radial
- zieht durch den Karpaltunnel
- In der Mitte des Unterarms geht er in seine Endsehne über.

Funktion
Im Handgelenk:
- radioulnare Achse:

....

- dorsopalmare Achse:

....

Im Ellenbogengelenk:
- transversale Achse: Flexion
- Unterarmlängsachse: Pronation

Biomechanische Aspekte
- Stabilisiert das Ellenbogengelenk auf der medialen Seite und wirkt so einer Valgusfehlstellung der Ulna im Ellenbogengelenk entgegen.
- Alle Muskeln, die vom Epicondylus medialis zur radialen Seite des Handgelenks ziehen, haben eine Wirkung bei den Umwendbewegungen des Unterarms. Der M. flexor carpi radialis und das Caput humerale des M. flexor digitorum superficialis unterstützen den M. pronator teres.
- ↻ Bei Bewegungen um die Unterarmlängsachse hat der M. flexor carpi radialis bei 30° Pronation eine Funktionsumkehr zum Umkehrpunkt hin.

Innervation
N. medianus (C5–C7)

▶ M. flexor carpi ulnaris

Ursprung

Caput humerale
Dorsaler Bereich des Epicondylus medialis des Humerus
Caput ulnare
Dorsales Olekranon und Margo posterior der Ulna

Ansatz

* Hamulus des Os hamatum
* palmare Basis des Os metacarpale V

Verlauf

* von proximal-medial nach distal-ulnar
* Der Muskel zieht nicht durch den Karpaltunnel, sondern nutzt das Os pisiforme als Hypomochlion und setzt über das Lig. pisohamatum am Hamulus an. Das Os pisiforme ist als Sesambein in seine Sehne eingelagert.

Funktion

Im Handgelenk:
* radioulnare Achse:

  ....

* dorsopalmare Achse:

  ....

Im Ellenbogengelenk:
* transversale Achse: Flexion
* Unterarmlängsachse: Supination

Biomechanische Aspekte

* mediale Stabilisation des Ellenbogengelenks (s. o. M. flexor carpi radialis)
* ↳ Bei Bewegungen um die Unterarmlängsachse hat der M. flexor carpi ulnaris bei 20° Supination eine Funktionsumkehr zum Umkehrpunkt hin.
* ↳ Bei Bewegungen um eine transversale Achse im Ellenbogengelenk hat der M. flexor carpi ulnaris bei 45° Flexion eine Funktionsumkehr vom Umkehrpunkt weg.

Topografische Besonderheiten

Zwischen Caput humerale und ulnare verläuft der N. ulnaris.

Innervation

N. ulnaris (C7–Th1)

Klinische Anmerkungen

Der N. ulnaris verläuft distal des Epicondylus medialis zwischen den beiden Köpfen des M. flexor carpi ulnaris im sog. Kubitaltunnel, wo er komprimiert werden kann. Folge ist das Kubitaltunnelsyndrom mit Missempfindungen im Versorgungsgebiet des Nerven.
Im weiteren Verlauf liegt der N. ulnaris zwischen dem M. flexor digitorum profundus und superficialis und wird vom M. flexor carpi ulnaris bedeckt. Hier ergeben sich weitere Irritationsmöglichkeiten.

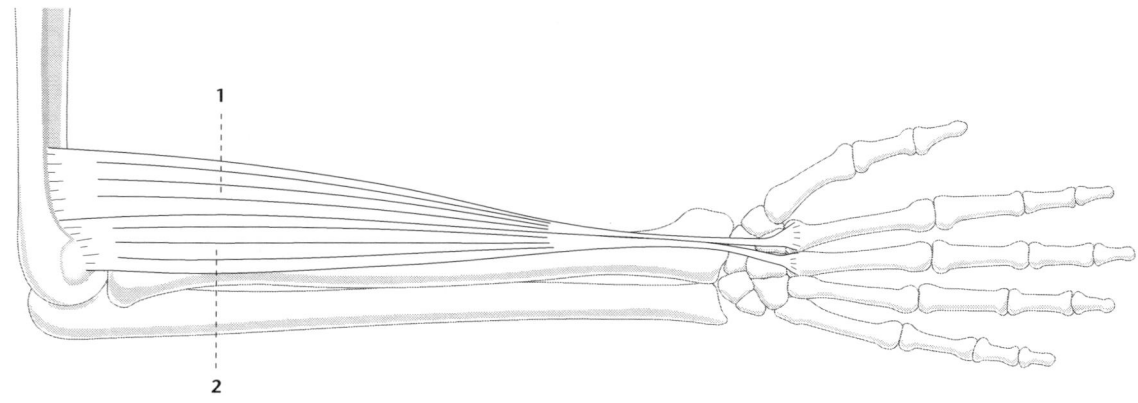

Abb. 3.49 M. extensor carpi radialis longus (1) und brevis (2)

▶ M. extensor carpi radialis longus

Ursprung
- Epicondylus lateralis des Humerus
- Crista supracondylaris lateralis des Humerus

Ansatz
Dorsale Basis des Os metacarpale II

Verlauf
- von proximal-lateral nach distal-radial
- verläuft mit der Sehne des M. extensor carpi radialis brevis unter dem Retinaculum extensorum durch das 2. Sehnenfach

Funktion
Im Handgelenk: (s. ✏ Übungsaufgabe 12)
- radioulnare Achse:

....

- dorsopalmare Achse:

....

Im Ellenbogengelenk:
- transversale Achse: Flexion
- Unterarmlängsachse: Supination

Biomechanische Aspekte
- s. ✏ Übungsaufgabe 12 (S. 180):

....

....

....

....

- Stabilisiert das Ellenbogengelenk auf der lateralen Seite und wirkt so einer Varusfehlstellung der Ulna im Ellenbogengelenk entgegen.
- ↻ Bei Bewegungen um die Unterarmlängsachse hat der M. extensor carpi radialis longus bei 30° Supination eine Funktionsumkehr zum Umkehrpunkt hin.

Innervation
N. radialis (C6–C7)

▶ M. extensor carpi radialis brevis

Ursprung
- Epicondylus lateralis des Humerus
- Lig. anulare radii

Ansatz
Dorsale Basis des Os metacarpale III

Verlauf
- von proximal-lateral nach distal-radial
- verläuft mit der Sehne des M. extensor carpi radialis longus unter dem Retinaculum extensorum durch das 2. Sehnenfach

Funktion
Im Handgelenk:
- radioulnare Achse:

....

- dorsopalmare Achse:

....

Im Ellenbogengelenk:
- Unterarmlängsachse: Supination

Biomechanische Aspekte
- laterale Stabilisation des Ellenbogengelenks (s. o. M. extensor carpi radialis longus)
- Alle Muskeln, die vom Epicondylus lateralis zur radialen Seite des Handgelenks ziehen, haben eine Wirkung bei den Umwendbewegungen des Unterarms.
- ↻ Bei Bewegungen um die Unterarmlängsachse hat der M. extensor carpi radialis brevis bei 40° Supination eine Funktionsumkehr zum Umkehrpunkt hin.
- ↻ Bei Bewegungen im Handgelenk um eine dorsopalmare Achse bewegt er aus jeder Gelenkstellung in die Mittelstellung zurück (Funktionsumkehr zum Umkehrpunkt hin).

Innervation
N. radialis (C6–C7)

Klinische Anmerkungen
- Die Reizung des Muskels im Ursprungsbereich (Epicondylitis lateralis humeri) entsteht häufig bei klassischen Rückschlagsportarten wie Tennis, Squash, Tischtennis, Badminton etc. und wird als Tennisellenbogen bezeichnet. Es handelt sich um ein Überlastungssyndrom mit einer chronischen Entzündung am Ursprung der Mm. extensor radialis brevis und longus.
- Eine Irritation des Ramus profundus des N. radialis zwischen dem Ursprung des M. extensor carpi radialis brevis und dem Epicondylus lateralis humeri kann zu Missempfindungen im Nervenverlauf führen.

✎ Übungsaufgabe 12

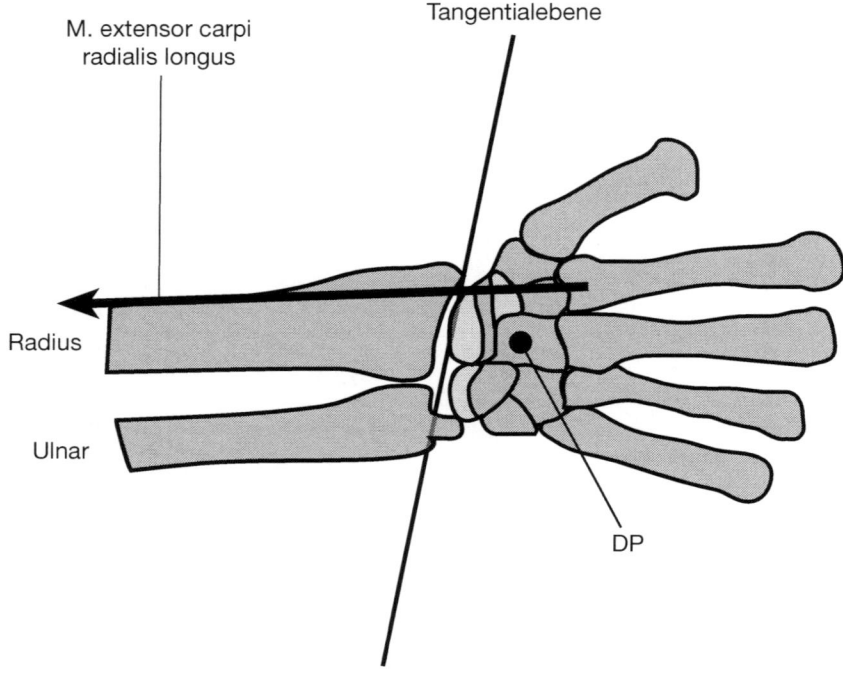

Abb. 3.50 Bedeutung des M. extensor carpi radialis longus für die Arthrokinematik des Handgelenks

Die Abbildung zeigt ein Handgelenk in N-0-Stellung von dorsal. Der Drehpunkt für die Radialduktion und Ulnarduktion im Os capitatum ist markiert. Die leicht schräg von oben nach unten verlaufende Linie zeigt die Ausrichtung der proximalen Gelenkfläche (Tangentialabene des Gelenks). Der M. extensor carpi radialis longus ist als Kraftvektor eingezeichnet.

1. Führen Sie eine Kraftzerlegung des M. extensor carpi radialis longus in eine rotatorische und longitudinale Kraftkomponente bezüglich des Handgelenks durch (s. Kap. 1.3.6, Zerlegung von Muskelkräften).

2. Ermitteln Sie, welche Bewegung die rotatorische Kraftkomponente in dieser Ebene und Winkelstellung bewirkt.

3. Zerlegen Sie die longitudinale Kraftkomponente nach dem Prinzip der schiefen Ebene (schiefe Kräfte) in Normalkraft und Schubkraft (Hangabtriebskraft). (s. Kap. 1.3.7, Schiefe Ebene)

4. Überlegen Sie, wie die Wirkung der Bewegungskomponente und die Schubkraft miteinander in Zusammenhang stehen.

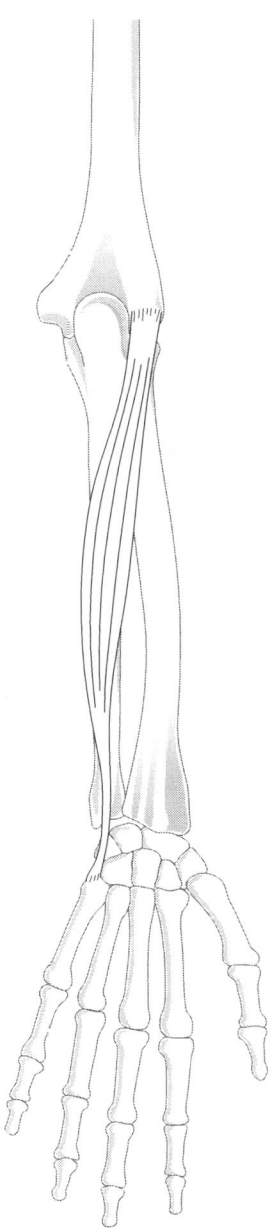

Abb. 3.51 M. extensor carpi ulnaris

▶ M. extensor carpi ulnaris

Ursprung
Caput humerale
Dorsaler Bereich des Epicondylus lateralis des Humerus
Caput ulnare
Hintere Fläche der Ulna

Ansatz
Dorsale Basis des Os metacarpale V

Verlauf
* von proximal-lateral nach distal-ulnar
* unter dem Retinaculum extensorum durch das 6. Sehnenfach

Funktion
Im Handgelenk:
* radioulnare Achse:

....

* dorsopalmare Achse:

....

Im Ellenbogengelenk:
* transversale Achse: Extension
* Unterarmlängsachse: Pronation

Biomechanische Aspekte
* laterale Stabilisation des Ellenbogengelenks (s. o. M. extensor carpi radialis longus)
* ↶ Bei Bewegungen um die Unterarmlängsachse hat der M. extensor carpi ulnaris bei 20° Pronation eine Funktionsumkehr zum Umkehrpunkt hin.

Innervation
N. radialis (C7 – C8)

Lange Fingermuskeln

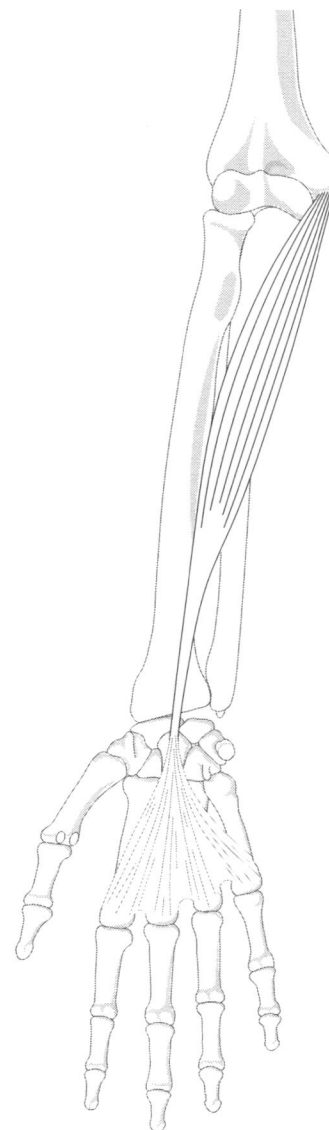

Abb. 3.52 M. palmaris longus

▶ M. palmaris longus

Ursprung
Lateraler Anteil des Epicondylus medialis

Ansatz
Palmaraponeurose

Verlauf
* von proximal-medial nach distal über dem Retinaculum flexorum
* Am Ende des proximalen Unterarmdrittels geht er in seine Endsehne über.

Funktion
Im Handgelenk:
* radioulnare Achse:

  ....

* dorsopalmare Achse:

  ....

Im Ellenbogengelenk:
* transversale Achse: Flexion
* Unterarmlängsachse: Pronation

Biomechanische Aspekte
* spannt die Palmaraponeurose
* ↻ Bei Bewegungen um die Unterarmlängsachse hat der M. palmaris longus bei 20° Pronation eine Funktionsumkehr zum Umkehrpunkt hin.

Topografische Besonderheiten
Der Muskel fehlt bei 10–20% der Menschen.

Innervation
N. medianus (C7–Th1)

> **Klinische Anmerkungen**
> Die degenerative Schrumpfung der Palmaraponeurose führt zur Beugekontraktur der Finger (Morbus Dupuytren).

▶ M. flexor digitorum superficialis

Ursprung
Caput humerale
Epicondylus medialis des Humerus
Caput ulnare
Proc. coronoideus der Ulna
Caput radiale
Distal der Tuberositas radii

Ansatz
Basen der Mittelphalangen der Finger 2–5

Funktion

Im Grundgelenk des 2.–5. Fingers:
- radioulnare Achse:

....

- dorsopalmare Achse:

....

Im Mittelgelenk des 2.–5. Fingers:
- radioulnare Achse:

....

Im Handgelenk:
- radioulnare Achse: Palmarflexion
- dorsopalmare Achse: keine Funktion aus N-0-Stellung

Im Ellenbogengelenk:
- transversale Achse: Flexion
- Unterarmlängsachse: keine Funktion aus N-0-Stellung

Biomechanische Aspekte
- mediale Stabilisation des Ellenbogengelenks (s. o. M. flexor carpi radialis)
- Die Funktionen an Hand und Ellenbogen kann der Muskel nur unterstützen, wenn die Finger zur Vermeidung einer aktiven Insuffizienz extendiert sind.
- ↻ Bei Bewegungen im Handgelenk um eine dorsopalmare Achse bewegt der M. flexor digitorum superficialis aus jeder Gelenkstellung in die Ausgangsstellung zurück (Funktionsumkehr zum Umkehrpunkt hin).
- ↻ Bei Bewegungen um die Unterarmlängsachse bewegt er aus jeder Gelenkstellung in die Ausgangsstellung zurück (Funktionsumkehr zum Umkehrpunkt hin).

Topografische Besonderheiten
- Er spaltet sich kurz vor seinem Ansatz in zwei Schenkel, wodurch ein Schlitz entsteht, durch den die Sehne des M. flexor digitorum profundus zieht.
- Der M. flexor digitorum superficialis wird deshalb auch als M. perforatus bezeichnet.

Innervation
N. medianus (C7–Th1)

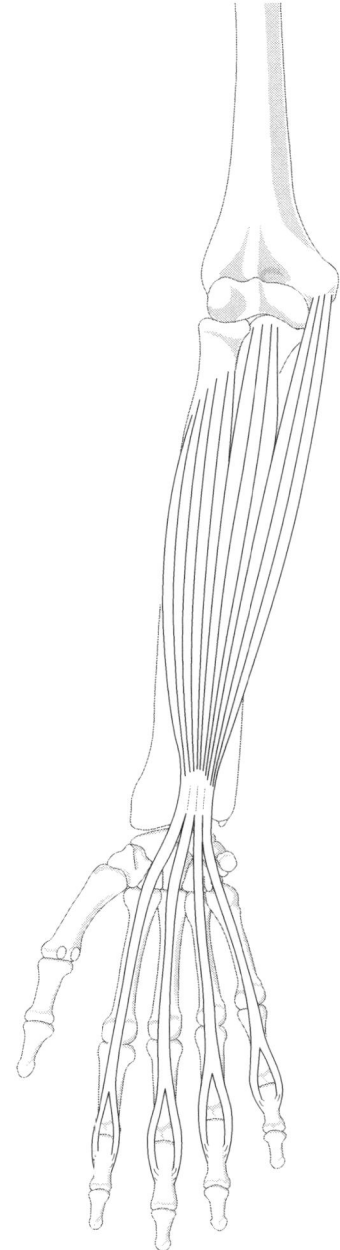

Abb. 3.53 M. flexor digitorum superficialis

Verlauf
- an der palmaren Seite des Unterarms von proximal-ulnar nach distal
- zieht mit seinen vier Endsehnen durch den Karpaltunnel
- Zwischen Caput ulnare und radiale verläuft der N. medianus.

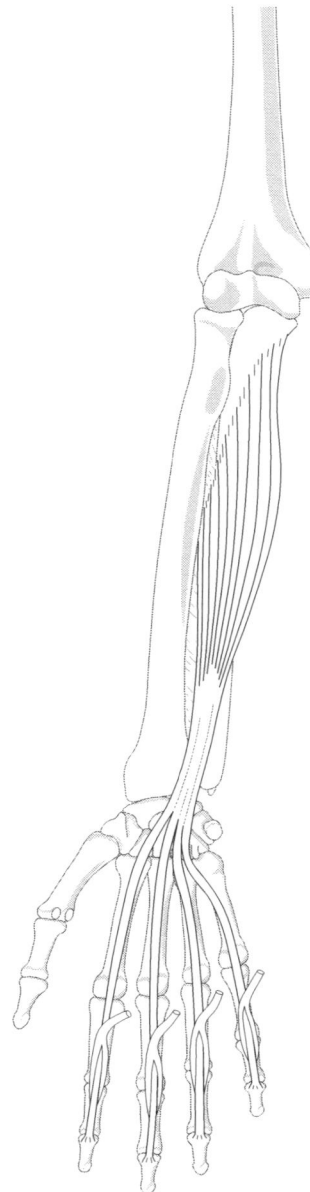

Abb. 3.54 M. flexor digitorum profundus

▶ M. flexor digitorum profundus

Ursprung
* ventrale Fläche der Ulna (proximale Hälfte)
* Membrana interossea

Ansatz
Basen der Endphalangen der Finger 2–5

Verlauf
* an der palmaren Seite des Unterarms von pro-ximal-ulnar nach distal

* zieht mit seinen vier Endsehnen durch den Karpaltunnel

Funktion
Im Grundgelenk des 2.–5. Fingers:
* radioulnare Achse:

  ....

* dorsopalmare Achse:

  ....

Im Mittelgelenk des 2.–5. Fingers:
* radioulnare Achse:

  ....

Im Handgelenk:
* radioulnare Achse: Palmarflexion
* dorsopalmare Achse: keine Funktion aus N-0-Stellung

Im Ellenbogengelenk:
* Unterarmlängsachse: Pronation

Biomechanische Aspekte
ↄ Bei Bewegungen im Handgelenk um eine dor-sopalmare Achse bewegt er aus jeder Gelenk-stellung in die Ausgangsstellung zurück (Funk-tionsumkehr zum Umkehrpunkt hin).
ↄ Bei Bewegungen um die Unterarmlängsachse hat der M. flexor digitorum profundus bei 45° Pronation eine Funktionsumkehr zum Um-kehrpunkt hin.

Topografische Besonderheiten
* In Höhe der Grundphalangen durchstoßen seine Sehnen die des M. flexor digitorum superficialis.
* Der M. flexor digitorum profundus wird des-halb auch als M. perforans bezeichnet.

Innervation
* N. medianus (C7–C8): radialer Anteil des Muskels für die Finger 4 und 5
* N. ulnaris (C8–Th1): ulnarer Anteil des Mus-kels für die Finger 2 und 3

Klinische Anmerkungen
Bei einer proximalen Läsion des N. medianus sind alle anderen Fingerbeuger ausgefallen. Der M. flexor digitorum profundus kann mit seinem ulnaren Anteil noch die Finger 4 und 5 beugen. Beim Faustschluss kommt es zur sog. Schwurhand.

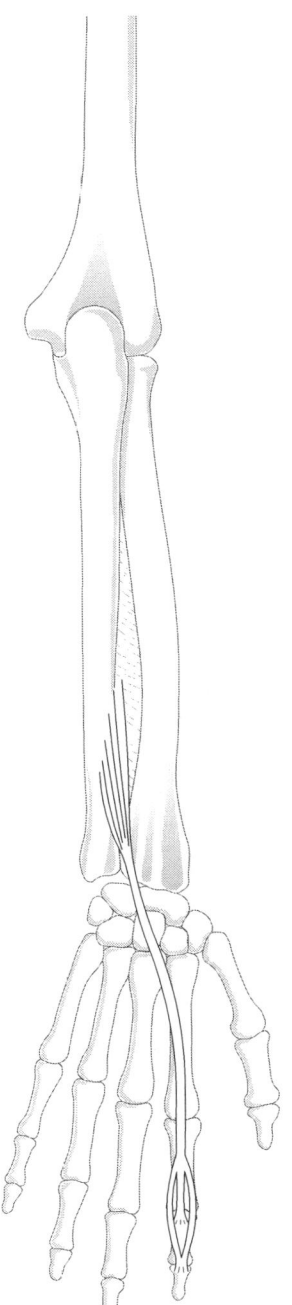

Abb. 3.55 M. extensor indicis

▶ M. extensor indicis

Ursprung
- dorsale Fläche der Ulna (distales Viertel)
- Membrana interossea

Ansatz
Dorsalaponeurose des 2. Fingers

Verlauf
- von proximal-ulnar nach distal-radial
- unter dem Retinaculum extensorum gemeinsam mit dem M. extensor digitorum durch das 4. Sehnenfach

Funktion
Im Zeigefingergrundgelenk:
- radioulnare Achse:

....

- dorsopalmare Achse:

....

Im Mittel- und Endgelenk des Zeigefingers:
- radioulnare Achse:

....

Im Handgelenk:
- radioulnare Achse: Dorsalextension
- dorsopalmare Achse: Radialduktion

Im Ellenbogengelenk:
- Unterarmlängsachse: Supination

Topografische Besonderheiten
Verbindet sich auf Höhe des 2. Metakarpalköpfchens mit der Zeigefingersehne des M. extensor digitorum.

Innervation
N. radialis (C6–C8)

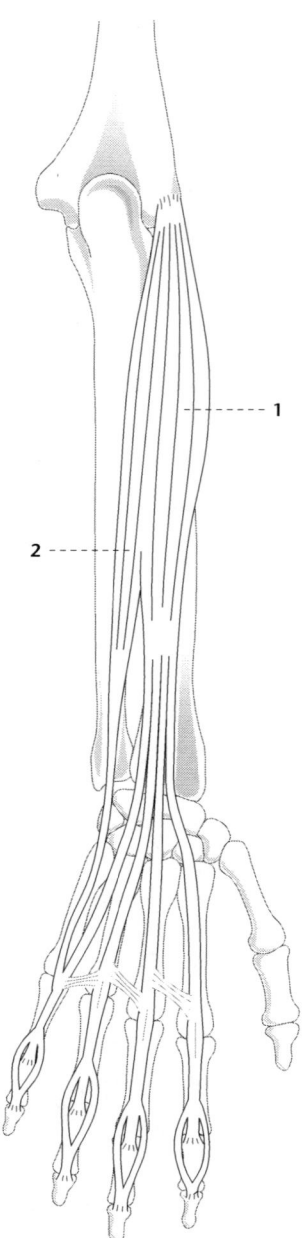

Abb. 3.56 M. extensor digitorum (1) und M. extensor digiti minimi (2)

▶ M. extensor digitorum

Ursprung
- Epicondylus lateralis des Humerus
- Lig. collaterale radiale
- Lig. anulare radii

Ansatz
Dorsalaponeurose des 2.–5. Fingers

Verlauf
- von proximal-lateral nach distal
- unter dem Retinaculum extensorum durch das 4. Sehnenfach
- Proximal der Fingermittelgelenke spaltet sich die Dorsalaponeurose in einen ulnaren und radialen Zügel. Diese vereinigen sich distal zur Endsehne.

Funktion
Im Grundgelenk des 2.–5. Fingers:
- radioulnare Achse:

- dorsopalmare Achse:

Im Mittel- und Endgelenk des 2.–5. Fingers:
- radioulnare Achse:

Im Handgelenk:
- radioulnare Achse: Dorsalextension
- dorsopalmare Achse: Ulnarduktion

Im Ellenbogengelenk:
- transversale Achse: Extension
- Unterarmlängsachse: keine Funktion aus N-0-Stellung

Biomechanische Aspekte
↻ Bei Bewegungen um die Unterarmlängsachse zieht der M. extensor digitorum aus jeder Gelenkstellung in die N-0-Stellung zurück (Funktionsumkehr zum Umkehrpunkt hin).

Innervation
N. radialis (C6–C8)

▶ M. extensor digiti minimi

Ursprung
Epicondylus lateralis des Humerus

Ansatz
Dorsalaponeurose des 5. Fingers

Verlauf
- von proximal-lateral nach distal-ulnar
- unter dem Retinaculum extensorum durch das 5. Sehnenfach

Funktion
Im Kleinfingergrundgelenk:
- radioulnare Achse:

- dorsopalmare Achse:

Im Mittel- und Endgelenk des Kleinfingers:
- radioulnare Achse:

Im Handgelenk:
- radioulnare Achse: Dorsalextension
- dorsopalmare Achse: Ulnarduktion

Im Ellenbogengelenk:
- transversale Achse: Extension
- Unterarmlängsachse: Pronation

Biomechanische Aspekte
↻ Bei Bewegungen um die Unterarmlängsachse hat der M. extensor digiti minimi bei 30° Pronation eine Funktionsumkehr zum Umkehrpunkt hin.

Topografische Besonderheiten
Verbindet sich auf Höhe des Os metacarpale V mit der Endsehne des M. extensor digitorum.

Innervation
N. radialis (C6–C8)

Lange Daumenmuskeln

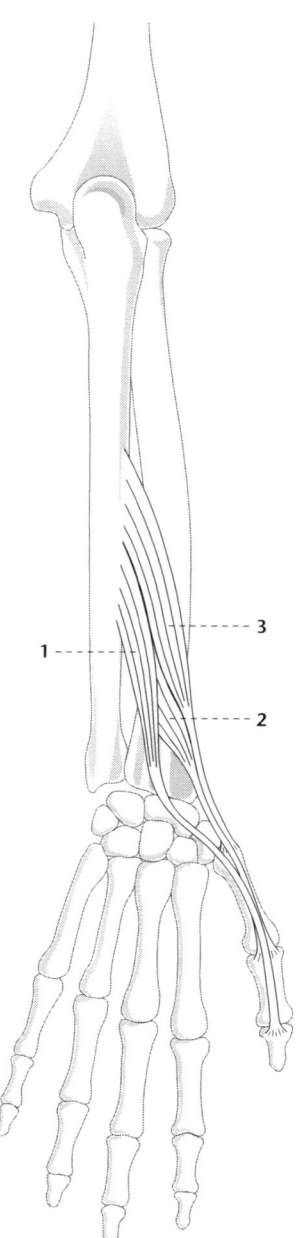

Abb. 3.57 M. extensor pollicis longus (1) und brevis (2), M. abductor pollicis longus (3)

▶ M. extensor pollicis longus

Ursprung
- dorsale Fläche der Ulna (mittlerer Bereich)
- Membrana interossea

Ansatz
Endphalanx des Daumens

Verlauf
- von proximal-ulnar nach distal-radial
- unter dem Retinaculum extensorum durch das 3. Sehnenfach
- Er benutzt das Tuberculum dorsale des Radius (Listersches Höckerchen) als Hypomochlion, um im Handrückenbereich Richtung Daumen abzubiegen. Dabei kreuzt seine Sehne die des M. extensor carpi radialis longus und brevis.

Funktion
Im Daumensattelgelenk:
- Bewegungsachse in der Ebene des Daumennagels:

....

- Bewegungsachse senkrecht zur Ebene des Daumennagels:

....

Im Daumengrundgelenk:
- Bewegungsachse in der Ebene des Daumennagels:

....

Im Interphalangealgelenk des Daumens:
- Bewegungsachse in der Ebene des Daumennagels:

....

Im Handgelenk:
- radioulnare Achse: Dorsalextension
- dorsopalmare Achse: Radialduktion

Innervation
N. radialis (C7–C8)

▶ M. extensor pollicis brevis

Ursprung
- dorsale Fläche des Radius
- Membrana interossea

Ansatz
Dorsale Basis der Grundphalanx des Daumens

Verlauf
- von proximal-ulnar nach distal-radial
- unter dem Retinaculum extensorum durch das 1. Sehnenfach

Funktion
Im Daumensattelgelenk:
- Bewegungsachse in der Ebene des Daumennagels:

  ....

- Bewegungsachse senkrecht zur Ebene des Daumennagels:

  ....

Im Daumengrundgelenk:
- Bewegungsachse in der Ebene des Daumennagels:

  ....

Im Handgelenk:
- radioulnare Achse: Dorsalextension
- dorsopalmare Achse: Radialduktion

Biomechanische Aspekte
ↄ Seine Sehne liegt in der N-0-Stellung auf der Bewegungsachse für Ab- und Adduktion im Daumensattelgelenk, also genau im Umkehrpunkt. D. h. der Muskel kann beide Bewegungen unterstützen (Funktionsumkehr vom Umkehrpunkt weg).

Innervation
N. radialis (C7–Th1)

▶ M. abductor pollicis longus

Ursprung
- dorsale Fläche der Ulna
- dorsale Fläche des Radius
- Membrana interossea
- distal der Crista musculi supinatoris

Ansatz
- Basis des Os metacarpale I (radiale Fläche)
- gelegentlich Os trapezium

Verlauf
- von proximal-ulnar nach distal-radial
- unter dem Retinaculum extensorum durch das 1. Sehnenfach

Funktion
Im Daumensattelgelenk:
- Bewegungsachse in der Ebene des Daumennagels:

  ....

- Bewegungsachse senkrecht zur Ebene des Daumennagels:

  ....

Im Handgelenk:
- radioulnare Achse: Palmarflexion
- dorsopalmare Achse: Radialduktion

Innervation
N. radialis (C7–C8)

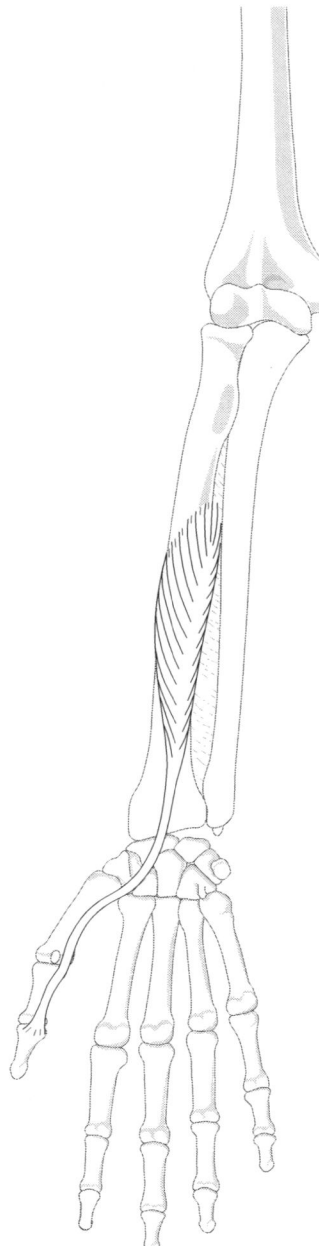

Abb. 3.58 M. flexor pollicis longus

▶ M. flexor pollicis longus

Ursprung
- palmare Fläche des Radius, distal der Tuberositas radii
- Membrana interossea

Ansatz
Endphalanx des Daumens

Verlauf
- von proximal-ulnar nach distal-radial
- liegt unter dem M. flexor digitorum superficialis
- verläuft radial in der Tiefe des Karpaltunnels

Funktion
Im Daumensattelgelenk:
- Bewegungsachse in der Ebene des Daumennagels:

....

- Bewegungsachse senkrecht zur Ebene des Daumennagels:

....

Im Daumengrundgelenk:
- Bewegungsachse in der Ebene des Daumennagels:

....

Im Interphalangealgelenk des Daumens:
- Bewegungsachse in der Ebene des Daumennagels.

....

Im Handgelenk:
- radioulnare Achse: Palmarflexion
- dorsopalmare Achse: Ulnarduktion

Innervation
N. medianus (C7–C8)

Kurze Daumenballenmuskeln (Thenarmuskeln)

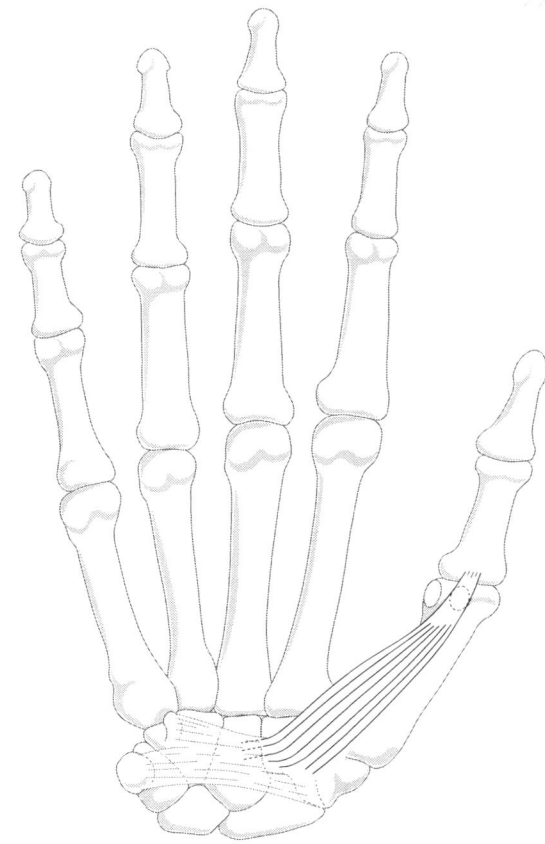

Abb. 3.59 M. flexor pollicis brevis

▶ M. flexor pollicis brevis

Ursprung
Caput superficiale
Retinaculum flexorum
Caput profundum
Palmare Flächen des Os trapezium und Os capitatum

Ansatz
* radiales Sesambein
* Grundphalanx des Daumens

Verlauf
Von proximal nach distal-radial

Funktion
Im Daumensattelgelenk:
* Bewegungsachse in der Ebene des Daumennagels:

  ....

* Bewegungsachse senkrecht zur Ebene des Daumennagels:

  ....

Im Daumengrundgelenk:
* Bewegungsachse in der Ebene des Daumennagels:

  ....

Biomechanische Aspekte
* Die Kompression auf das Daumensattelgelenk ist 5-mal größer als die Bewegungskomponente des Muskels.
* Der Muskelzug wird durch das radiale Sesambein so umgelenkt, dass der Hebel für die Flexion im Daumengrundgelenk vergrößert wird.
* Das Caput superficiale unterstützt auch die Innenrotation während der Opposition.
* ↪ Das Caput profundum liegt radial der Drehachse des Karpometakarpalgelenks, so dass es die Abduktion unterstützt. Das Caput superficiale liegt medial der Drehachse des Karpometakarpalgelenks und unterstützt die Adduktion (Funktionsumkehr vom Umkehrpunkt weg).

Topografische Besonderheiten
Zwischen seinen beiden Köpfen verläuft die Sehne des M. flexor pollicis longus.

Innervation
* Caput superficiale: N. medianus (C7–C8)
* Caput profundum: N. ulnaris (C8–Th1)

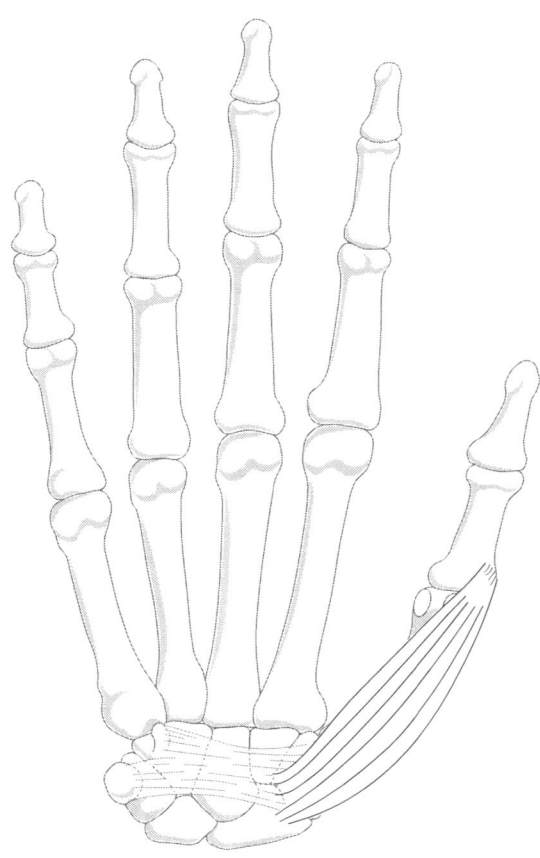

Abb. 3.60 M. abductor pollicis brevis

▶ M. abductor pollicis brevis

Ursprung
- Tuberositas des Os scaphoideum
- Retinaculum flexorum

Ansatz
- radiales Sesambein
- Grundphalanx des Daumens

Verlauf
Von proximal nach distal-radial

Funktion
Im Daumensattelgelenk:
- Bewegungsachse in der Ebene des Daumenna-gels:

....

- Bewegungsachse senkrecht zur Ebene des Dau-mennagels:

....

Im Daumengrundgelenk:
- Bewegungsachse in der Ebene des Daumenna-gels:

....

Biomechanische Aspekte
- Die Kompression auf das Daumensattelgelenk ist 5-mal größer als die Bewegungskompo-nente des Muskels.
- stabilisiert das Daumengrundgelenk auf der radialen Seite
- unterstützt auch die Innenrotation während der Opposition
- Der Muskelzug wird durch das radiale Sesam-bein so umgelenkt, das der Hebel für die Fle-xion im Daumengrundgelenk vergrößert wird.

Innervation
N. medianus (C8–Th1)

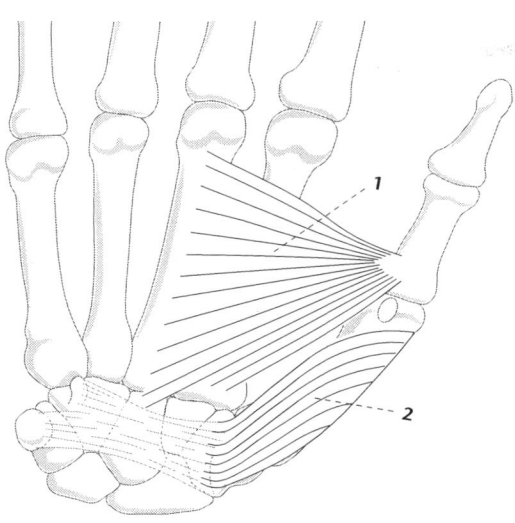

Abb. 3.61 M. adductor pollicis (1) und M. opponens pollicis (2)

Im Daumengrundgelenk:
- Bewegungsachse in Ebene des Daumennagels:

....

Biomechanische Aspekte
- Die Bewegungskomponente des Muskels ist je nach Faserzug 5–10-mal größer als die Gelenkkomponente.
- stabilisiert das Daumengrundgelenk auf der ulnaren Seite
- unterstützt auch die Innenrotation während der Opposition

Topografische Besonderheiten
- ist der kräftigste Muskel des Thenar
- Zwischen beiden Köpfen verläuft der tiefe arterielle Hohlhandbogen (Arcus palmaris profundus) und der Ramus profundus des N. ulnaris.

Innervation
N. ulnaris (C8–Th1)

▶ M. adductor pollicis

Ursprung
Caput transversum
Gesamter Schaft des Os metacarpale III
Caput obliquum
- Basis des Os metacarpale II und III
- Os capitatum
- Lig. carpi radiatum

Ansatz
- ulnares Sesambein
- Basis der Grundphalanx des Daumens

Verlauf
Caput transversum
Konvergierend von ulnar nach radial und leicht distal
Caput obliquum
Von proximal-ulnar nach distal-radial

Funktion
Im Daumensattelgelenk:
- Bewegungsachse in Ebene des Daumennagels:

....

- Bewegungsachse senkrecht zur Ebene des Daumennagels:

....

▶ M. opponens pollicis

Ursprung
- Tuberculum des Os trapezium
- Retinaculum flexorum

Ansatz
Gesamter radialer Rand des Os metacarpale I

Verlauf
Von proximal-medial nach distal-radial unter dem M. abductor pollicis brevis

Funktion
Im Daumensattelgelenk:
- Bewegungsachse in Ebene des Daumennagels:

....

- Bewegungsachse senkrecht zur Ebene des Daumennagels:

....

Biomechanische Aspekte
Während der Opposition findet eine Innenrotation des Os metacarpale I um seine Längsachse statt.

Innervation
N. medianus (C6–C7)

Kurze Kleinfingerballenmuskeln (Hypothenarmuskeln)

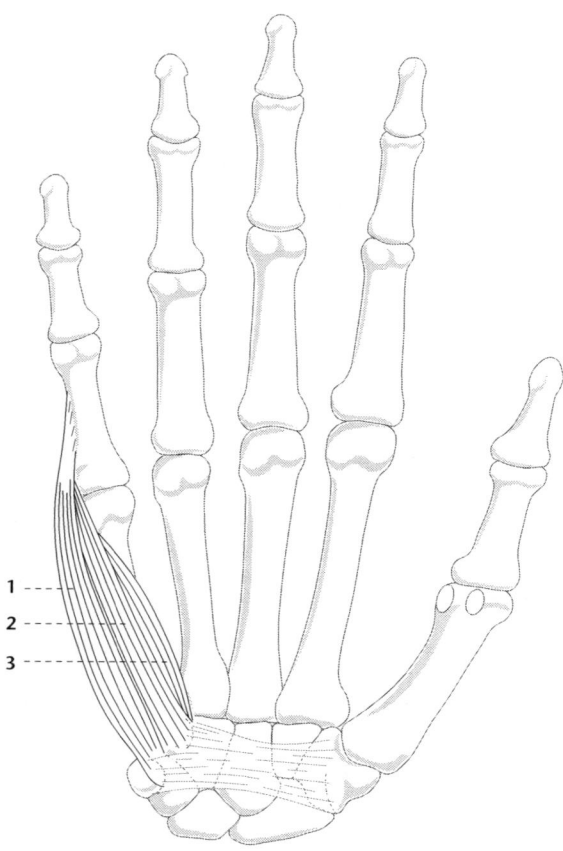

Abb. 3.62 M. abductor digiti minimi (1), M. flexor digiti minimi (2) und M. opponens digiti minimi (3)

▶ M. abductor digiti minimi

Ursprung
- Os pisiforme
- Lig. pisohamatum
- Retinaculum flexorum

Ansatz
- ulnarer Rand der Basis der Grundphalanx des Kleinfingers
- strahlt in die Dorsalaponeurose ein

Verlauf
Leicht schräg von proximal nach ulnar-distal

Funktion
Im Karpometakarpalgelenk 5:
- Bewegungsachse von radial-dorsal nach ulnar-palmar:

....

Im Kleinfingergrundgelenk:
- radioulnare Achse:

....

- dorsopalmare Achse:

....

Im Mittel- und Endgelenk des Kleinfingers:
- radioulnare Achse:

....

Innervation
N. ulnaris (C8–Th1)

▶ M. flexor digiti minimi (brevis)

Ursprung
- Hamulus des Os hamatum
- Retinaculum flexorum

Ansatz
Ulnare Kante der Basis der Grundphalanx

Verlauf
- leicht schräg von proximal nach ulnar-distal
- radial vom M. abductor digiti minimi

Funktion
Im Karpometakarpalgelenk 5:
- Bewegungsachse von radial-dorsal nach ulnar-palmar:

....

Im Kleinfingergrundgelenk:
- radioulnare Achse:

....

- dorsopalmare Achse:

....

Innervation
N. ulnaris (C8–Th1)

▶ M. opponens digiti minimi

Ursprung
- Hamulus des Os hamatum
- Retinaculum flexorum

Ansatz
Ulnarer Rand des Os metacarpale V

Verlauf
Leicht schräg von proximal nach ulnar-distal

Funktion
Im Karpometakarpalgelenk 5:
- Bewegungsachse von radial-dorsal nach ulnar-palmar:

....

Innervation
N. ulnaris (C8–Th1)

Kurze Fingermuskeln

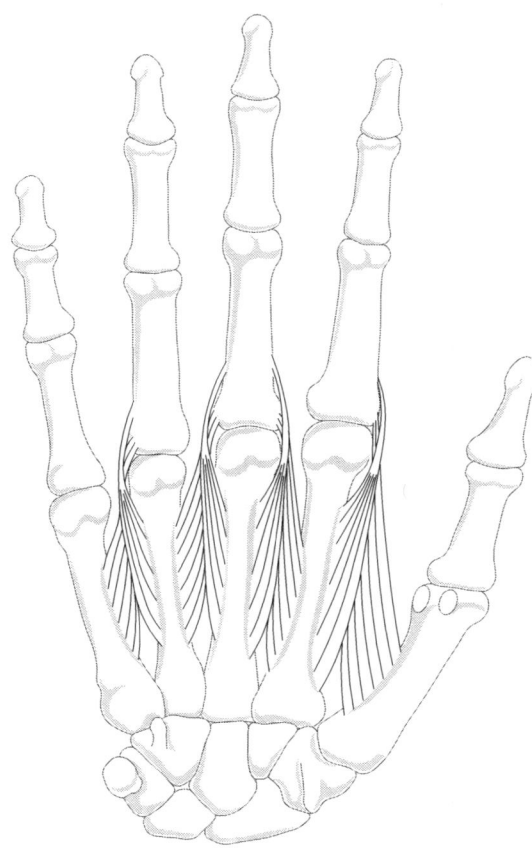

Abb. 3.63 Mm. interossei dorsales

▶ Mm. interossei dorsales

Ursprung
Zweiköpfig von den einander zugewandten Seitenflächen der Ossa metacarpalia I–V

Ansatz M. interosseus 1 und 2
- Basen der Grundphalangen von Zeige- und Mittelfinger auf der radialen Seite
- strahlen in die Dorsalaponeurose ein

Ansatz M. interosseus 3 und 4
- Basen der Grundphalangen von Ring- und Kleinfinger auf der ulnaren Seite
- strahlen in die Dorsalaponeurose ein

Verlauf
Entlang der Längsachse des Os metacarpale

Funktion
Im Grundgelenk des 2.–4. Fingers:
- radioulnare Achse:

    ....

- dorsopalmare Achse:

    ....

Im Mittel- und Endgelenk des 2.–4. Fingers:
- radioulnare Achse:

    ....

Topografische Besonderheiten
Es finden sich insgesamt 4 Muskelbäuche zwischen den Ossa metacarpalia 1–5.

Innervation
N. ulnaris (C8–Th1)

▶ Mm. interossei palmares

Ursprung M. interosseus palmaris 1
Ulnarseite des Os metacarpale II

Ansatz M. interosseus palmaris 1
- Basis der Grundphalanx 2
- strahlt in die Dorsalaponeurose des Zeigefingers ein

Ursprung M. interosseus palmaris 2 und 3
Radialseite des Os metacarpale IV und V

Ansatz M. interosseus palmaris 2 und 3
- Basen der radialen Grundphalangen von Ring- und Kleinfinger
- strahlen in die Dorsalaponeurose von Ring- und Kleinfinger ein

Verlauf
Divergierend entlang der Längsachse des Os metacarpale

Funktion
Im Grundgelenk des 2., 4. und 5. Fingers:
- radioulnare Achse:

....

- dorsopalmare Achse:

....

Im Mittel- und Endgelenk des 2., 4. und 5. Fingers:
- radioulnare Achse:

....

Topografische Besonderheiten
Es finden sich insgesamt 3 Muskelbäuche zwischen den Ossa metacarpalia 2–5.

Innervation
N. ulnaris (C8–Th1)

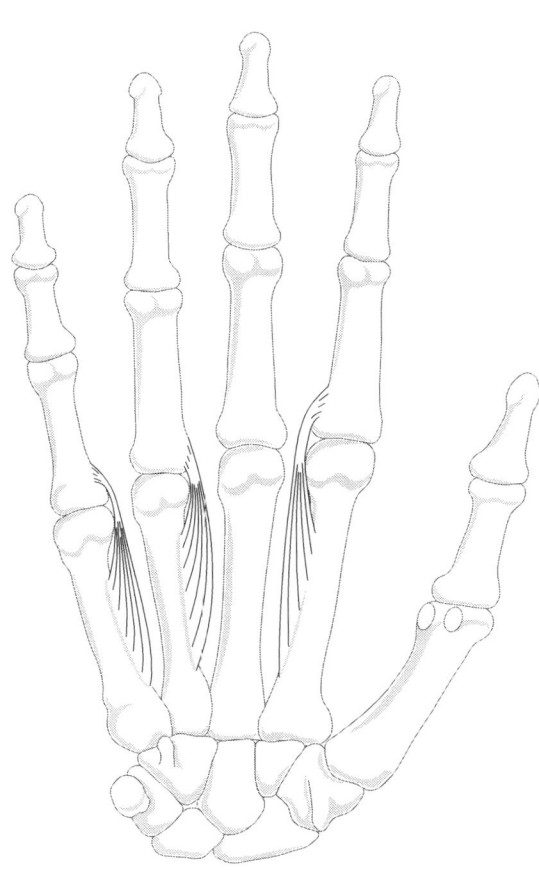

Abb. 3.64 Mm. interossei palmares

> **Klinische Anmerkungen**
> - Die Insuffizienz der Mm. interossei bei einer N. ulnaris-Läsion führt zum Krankheitsbild der „Krallenhand". Es resultiert eine Hyperextension der Grundgelenke unter dem Einfluss der langen Fingerstrecker. Die Mittel- und Endgelenke sind gebeugt.
> - Die kurzen Handmuskeln sind Kennmuskeln für die Nervenwurzel C8.

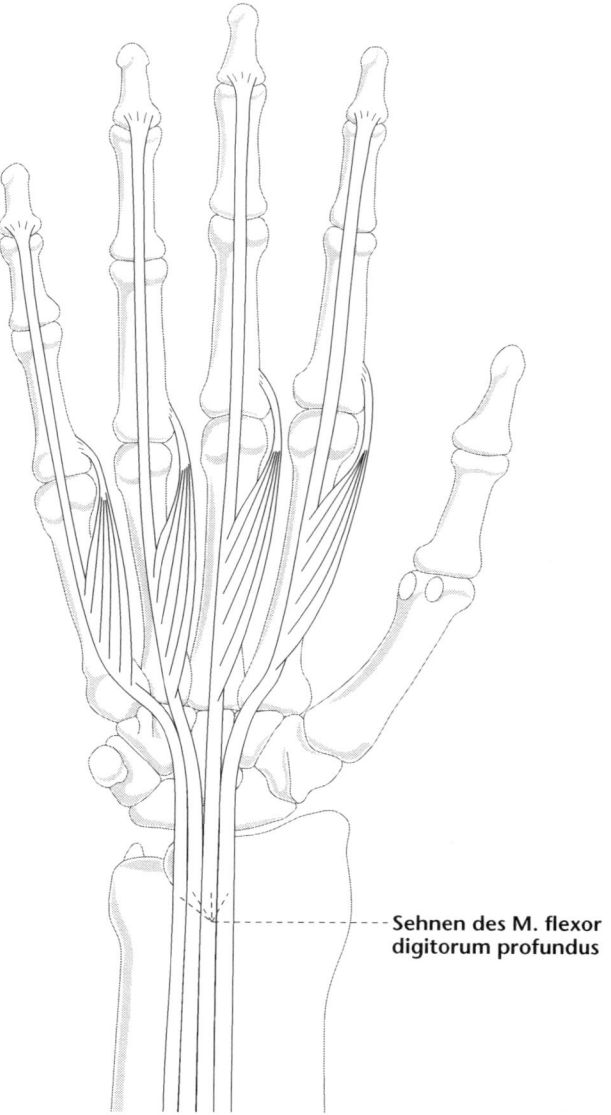

Abb. 3.65 Mm. lumbricales

Sehnen des M. flexor
digitorum profundus

▶ Mm. lumbricales

Ursprung
Radialer Rand der 4 Sehnen des M. flexor digitorum profundus (im sehnenscheidenfreien Bereich)

Ansatz
- radialer Rand der Gelenkkapsel der Fingergrundgelenke
- Dorsalaponeurosen des 2.–5. Fingers

Verlauf
Auf der palmaren Seite der Hand entlang der Längsachse des Os metacarpale von distal nach proximal

Funktion
Im Grundgelenk des 2.–5. Fingers:
- radioulnare Achse:

....

- dorsopalmare Achse:

....

Im Mittel- und Endgelenk des 2.–5. Fingers:
- radioulnare Achse:

....

Topografische Besonderheiten
- Ursprung an einer Sehne und nicht am Knochen
- Es finden sich insgesamt 4 Muskelbäuche.

Innervation
- Mm. lumbricales 1 und 2: N. medianus (C8–Th1)
- Mm. lumbricales 3 und 4: N. ulnaris (C8–Th1)

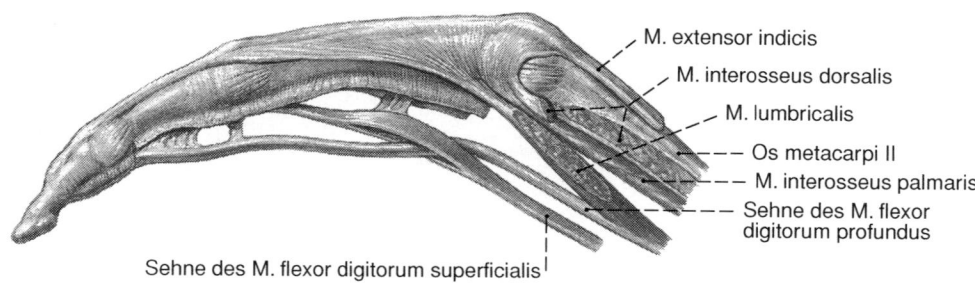

M. extensor indicis
M. interosseus dorsalis
M. lumbricalis
Os metacarpi II
M. interosseus palmaris
Sehne des M. flexor digitorum profundus

Sehne des M. flexor digitorum superficialis

Abb. 3.66 Ansatz der Sehnen der langen Fingermuskeln und der kleinen Handmuskeln am Zeigefinger

✐ Übungsaufgabe 13

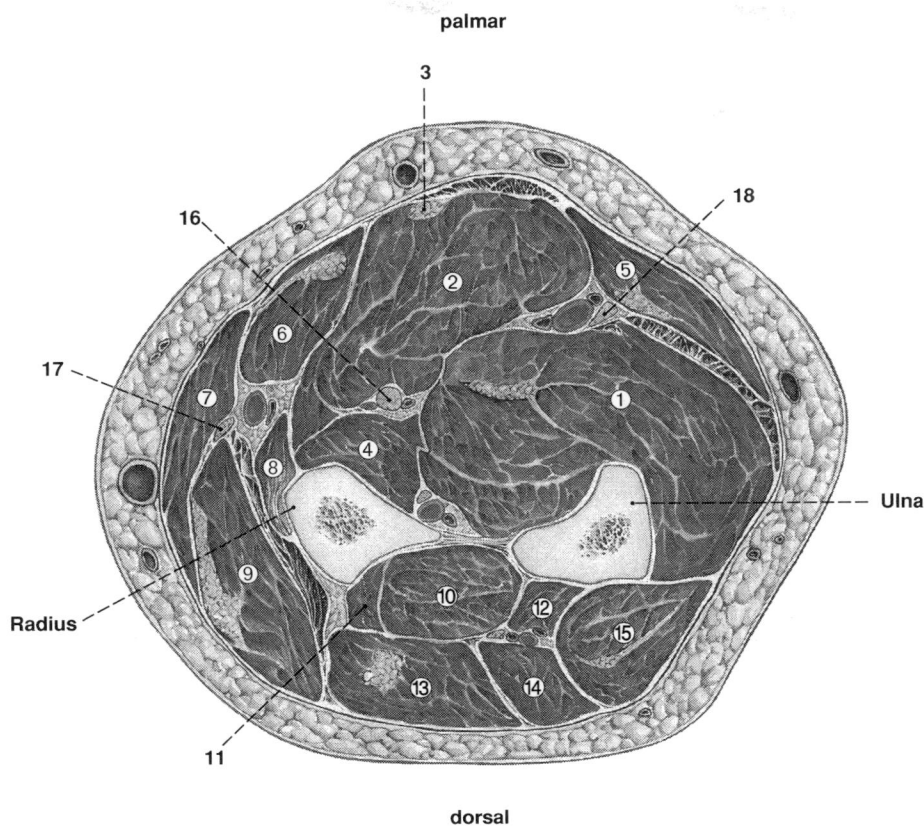

Abb. 3.67 Querschnitt durch die Mitte des Unterarms

Beschriften Sie den Querschnitt und machen sich so noch einmal die topografische Beziehung der einzelnen Strukturen am Unterarm zueinander deutlich!

1 ....

2 ....

3 ....

4 ....

5 ....

6 ....

7 ....

8 ....

9 ....

10 ....

11 ....

12 ....

13 ....

14 ....

15 ....

16 ....

17 ....

18 ....

4 Untere Extremität

4.1 Knöcherne Strukturen der unteren Extremität

4.1.1 Knochen des Beckens (Os coxae)

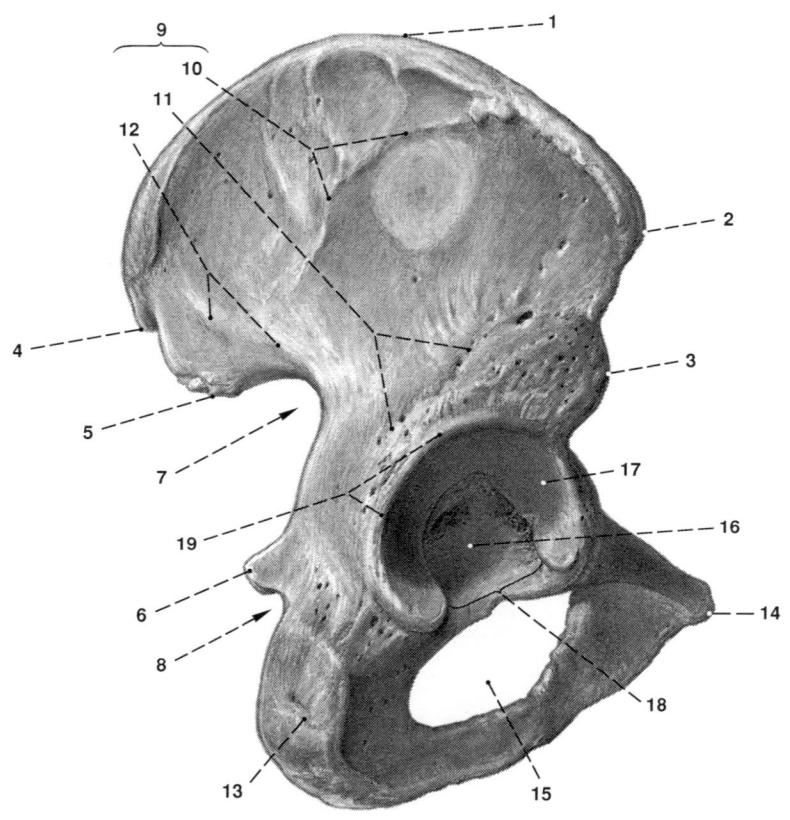

Abb. 4.1 Os coxae von lateral-dorsal

1
....

2
....

3
....

4
....

5
....

6
....

7
....

8
....

9
....

10
....

11
....

12
....

13
....

14
....

15
....

16
....

17
....

18
....

19
....

4.1.2   Oberschenkelknochen (Femur und Patella)

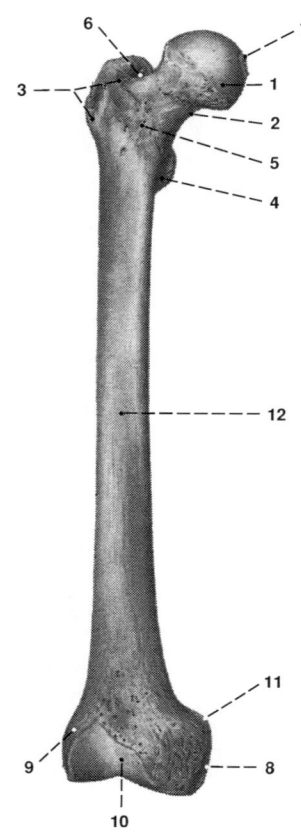

Abb. 4.2 Femur von ventral

1	7 ....
2	8 ....
3	9 ....
4	10 ....
5	11 ....
6	12 ....

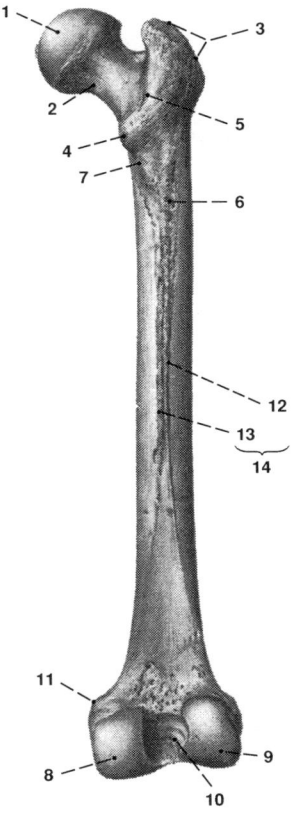

Abb. 4.3 Femur von dorsal
Das Labium laterale der Linea aspera geht nach proximal in die Tuberositas glutea über; das Labium mediale zieht in Richtung Trochanter minor und geht proximal in die Linea pectinea über.

1	8 ....
2	9 ....
3	10 ....
4	11 ....
5	12 ....
6	13 ....
7	14 ....

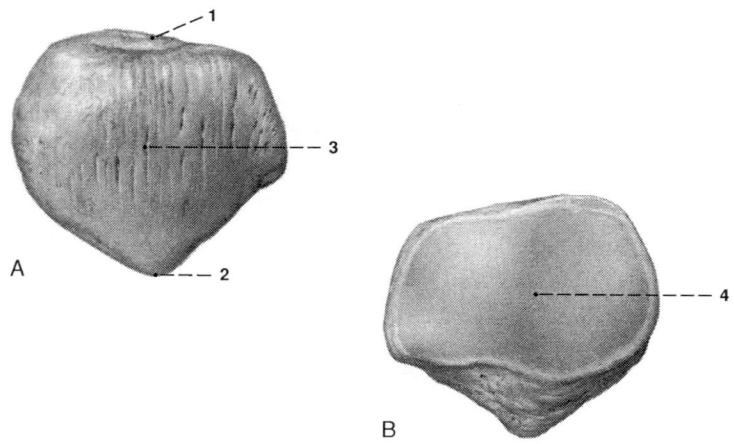

Abb. 4.4 Patella von ventral (A) und dorsal (B)

1 ....   3 ....

2 ....   4 ....

4.1.3 Unterschenkelknochen (Tibia und Fibula)

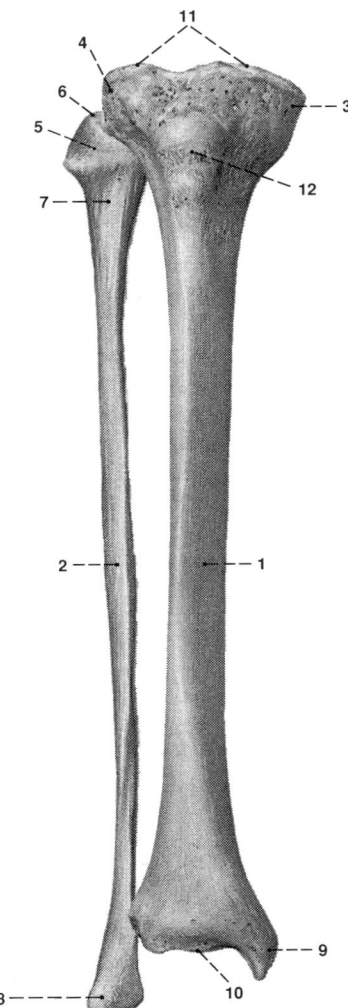

Abb. 4.5 Tibia und Fibula von ventral

1 ....

2 ....

3 ....

4 ....

5 ....

6 ....

7 ....

8 ....

9 ....

10 ....

11 ....

12 ....

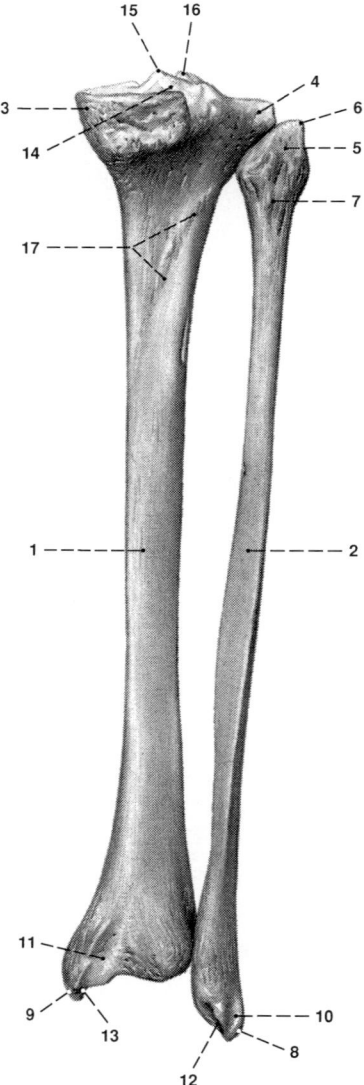

Abb. 4.6 Tibia und Fibula von dorsal

1	5
....	....
2	6
....	....
3	7
....	....
4	8
....	....

9 ....   14 ....

10 ....   15 ....

11 ....   16 ....

12 ....   17 ....

13 ....

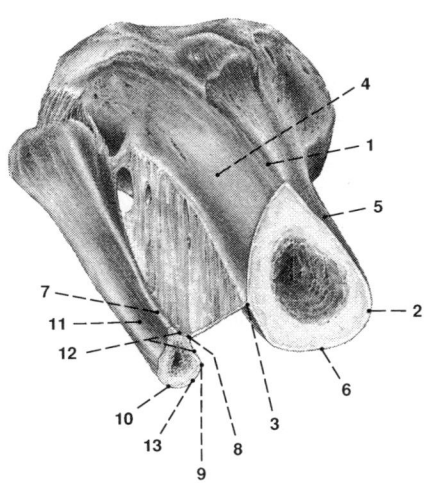

Abb. 4.7 Tibia und Fibula im Querschnitt, Ansicht von distal

1 ....   8 ....

2 ....   9 ....

3 ....   10 ....

4 ....   11 ....

5 ....   12 ....

6 ....   13 ....

7 ....

4.1.4 Fußknochen (Ossa pedis)

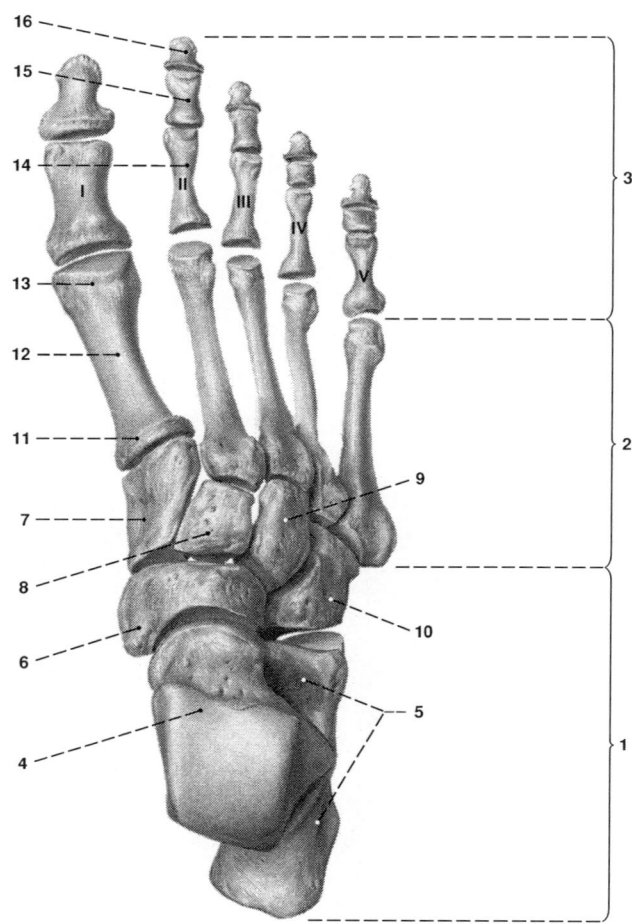

Abb. 4.8 Fußskelett von proximal

1	9 ....
2	10 ....
3	11 ....
4	12 ....
5	13 ....
6	14 ....
7	15 ....
8	16 ....

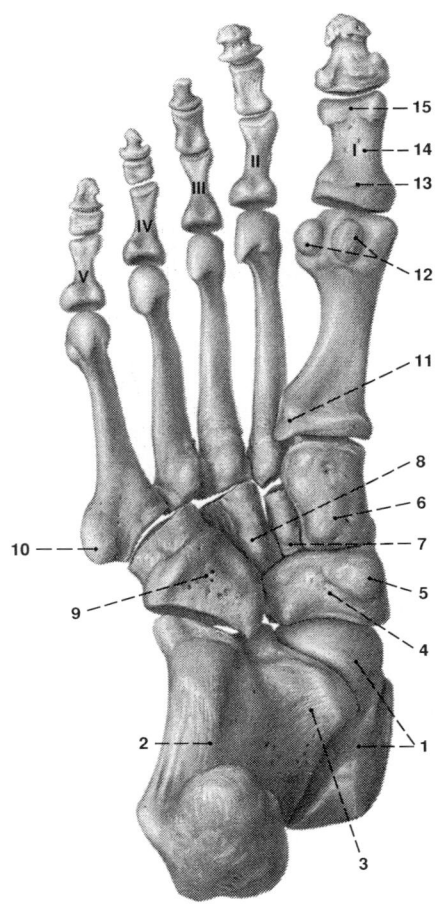

Abb. 4.9 Fußskelett von plantar

1	9 ....
2	10 ....
3	11 ....
4	12 ....
5	13 ....
6	14 ....
7	15 ....
8	

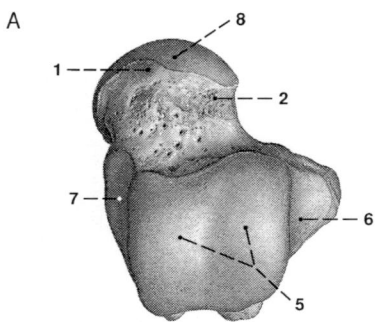

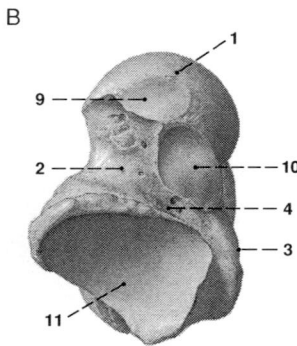

Abb. 4.10 Talus von proximal (A) und plantar (B)

1	7 ....
2	8 ....
3	9 ....
4	10 ....
5	11 ....
6	

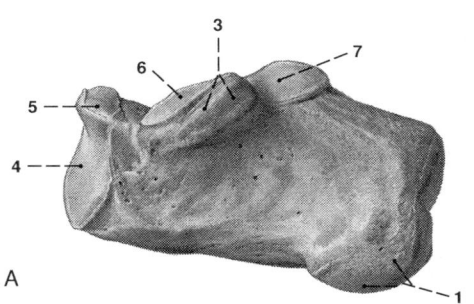

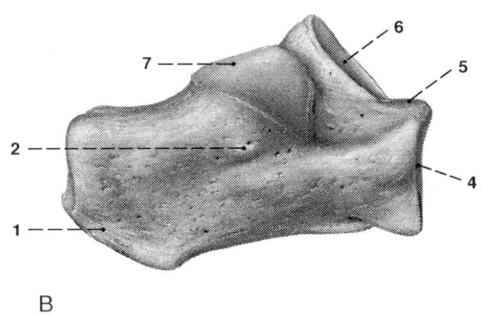

Abb. 4.11 Calcaneus von medial (A) und lateral (B)

1 ....

2 ....

3 ....

4 ....

5 ....

6 ....

7 ....

4.2 Hüftgelenk (Art. coxae)

4.2.1 Steckbrief

Gelenktyp und Bewegungsausmaß

- Das Hüftgelenk ist ein Nussgelenk mit 3 Freiheitsgraden.
- Die Gelenkpfanne greift über den Äquator des Hüftkopfes.

Bewegungsausmaß des Hüftgelenks (nach Debrunner):

Transversale Achse	Flexion: 130–140°	Extension: 10°
Longitudinale Achse	Außenrotation: 40–50°	Innenrotation: 30–40°
Sagittale Achse	Abduktion: 30–45°	Adduktion: 20–30°

Gelenkpartner

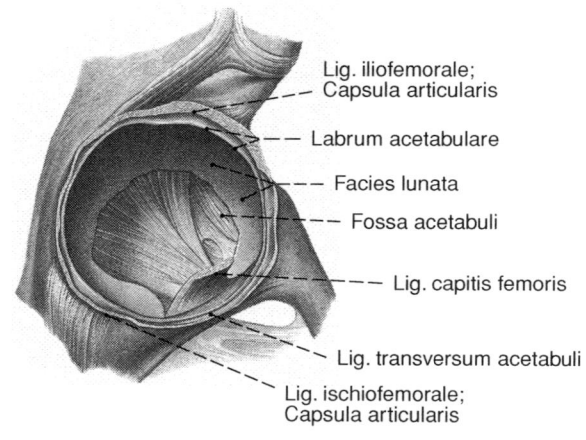

Lig. iliofemorale;
Capsula articularis

Labrum acetabulare

Facies lunata

Fossa acetabuli

Lig. capitis femoris

Lig. transversum acetabuli

Lig. ischiofemorale;
Capsula articularis

Abb. 4.12 Acetabulum

Acetabulum

- Die Gelenkpfanne wird gebildet aus den 3 Knochen Os ilium, Os pubis und Os ischii.
- Die Facies lunata bildet die überknorpelte Gelenkfläche in Form eines nach unten offenen Hufeisens.
- Die Incisura acetabuli ist eine Einkerbung im kaudalen Bereich der Pfanne.
- Das Lig. transversum acetabuli vervollständigt die Gelenkpfanne im Bereich der Incisura acetabuli.

- Das Labrum acetabulare (faserknorpelige Gelenklippe) vergrößert die gesamte Pfanne.
- In der Fossa acetabuli befindet sich ein Fettkörper (Corpus adiposum).
- physiologische Ausrichtung im Raum: nach lateral, ca. 30–40° nach ventral und ca. 30° nach kaudal.

Caput femoris

- Der Gelenkkopf hat die Form einer Kugel.
- Die Fovea capitis femoris ist eine kleine Eindellung am Caput femoris. Hier inseriert das intrasynovial gelegene Lig. capitis femoris.
- physiologische Ausrichtung im Raum: nach medial, ca. 14° nach ventral (Antetorsionswinkel) und ca. 125° nach kranial (Corpus-Collum-Diaphysen-Winkel).

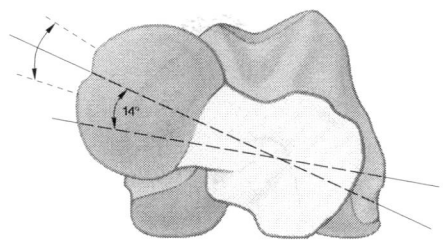

Abb. 4.13 Antetorsionswinkel des Femur

Gelenkkapsel und Bänder

- Die Kapsel ist eine bindegewebige zylindrische Hülse, die sich zwischen Os coxae und Femur ausspannt.
- proximale Insertion: knöcherner Rand des Acetabulum und am Lig. transversum acetabuli
- distale Insertion:
  - Linea intertrochanterica (ventral)
  - 1 cm proximal der Crista intertrochanterica (dorsal)
- Die Kapsel zieht über die Epiphysenfuge zur Diaphyse des Femur.

- Sie wird über intrakapsulär gelegene Bänder stabilisiert und in der Mitte vom Ringband (Zona orbicularis) umgurtet.

Lig. ischiofemorale

- proximale Insertion: Os ischii am latero-dorsalen Pfannenrand
- distale Insertion: Fossa trochanterica
- Verlauf: dorsal um den Schenkelhals
- Funktion: hemmt die Innenrotation, Extension und Abduktion

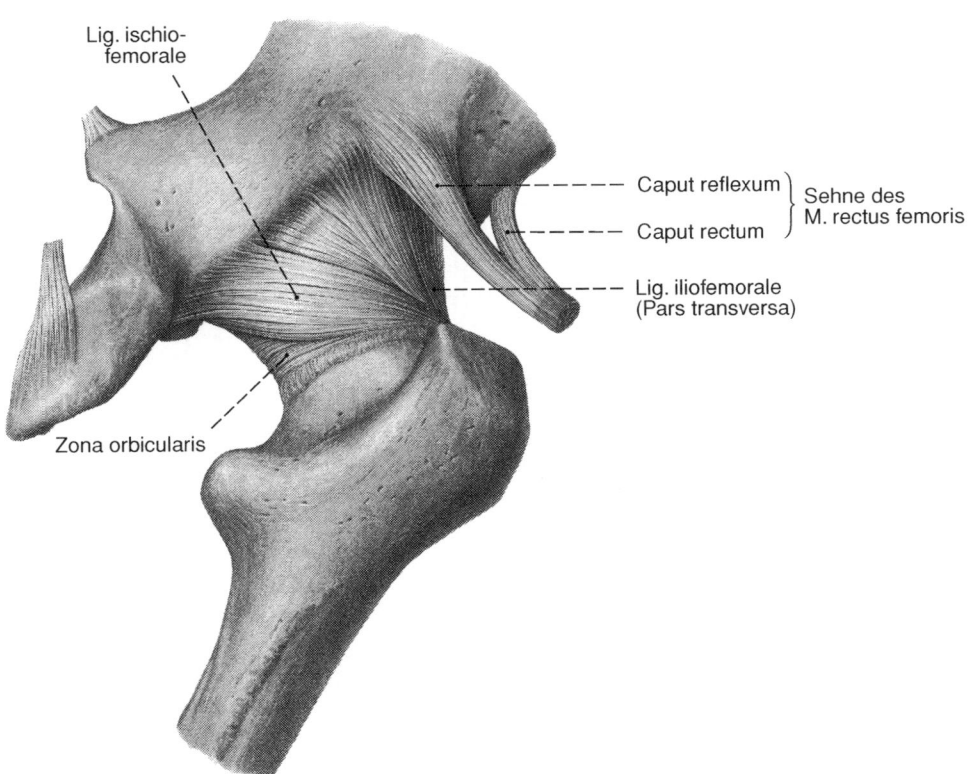

Abb. 4.14 Bänder am Hüftgelenk von dorsal

Lig. iliofemorale

Pars transversa
- proximale Insertion: Os ilium in der Nähe der Spina iliaca anterior inferior
- distale Insertion: proximaler Anteil der Linea intertrochanterica
- Verlauf: von proximal-medial nach distal-lateral
- Funktion: hemmt die Außenrotation, Extension und Adduktion

Pars descendens
- proximale Insertion: Os ilium in der Nähe der Spina iliaca anterior inferior
- distale Insertion: distaler Anteil der Linea intertrochanterica
- Verlauf: von proximal-medial nach distal-lateral
- Funktion: hemmt die Außenrotation, Extension und Abduktion

Lig. pubofemorale
- proximale Insertion: Os pubis in der Nähe der Eminentia iliopubica
- distale Insertion: distaler Anteil der Linea intertrochanterica
- Verlauf: von proximal-medial nach distal-lateral
- Funktion: hemmt die Außenrotation, Extension und Abduktion

Besonderheiten
- Die Ligg. iliofemorale und pubofemorale liegen ventral auf der Gelenkkapsel und bilden gemeinsam das Z-Band der Hüfte.
- Aufgrund des spiralförmigen Verlaufs um den Schenkelhals werden bei der Hüftextension alle drei Bänder gespannt.
- Die stabilste Position im Hüftgelenk bezüglich der Kapselspannung ist die maximale Extension, Innenrotation und Abduktion.

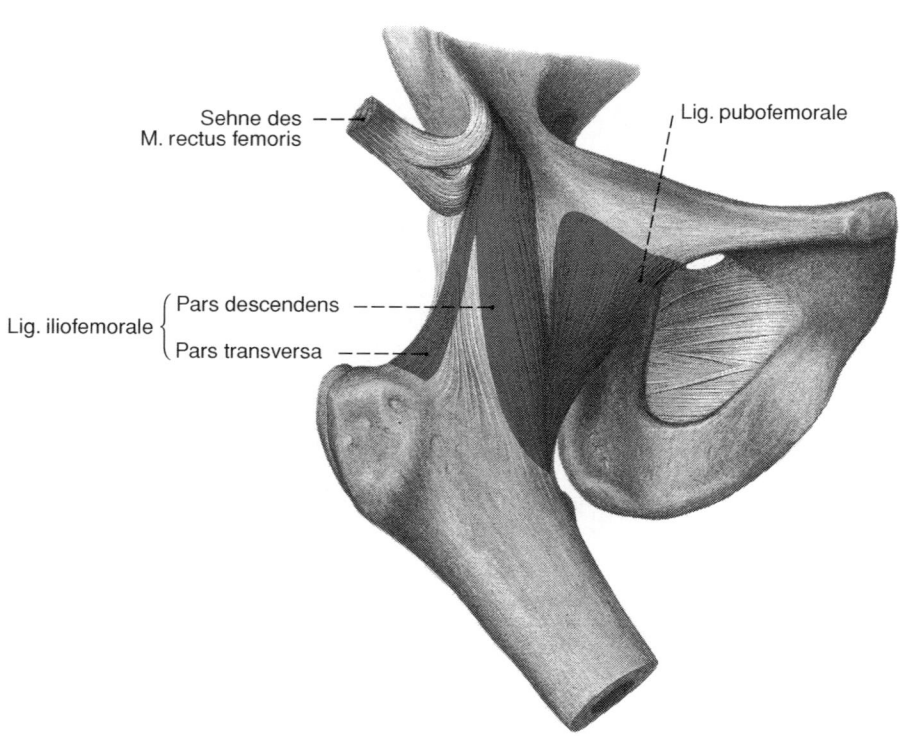

Abb. 4.15 Bänder am Hüftgelenk von ventral (Z-Band)

Lig. transversum acetabuli

Ein ca. 1 cm breites Band, welches die Incisura acetabuli überbrückt und die Gelenkpfanne nach unten vervollständigt. Da dieses Band an der Bildung der Gelenkpfanne beteiligt ist, besteht es anteilig aus Knorpelzellen.

Besonderheiten

Es existiert einer kleiner Spalt (Fenestra) zwischen dem Boden der Incisura acetabuli und dem Lig. transversum acetabuli. Diese kleine Öffnung ist für den Druckausgleich bei wechselnden Druck- und Zugbelastungen im Hüftgelenk, z. B. beim Gehen, notwendig. Dabei wird der Fettkörper in der Hüftpfanne (Corpus adiposum) in Richtung der Öffnung und zurück verschoben.

Lig. capitis femoris

* proximale Insertion: Incisura acetabuli
* distale Insertion: Fovea capitis femoris
* Das Band hat keine bekannte biomechanische Funktion.

Besonderheiten

* Liegt intraartikulär und wird von synovialer Flüssigkeit umspült.
* Innerhalb des Bandes läuft die A. capitis femoris, die beim Kleinkind zu ca. $1/_5$ an der arteriellen Versorgung des Hüftkopfes beteiligt ist. Beim Erwachsenen ist diese Arterie verschlossen.

Funktionelle Aspekte des Hüftgelenks

Der größte Flächenkontakt der Gelenkpartner besteht in ca. 90° Flexion, leichter Abduktion und leichter Außenrotation.

In der Flexion, Adduktion und Außenrotation besteht die größte Luxationsgefahr, da in dieser Position der Kapsel-Band-Apparat am meisten entspannt ist.

Im aufrechten Stand werden der obere äußere Anteil des Hüftkopfes und das Pfannendach am meisten belastet.

4.2.2 **Muskulatur**

Ventrale Hüftmuskeln

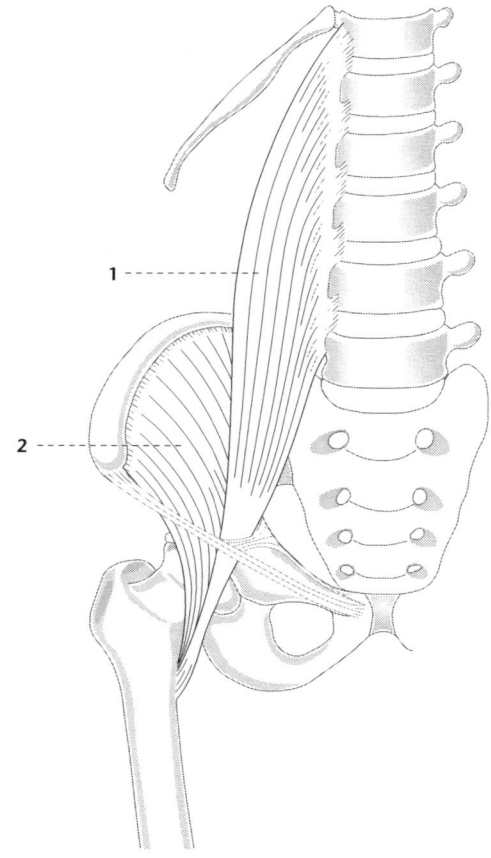

Abb. 4.16 M. iliopsoas: M. psoas major (1) und M. iliacus (2)

▶ **M. iliopsoas**

M. psoas major
Ursprung
- laterale Flächen der Wirbelkörper Th12–L4
- dazwischen liegende Bandscheiben
- kaudale Flächen der Procc. costales L1–L5

Ansatz
Ventraler Anteil des Trochanter minor

Verlauf
- von kranial-dorsal-medial nach kaudal-ventral-lateral bis zur Eminentia iliopubica
- benutzt die Eminentia iliopubica und Teile des Hüftkopfes als Umlenkrolle (Hypomochlion) und zieht dann nach dorsal-distal-lateral
- unter dem Lig. inguinale durch die Lacuna musculorum zusammen mit dem N. femoralis und dem N. cutaneus femoris lateralis

Funktion
Im Hüftgelenk:
- sagittale Achse:

....

- transversale Achse:

....

- longitudinale Achse: (s. ✎ Übungsaufgabe 14)

....

An der Lendenwirbelsäule:
* sagittale Achse: Lateralflexion zur gleichen Seite
* transversale Achse: Extension
* longitudinale Achse: Rotation zur Gegenseite

Topografische Besonderheiten
* Der Plexus lumbalis zieht durch die Ursprungszacken des M. psoas major.
* Der M. psoas major hat über das Lig. arcuatum mediale eine Verbindung zum Diaphragma.

Innervation
Plexus lumbalis (Th12–L4)

Klinische Anmerkungen
* Entzündliche Erkrankungen der Niere und der ableitenden Harnwege können aufgrund der engen topografischen Beziehung zum M. psoas major zu Tonusveränderungen des Muskels und zu Funktionsstörungen in LWS, Hüftgelenk oder Iliosakralgelenk führen.
* Durch seine Nähe zum Wurmfortsatz (Appendix) kann das Anspannen des Muskels bei einer akuten Appendizitis Schmerzen auslösen (sog. Psoas-Schmerz).

▶ **M. iliacus**

Ursprung
Fossa iliaca

Ansatz
Dorsaler Anteil des Trochanter minor

Verlauf
* von kranial-dorsal-lateral nach kaudal-ventral-medial bis zur Eminentia iliopubica
* benutzt gemeinsam mit dem M. psoas major die Eminentia iliopubica und Teile des Hüftkopfes als Umlenkrolle (Hypomochlion) und verläuft dann nach dorsal-distal-lateral
* Unter dem Lig. inguinale liegt er direkt lateral vom M. psoas major.

Funktion
Im Hüftgelenk:
* sagittale Achse:

....

* transversale Achse:

....

* longitudinale Achse: (s. ✐ Übungsaufgabe 14)

....

Biomechanische Aspekte M. iliopsoas
* In der N-0-Stellung hat der M. iliopsoas hauptsächlich eine komprimierende Wirkung auf das Hüftgelenk und nur eine geringe bewegende Kraftkomponente.
* Durch die Kraftumlenkung des Muskels über die Eminentia iliopubica und den Hüftkopf entsteht eine nach dorsal gerichtete Kompression im Gelenk.
* Mit zunehmender Bewegung aus der N-0-Stellung heraus wird die bewegende Kraftkomponente größer.
* Bei Flexions-, Abduktions- oder Innenrotationsstellung wirkt ein zentrierender Schub in das Hüftgelenk.
* Der M. psoas major wirkt je nach Stellung der Lendenwirbelsäule komprimierend auf Facettengelenke oder Bandscheiben.
* ↻ Bei Bewegungen um eine sagittale Achse hat der M. psoas major bei einer Gelenkstellung von ca. 10° Abduktion eine Funktionsumkehr vom Umkehrpunkt weg.

Topografische Besonderheiten
Bei ca. 50 % der Menschen findet man einen M. psoas minor, der von den Wirbelkörpern Th12 und L1 entspringt und zum Arcus iliopectineus und der Eminentia iliopubica des Os pubis zieht.

Innervation
N. femoralis (L2–L4)

Klinische Anmerkungen
Der M. iliacus verläuft unter dem Leistenband (Lig. inguinale) in enger topografischer Beziehung zum N. cutaneus femoris lateralis. Dieser Nerv versorgt die Haut des lateralen Oberschenkels sensibel. Die Kompression dieses Nerven unter dem Leistenband, z. B. durch einen hypertonen M. iliacus, kann zu Schmerzen und Missempfindungen am lateralen Oberschenkel führen. Man spricht von der Meralgia paraesthetica.

✐ **Übungsaufgabe 14**

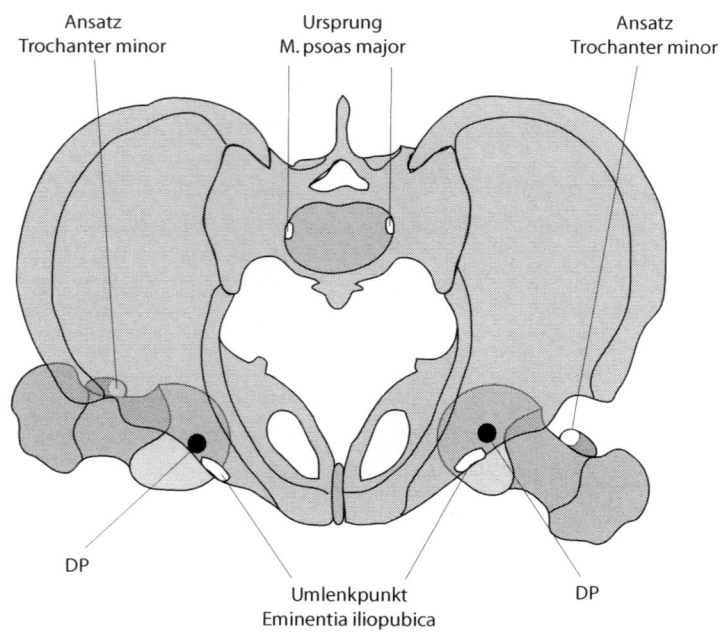

Ansatz
Trochanter minor

Ursprung
M. psoas major

Ansatz
Trochanter minor

DP

Umlenkpunkt
Eminentia iliopubica

DP

Abb. 4.17 Funktion des M. psoas major bei Bewegungen um die longitudinale Achse

In der Abbildung sehen Sie ein Becken von kranial mit dem rechten Femur (linke Bildseite) in N-0-Stellung und dem linken Femur (rechte Bildseite) in Innenrotation. Das Os coxae ist transparent, um die Hüftgelenke sichtbar zu machen. Die Drehpunkte im Caput femoris, der Ansatz, die Umlenkstelle und der Ursprung des M. psoas major sind markiert.

1. Zeichnen Sie den M. psoas major auf beiden Bildseiten ein. Der Muskel verläuft vom Trochanter minor distal des Schenkelhalses zur Eminentia iliopubica und um diese herum zur lateralen Seite der Lendenwirbelkörper. Die Eminentia ilopubica ist als Hypomochlion zu betrachten (Umlenkpunkt für die Muskelkraft).

2. Ermitteln Sie die Richtung des Drehmoments und damit die Bewegungsfunktion des M. psoas major um die longitudinale Achse im Hüftgelenk.

3. Vergleichen Sie Ihr Ergebnis bezüglich der Rotationsfunktion des M. psoas major mit den Angaben in anderen Anatomiebüchern.

4. Bestimmen Sie die Wirkung des Muskels auf das Hüftgelenk nach dem Prinzip der festen Rolle (s. Kap. 1.4.4, Rollensysteme).

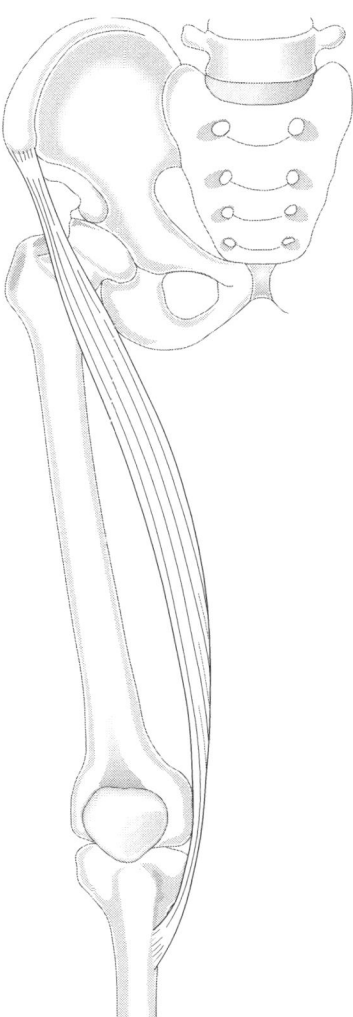

Abb. 4.18 M. sartorius

▶ **M. sartorius**

Ursprung
Spina iliaca anterior superior

Ansatz
Medial der Tuberositas tibiae, bildet dort den proximalen Anteil des Pes anserinus superficialis

Verlauf
• spiralig um die Ventralseite des Oberschenkels in seinem eigenen Faszienschlauch von proximal-lateral nach distal-medial
• passiert das Kniegelenk dorsal der Bewegungsachse für Extension und Flexion

Funktion
Im Hüftgelenk:
• sagittale Achse:

....

• transversale Achse:

....

• longitudinale Achse:

....

Im Kniegelenk:
• transversale Achse: Flexion
• Unterschenkellängsachse (bei Knieflexion): Innenrotation

Biomechanische Aspekte
• In der N-0-Stellung hat der Muskel hauptsächlich eine komprimierende Wirkung auf das Hüftgelenk und nur eine geringe bewegende Kraftkomponente.
• ventrale Zuggurtung des Femur
• Er wirkt zusammen mit dem M. gracilis, dem M. semitendinosus und dem M. semimembranosus einer Biegespannung des Kniegelenks nach medial entgegen und verhindert so einen Valgusstress.

Topografische Besonderheiten
• Zwischen den Sehnen des Pes anserinus und dem medialen Kollateralband liegt die Bursa anserina.
• Mit durchschnittlich 43,5 cm ist er der längste Muskel im menschlichen Körper.

Innervation
N. femoralis (L2–L3)

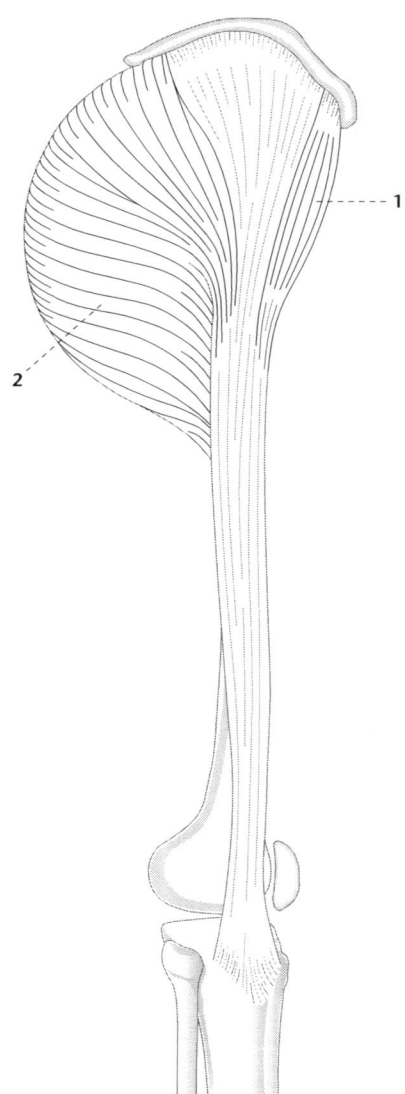

Abb. 4.19 M. tensor fasciae latae (1) mit
M. gluteus maximus (2) (M. deltoideus
coxae)

▶ M. tensor fasciae latae

Ursprung
Direkt lateral der Spina iliaca anterior superior

Ansatz
Tractus iliotibialis

Verlauf
Von proximal-ventral nach distal-dorsal

Funktion
Im Hüftgelenk:
* sagittale Achse:

* transversale Achse:

* longitudinale Achse:

Biomechanische Aspekte
* In der N-0-Stellung hat der Muskel hauptsäch-
  lich eine komprimierende Wirkung auf das
  Hüftgelenk und nur eine geringe bewegende
  Kraftkomponente.
* Über den Tractus iliotibialis hat der M. tensor
  fasciae latae eine Wirkung auf das Kniegelenk.
* Er stabilisiert das Kniegelenk und den Femur
  lateral gegen einen Varusstress.
* ↻ Bei der Bewegung um eine transversale Achse
  hat der Muskel bei 40° Flexion eine Funk-
  tionsumkehr vom Umkehrpunkt weg.

Topografische Besonderheiten
* Zusammen mit dem M. gluteus maximus bildet der M. tensor fasciae latae den M. deltoideus coxae.
* Der Tractus iliotibialis verläuft als laterale
  Verstärkung der Fascia lata zum Unterschenkel. Dort inseriert er am ventro-medialen Tibiaplateau (Tuberositas gerdy).
* In Extensionsstellung verläuft der Tractus
  ventral der Transversalachse des Kniegelenks,
  in Flexionsstellung liegt er dorsal davon.

Innervation
N. gluteus superior (L4−L5)

Klinische Anmerkungen
Der Tractus iliotibialis ist der wichtigste laterale Stabilisator des Kniegelenks. Ein Hypertonus des M. tensor fasciae latae kann unter
Umständen über eine vermehrte Spannung des
Tractus iliotibialis die Entstehung eines Genu
valgum begünstigen. Ein zu geringer Tonus
vermindert die laterale Stabilität und ermöglicht ein Genu varum.

Dorsale Hüftmuskeln

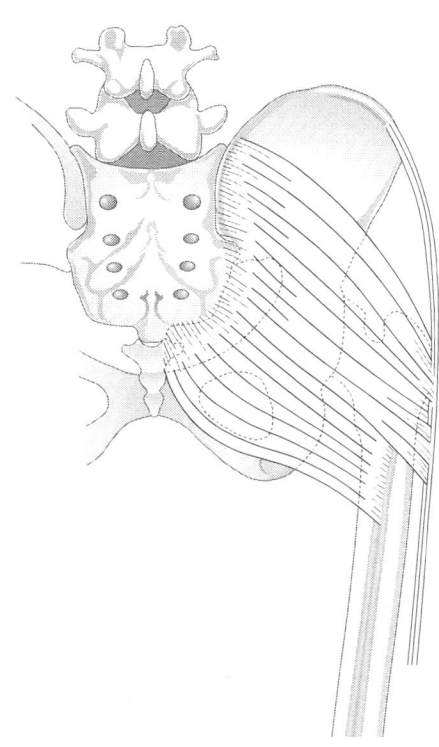

Abb. 4.20 M. gluteus maximus

▶ M. gluteus maximus

Ursprung
Iliakaler Anteil
- Os ilium, direkt lateral der Spina iliaca posterior superior
- dorsaler Anteil der Crista iliaca
- Ala ossis ilii, dorsal der Linea glutea posterior

Sakraler Anteil
- Lig. sacrotuberale
- latero-dorsaler Rand des Sacrums

Kokzygealer Anteil
- kranio-lateraler Rand des Os coccygis

Ansatz
- kraniale Fasern: Tractus iliotibialis
- kaudale Fasern: Tuberositas glutea

Verlauf
Von dorsal-kranial-medial nach ventral-kaudal-lateral

Funktion
Im Hüftgelenk:
Sakraler Anteil
- sagittale Achse:

....

- transversale Achse:

....

- longitudinale Achse:

....

Iliakaler Anteil
- sagittale Achse:

....

- transversale Achse:

....

- longitudinale Achse:

....

Kokzygealer Anteil
- sagittale Achse:

....

- transversale Achse:

....

- longitudinale Achse:

....

Biomechanische Aspekte
- In der N-0-Stellung hat der Muskel in alle Richtungen hauptsächlich bewegende Funktion, da seine Bewegungskomponente größer als die longitudinale Kraftkomponente ist.
- Bei Punctum fixum am Oberschenkel kann der M. gluteaus maximus das Sakrum im Iliosakralgelenk in eine Gegennutation führen. (Durch seinen direkten Ansatz an diesen Knochen ergeben sich noch weitere Bewegungskomponenten im ISG und am Kokzygealgelenk in anderen Ebenen, die hier im Einzelnen nicht näher erläutert werden.)
- ↻ Bei der Bewegung um eine sagittale Achse hat der sakrale Anteil bei ca. 30° Abduktion eine Funktionsumkehr vom Umkehrpunkt weg.

↺ Bei der Bewegung um eine transversale Achse hat der iliakale Anteil bei über 90° Flexion seinen Umkehrpunkt. Ab dieser Gelenkstellung wird er auch zum Innenrotator der Hüfte.

Topografische Besonderheiten
- Zwischen dem Trochanter major und der Sehne des M. gluteus maximus liegt eine große Bursa.
- Zusammen mit dem M. tensor fasciae latae bildet er den M. deltoideus coxae.

Innervation
N. gluteus inferior (L5–S2)

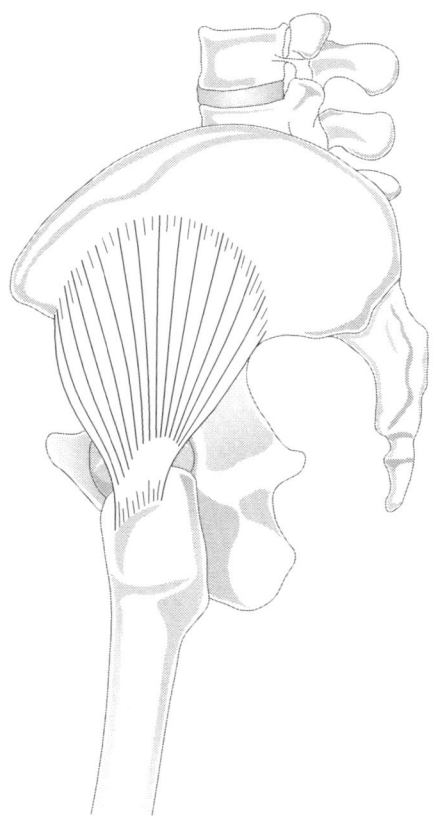

Abb. 4.21 M. gluteus minimus

▶ M. gluteus minimus

Ursprung
Dorsale Fläche des Os ilium, zwischen der Linea glutea anterior und der Linea glutea inferior

Ansatz
Ventrale Fläche des Trochanter major

Verlauf
Konvergierend von kranial-medial nach kaudal-lateral

Funktion
Im Hüftgelenk:
Ventrale Anteile
- sagittale Achse:

  ....

- transversale Achse:

  ....

- longitudinale Achse:

  ....

Dorsale Anteile
- sagittale Achse:

  ....

- transversale Achse:

  ....

- longitudinale Achse:

  ....

Biomechanische Aspekte
- verhindert einen Varusstress im Schenkelhals (s. u. M. gluteus medius)
- Stabilisator des Beckens im Einbeinstand (s. u. M. gluteus medius)
- ↺ Bei Bewegungen um eine transversale Achse haben die ventralen Anteile des Muskels bei ca. 90° Flexion eine Funktionsumkehr zum Umkehrpunkt hin.

Topografische Besonderheiten
Zwischen dem Trochanter major und der Sehne des M. gluteus minimus liegt eine Bursa.

Innervation
N. gluteus superior (L4–S1)

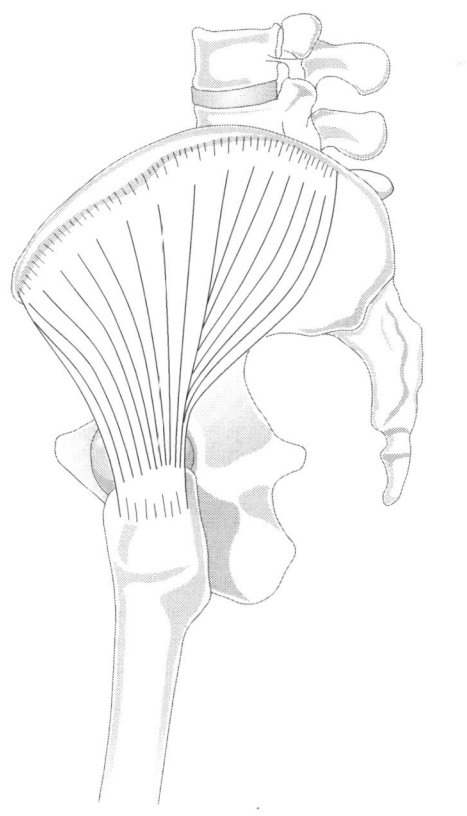

Abb. 4.22 M. gluteus medius

▶ M. gluteus medius

Ursprung
- dorsale Fläche des Os ilium, zwischen der Linea glutea posterior und der Linea glutea anterior
- Crista iliaca

Ansatz
Laterale Fläche des Trochanter major

Verlauf
- konvergierend von kranial-medial nach kaudal-lateral
- Die ventralen Faseranteile überkreuzen im Ansatzbereich die dorsalen Faseranteile.

Funktion
Im Hüftgelenk:
Ventrale Anteile
- sagittale Achse:

....

- transversale Achse:

....

- longitudinale Achse:

....

Dorsale Anteile
- sagittale Achse:

....

- transversale Achse:

....

- longitudinale Achse:

....

Biomechanische Aspekte
- In N-0-Stellung hat der Muskel bei Bewegungen um die sagittale Achse hauptsächlich eine Bewegungskomponente im Hüftgelenk.
- Er wirkt einer Biegespannung des Schenkelhalses nach medial entgegen und verhindert so einen Varusstress.
- In der Frontalebene ist der M. gluteus medius zusammen mit dem M. gluteus minimus der wichtigste Stabilisator des Beckens im Einbeinstand.

Topografische Besonderheiten
Zwischen dem Trochanter major und der Sehne des M. gluteus medius liegt eine Bursa.

Innervation
N. gluteus superior (L4–L5)

Klinische Anmerkungen
- Ein Ausfall oder eine Abschwächung führt zu einem disharmonischen Gangbild (Hinken), da das Becken im Einbeinstand in der Frontalebene nicht mehr stabilisiert werden kann. Beim Trendelenburg-Hinken sinkt das Becken in der Frontalebene zur Gegenseite ab, wenn das betroffene Bein belastet wird.
- Beim Duchenne-Hinken wird der Oberkörper über die betroffene Hüfte verlagert. Durch den verkürzten Lastarm müssen die Abduktoren weniger arbeiten. Daraus resultiert u. a. eine geringere Druckbelastung des Hüftgelenks. Deswegen zeigen viele Koxarthrosepatienten diese Veränderung im Gangbild.

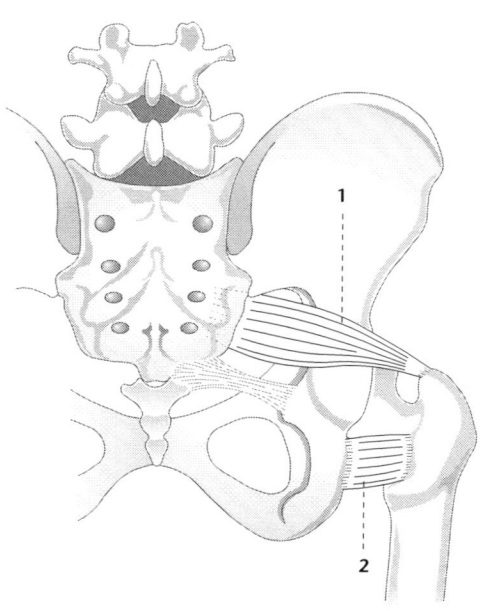

Abb. 4.23 M. piriformis (1) und M. quadratus femoris (2)

▶ M. piriformis

Ursprung
Ventrale Fläche des Os sacrum (Facies pelvina),
lateral der Foramina sacralia

Ansatz
Spitze des Trochanter major

Verlauf
Annähernd horizontal durch das Foramen
ischiadicum majus

Funktion
Im Hüftgelenk:
- sagittale Achse:

....

- transversale Achse:

....

- longitudinale Achse:

....

Biomechanische Aspekte
- In der N-0-Stellung sind die komprimierende
und bewegende Kraft des Muskels etwa gleich
groß. Der Muskel hat also eine stabilisierende
Wirkung auf das Hüftgelenk.
- Im Iliosakralgelenk begünstigt der Muskel eine
Gegennutation des Sakrums, hat aber hauptsächlich stabilisierende Wirkung. (Durch den
direkten Ansatz am Sakrum ergeben sich noch
weitere Bewegungskomponenten im ISG, die
hier im Einzelnen nicht näher erläutert werden.)
- ↺ Bei der Bewegung um eine transversale Achse
hat der Muskel bei 60° Flexion eine Funktionsumkehr vom Umkehrpunkt weg. Ab 60°
Flexion im Hüftgelenk wird er auch zum
Innenrotator.

Topografische Besonderheiten
- Der M. piriformis teilt das Foramen ischiadicum majus in ein Foramen suprapiriforme und ein Foramen infrapiriforme.
- Durch das Foramen suprapiriforme verlaufen Gefäße und der N. gluteus superior.
- Durch das Foramen infrapiriforme verlaufen der N. gluteus inferior und der N. ischiadicus.
- Gelegentlich ziehen Teile des N. ischiadicus durch den Muskel und vereinigen sich erst distal davon zum eigentlichen N. ischiadicus.

Innervation
Plexus sacralis (L5–S2)

Klinische Anmerkungen
Fehlstellungen des Os sacrum und des Hüftgelenks, die zu einer Tonuserhöhung des M. piriformis führen, können zu Irritationen aller Strukturen im Bereich der Foramina supra- und infrapiriforme führen. Recht häufig ist die Irritation des N. gluteus inferior. Symptome sind Schmerzen im Glutealbereich, die unspezifisch in die Sakralregion ausstrahlen und die Atrophie des M. gluteus maximus. Man spricht hier vom Piriformis-Syndrom.

▶ M. quadratus femoris

Ursprung
Lateraler Rand des Tuber ischiadicum

Ansatz
Crista trochanterica

Verlauf
Horizontal von medial nach lateral

Funktion
Im Hüftgelenk:
- sagittale Achse:

  ....

- transversale Achse:

  ....

- longitudinale Achse:

  ....

Biomechanische Aspekte
- s. ✐ Übungsaufgabe 16 (S. 236):

  ....

  ....

- In der N-0-Stellung sind die komprimierende und bewegende Kraft des Muskels etwa gleich groß. Der Muskel hat also eine stabilisierende Wirkung auf das Gelenk.

Innervation
- N. gluteus inferior (L4–S1)
- N. ischiadicus (L5–S2)

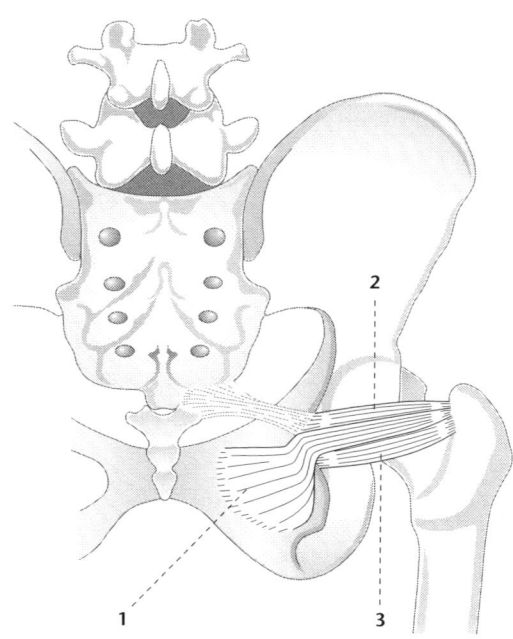

Abb. 4.24 M. obturatorius internus (1), M. gemellus superior (2) und inferior (3) (M. triceps coxae)

▶ M. obturatorius internus

Ursprung
- Innenseite des knöchernen Rahmens des Foramen obturatum
- Innenfläche der Membrana obturatoria

Ansatz
Fossa trochanterica

Verlauf
Im spitzen Winkel um die Incisura ischiadica minor nach lateral-ventral

Funktion
Im Hüftgelenk:
- sagittale Achse:

....

- transversale Achse:

....

- longitudinale Achse:

....

Biomechanische Aspekte
- In der N-0-Stellung sind die komprimierende und bewegende Kraft des Muskels etwa gleich groß. Der Muskel hat also eine stabilisierende Wirkung auf das Gelenk.
- Dabei löst er einen zentrierenden Schub in das Hüftgelenk nach dorsal und medial aus.
- ↻ Bei Bewegungen um eine sagittale Achse hat der Muskel bei 30° Abduktion eine Funktionsumkehr vom Umkehrpunkt weg.
- ↻ Bei Bewegungen um eine transversale Achse hat der Muskel bei 120° Flexion eine Funktionsumkehr zum Umkehrpunkt hin.

Topografische Besonderheiten
- Er hat eine sehr lange Endsehne, in die beide Mm. gemelli ziehen.
- Der Umlenkbereich der Incisura ischiadica minor ist überknorpelt.
- Zwischen der Sehne und dem Knochen liegt eine Bursa.

Innervation
Plexus sacralis (L5–S2)

▶ Mm. gemelli

M. gemellus superior
Ursprung
Spina ischiadica

Ansatz
Fossa trochanterica

M. gemellus inferior
Ursprung
Kranialer Rand des Tuber ischiadicum

Ansatz
Fossa trochanterica

Verlauf
Beide Muskeln verlaufen annähernd horizontal und parallel zur Endsehne des M. obturatorius internus.

Funktion Mm. gemelli
Im Hüftgelenk:
- sagittale Achse:

  ....

- transversale Achse:

  ....

- longitudinale Achse:

  ....

Biomechanische Aspekte
- Stabilisation des Gelenks (s. o. M. obturatorius internus)
- ↻ Bei Bewegungen um eine sagittale Achse hat der M. gemellus superior bei 30° Abduktion eine Funktionsumkehr vom Umkehrpunkt weg.
- ↻ Bei Bewegungen um eine transversale Achse haben beide Mm. gemelli bei 80° Flexion eine Funktionsumkehr zum Umkehrpunkt hin.
- ↻ Bei gebeugtem Hüftgelenk werden die Mm. gemelli gemeinsam mit dem M. obturatorius internus zu horizontalen Abduktoren.

Topografische Besonderheiten
Die Mm. gemelli und der M. obturatorius internus bilden gemeinsam den sog. M. triceps coxae.

Innervation
Plexus sacralis (L5–S2)

Mediale Muskeln des Oberschenkels

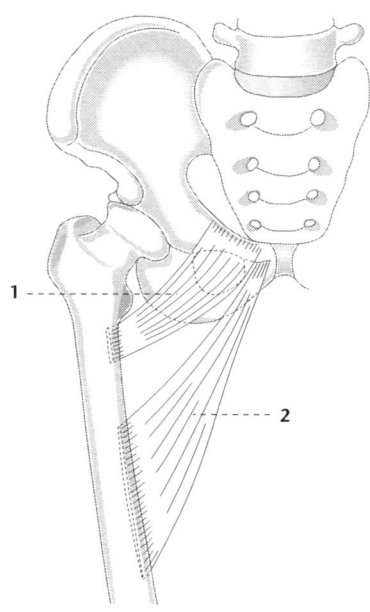

Abb. 4.25 M. pectineus (1) und M. adductor longus (2)

▶ M. pectineus

Ursprung
Pecten ossis pubis

Ansatz
- Linea pectinea
- proximaler Teil der Linea aspera (Labium mediale)

Verlauf
Von proximal-medial-ventral nach distal-lateral-dorsal

Funktion
Im Hüftgelenk:
- sagittale Achse:

....

- transversale Achse:

....

- longitudinale Achse:

....

Biomechanische Aspekte
- In der N-0-Stellung sind die komprimierende und bewegende Kraft des Muskels etwa gleich groß.
- Bei maximaler Adduktion wirkt ein dezentrierender Schub in das Hüftgelenk nach kranial und lateral (Luxationsgefahr bei Hüftendoprothesen).

⤷ s. ✎ Übungsaufgabe 15 (S. 232):

....

....

....

⤷ Bei Bewegungen um eine longitudinale Achse unterstützt der Muskel von der N-0-Stellung aus jeweils die Rotation, in die bewegt wird. Er hat also in der N-0-Stellung eine Funktionsumkehr vom Umkehrpunkt weg.

Innervation
- lateraler Anteil: N. femoralis (L2–L3)
- medialer Anteil: N. obturatorius (L2–L4)

▶ M. adductor longus

Ursprung
* Ramus superior des Os pubis
* Vorderseite der Symphyse

Ansatz
Labium mediale der Linea aspera im mittleren Femurdrittel

Verlauf
Von proximal-medial-ventral nach distal-lateral-dorsal

Funktion
Im Hüftgelenk:
* sagittale Achse:

....

* transversale Achse:

....

* longitudinale Achse:

....

Biomechanische Aspekte
* In der N-0-Stellung ist die komprimierende Wirkung im Hüftgelenk deutlich größer als die Bewegungskomponente.
* dezentrierender Schub ins Hüftgelenk (s. o. M. pectineus)
* ↻ Bei Bewegungen um eine transversale Achse hat der Muskel bei 70° Flexion eine Funktionsumkehr zum Umkehrpunkt hin.
* ↻ Bei Bewegungen um eine longitudinale Achse unterstützt der Muskel von der N-0-Stellung aus jeweils die Rotation, in die bewegt wird. Er hat also in der N-0-Stellung eine Funktionsumkehr vom Umkehrpunkt weg.

Innervation
N. obturatorius (L2–L4)

> **Klinische Anmerkungen**
> Der M. adductor longus ist der oberflächlichste und im Bereich der Leiste der am stärksten hervortretende Muskel.

✐ Übungsaufgabe 15

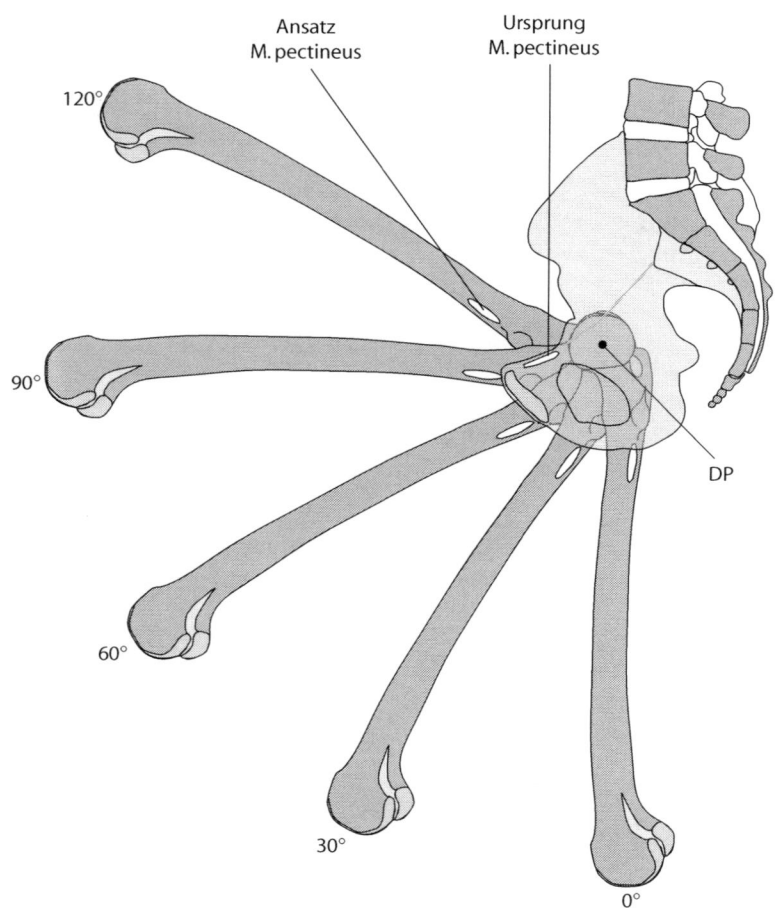

Abb. 4.26 Funktionsumkehr des M. pectineus bei Bewegungen um die transversale Achse

Die Abbildung zeigt einen Sagittalschnitt durch das Becken in einer Ansicht von medial mit dem Femur in verschiedenen Gelenkstellungen. Das Os coxae ist transparent gehalten, um das Hüftgelenk sichtbar zu machen. Der Drehpunkt, sowie Ansatz und Ursprung des M. pectineus sind markiert.

1. Zeichnen Sie den M. pectineus für die verschiedenen Winkelstellungen des Beins als Vektoren in die Abbildung ein, indem Sie jeweils den Ansatz mit Ursprung verbinden. Der Angriffspunkt der Kraft befindet sich hierbei am Femur.

2. Ermitteln Sie die Funktion des M. pectineus auf das Hüftgelenk in den verschiedenen Winkelstellungen in der Sagittalebene, indem Sie die Richtung des Drehmoments auf den Femur bestimmen.

3. Ermitteln Sie die Position des Femur, bei der eine Funktionsumkehr erfolgt. Geben Sie also die Winkelstellung im Hüftgelenk an, in welcher der Muskel keine Bewegungskomponente in der Sagittalebene hat.

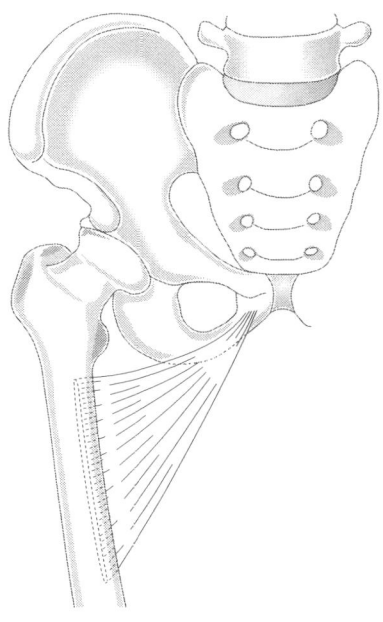

Abb. 4.27 M. adductor brevis

▶ M. adductor brevis

Ursprung
Ramus inferior des Os pubis

Ansatz
Labium mediale der Linea aspera im proximalen Femurdrittel

Verlauf
Von proximal-medial-ventral nach distal-lateral-dorsal

Funktion
Im Hüftgelenk:
* sagittale Achse:

  ....

* transversale Achse:

  ....

* longitudinale Achse:

  ....

Biomechanische Aspekte
* In der N-0-Stellung sind die komprimierende und bewegende Kraft des Muskels etwa gleich groß.
* dezentrierender Schub ins Hüftgelenk (s.o. M. pectineus)
* Bei Bewegungen um eine transversale Achse hat der Muskel im Hüftgelenk bei 50° Flexion eine Funktionsumkehr zum Umkehrpunkt hin.
* Bei Bewegungen um eine longitudinale Achse hat der Muskel im Hüftgelenk bei 10° Innenrotation eine Funktionsumkehr vom Umkehrpunkt weg.

Innervation
N. obturatorius (L2–L4)

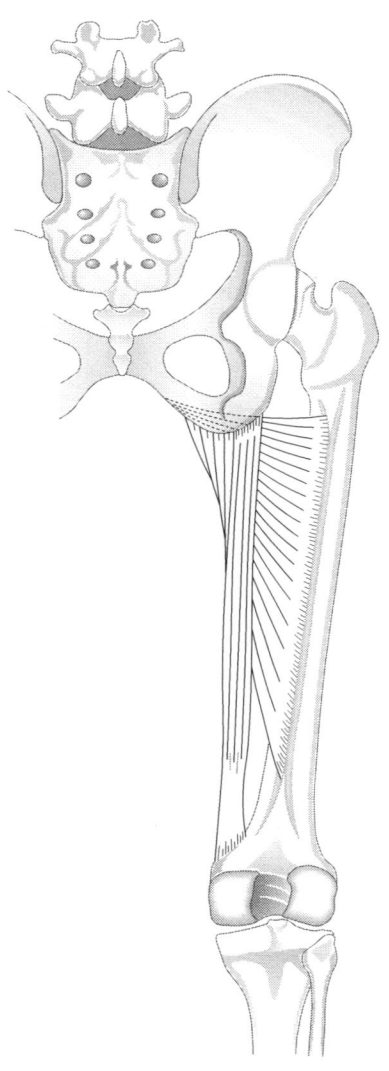

Abb. 4.28 M. adductor magnus

▶ M. adductor magnus

Ursprung
Pars adductoris minima (M. adductor minimus)
Ramus inferior des Os pubis
Pars medialis
* Ramus inferior des Os pubis
* Ramus des Os ischii
Pars ischiocondylaris
Tuber ischiadicum

Ansatz
Pars adductoris minima (M. adductor minimus)
Labium mediale der Linea aspera im proximalen
Femurdrittel
Pars medialis
Labium mediale der Linea aspera
Pars ischiocondylaris
Tuberculum adductorium

Verlauf
Die Muskelfasern sind vom Ursprung zum An-
satz verdreht, so dass die ventral entspringenden
Anteile proximal und die dorsal entspringenden
Anteile distal am Femur ansetzen.

Funktion
Im Hüftgelenk:
Pars adductoris minima (M. adductor minimus)
* sagittale Achse:

  ....

* transversale Achse:

  ....

* longitudinale Achse:

  ....

Pars medialis
* sagittale Achse:

  ....

* transversale Achse:

  ....

* longitudinale Achse:

  ....

Pars ischiocondylaris
* sagittale Achse:

  ....

* transversale Achse:

  ....

* longitudinale Achse:

  ....

Biomechanische Aspekte

* s. ✐ Übungsaufgabe 16:

....

....

....

* Je distaler die Muskelfasern am Femur ansetzen, desto kleiner wird die Bewegungskomponente im Hüftgelenk aus N-0-Stellung.
* dezentrierender Schub ins Hüftgelenk (s. o. M. pectineus)
* ↪ Bei Bewegungen um eine transversale Achse hat die Pars adductoris minima des Muskels im Hüftgelenk bei ca. 10° Flexion eine Funktionsumkehr zum Umkehrpunkt hin.
* ↪ Bei Bewegungen um eine transversale Achse hat die Pars medialis des Muskels im Hüftgelenk etwa in der N-0-Stellung eine Funktionsumkehr zum Umkehrpunkt hin.
* ↪ Bei Bewegungen um eine longitudinale Achse haben die Pars medialis und Pars ischiocondylaris des Muskels im Hüftgelenk bei ca. 20° Innenrotation eine Funktionsumkehr vom Umkehrpunkt weg.

Topografische Besonderheiten

* Zwischen den Ansätzen des medialen und des ischiokondylaren Anteils befindet sich eine schlitzförmige Öffnung (Hiatus tendineus adductorius).
* Hierdurch verlaufen die A. und V. femoralis sowie der rein sensible N. saphenus.

Innervation

* dorsaler Anteil: N. tibialis (L3–L5)
* ventraler Anteil: N. obturatorius (L2–L4)

Klinische Anmerkungen
Ein Hypertonus des Muskels kann zu einer Kompression der femoralen Gefäße im Hiatus tendineus adductorius mit einer entsprechenden klinischen vaskulären oder neurosensiblen Symptomatik führen.

✐ **Übungsaufgabe 16**

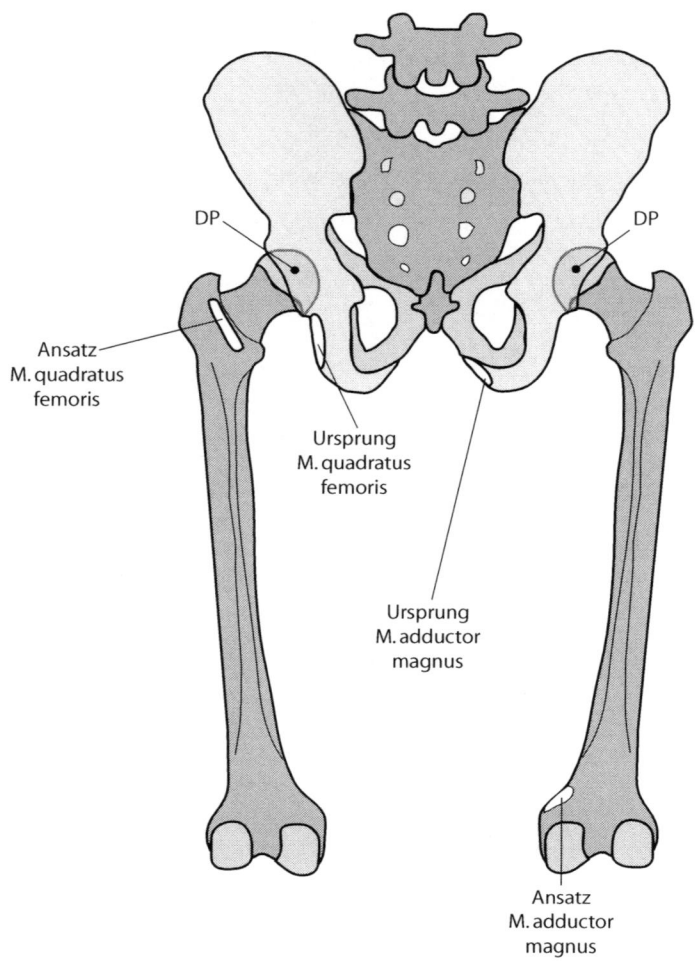

Abb. 4.29 Wirkung der Hüftadduktoren (M. adductor magnus und M. quadratus femoris)

Die Abbildung zeigt das Becken mit Femur von dorsal und den Drehpunkten im Caput femoris. Das Os coxae ist transparent gehalten, um den Hüftkopf vollständig sichtbar zu machen. Der Ansatz und Ursprung des M. quadratus femoris und des M. adductor magnus, Pars ischiocondylaris sind durch weiße Felder markiert.

1. Zeichnen Sie den M. quadratus femoris als Vektor in die Abbildung am linken Bein ein, indem Sie Ansatz und Ursprung miteinander verbinden. Der Angriffspunkt der Kraft befindet sich dabei am Femur.

2. Zeichnen Sie die Pars ischiocondylaris des M. adductor magnus als Vektor in die Abbildung am rechten Bein ein, indem Sie Ansatz und Ursprung miteinander verbinden. Der Angriffspunkt der Kraft befindet sich ebenfalls am Femur.

3. Zerlegen Sie die Kraftvektoren der beiden Muskeln in je eine Gelenk- und Bewegungskomponente (s. Kap. 1.3.6, Zerlegung von Muskelkräften).

4. Vergleichen Sie die Größe der Gelenkkomponenten der beiden Muskeln miteinander und leiten Sie daraus die Funktion der Muskeln in der Frontalebene ab.

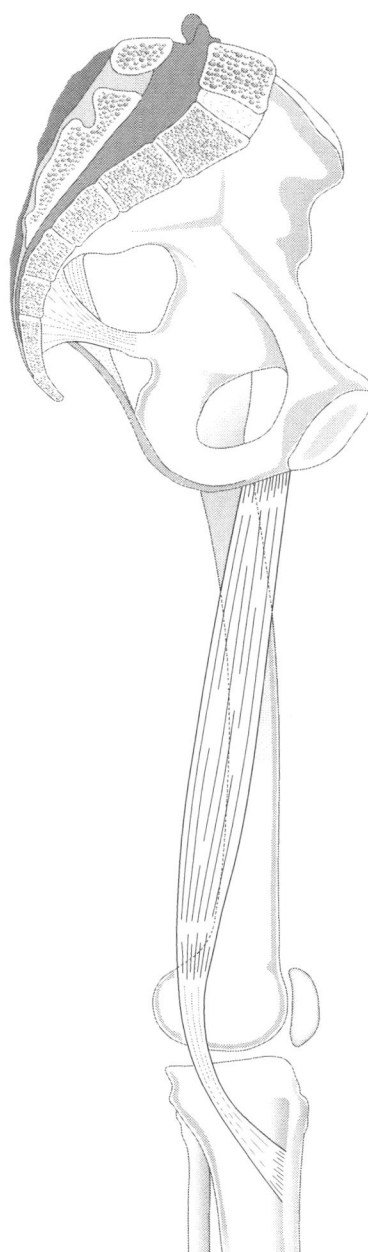

Verlauf
- von proximal-ventral nach distal-dorsal
- passiert das Kniegelenk dorsal der Bewegungsachse für Flexion und Extension

Funktion
Im Hüftgelenk:
- sagittale Achse:

....

- transversale Achse:

....

- longitudinale Achse:

....

Im Kniegelenk:
- transversale Achse: Flexion
- Unterschenkellängsachse (bei Knieflexion): Innenrotation

Biomechanische Aspekte
- In der N-0-Stellung hat der M. gracilis hauptsächlich eine komprimierende Wirkung auf das Hüftgelenk und nur eine geringe bewegende Kraftkomponente.
- Er wirkt zusammen mit dem M. semimembranosus, dem M. semitendinosus und dem M. sartorius einer Biegespannung des Kniegelenks nach medial entgegen und verhindert so einen Valgusstress.
- ↻ Bei Bewegungen um eine transversale Achse hat der Muskel im Hüftgelenk bei 30° Flexion eine Funktionsumkehr zum Umkehrpunkt hin.

Topografische Besonderheiten
Zwischen dem Pes anserinus superficialis und dem Tibiakondylus befindet sich eine Bursa anserina.

Innervation
N. obturatorius (L2–L4)

Abb. 4.30 M. gracilis, Ansicht von medial

▶ **M. gracilis**

Ursprung
Ramus inferior des Os pubis

Ansatz
Medial der Tuberositas tibiae, bildet dort den mittleren Anteil des Pes anserinus superficialis

Klinische Anmerkungen
Besonders bei Sportlern kommt es häufig zu Überlastungsschäden im Bereich der Ursprungssehne des M. gracilis. Dies führt zu starken Schmerzen im Bereich des Schambeins. Man spricht vom Gracilis-Syndrom (Synonym: Pierson-Syndrom oder Pubialgie).

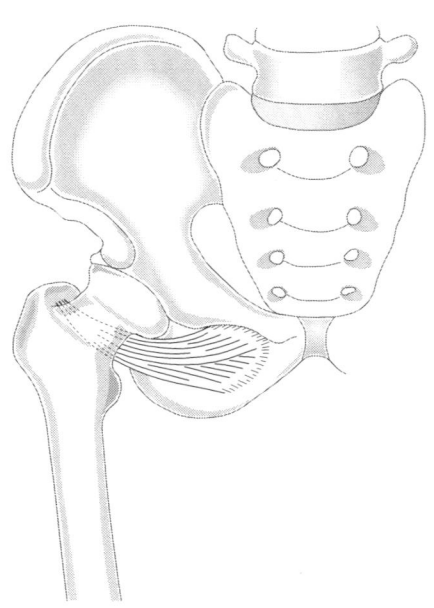

Abb. 4.31 M. obturatorius externus

▶ M. obturatorius externus

Ursprung
- Außenfläche der Membrana obturatoria
- Außenfläche des Ramus des Os ischii

Ansatz
Fossa trochanterica

Verlauf
- von medial-ventral nach lateral-dorsal
- Seine Sehne zieht dorsal über das Collum femoris und liegt dem Kapsel-Band-Apparat des Hüftgelenks direkt auf.

Funktion
Im Hüftgelenk:
- sagittale Achse:

  ....

- transversale Achse:

  ....

- longitudinale Achse:

  ....

Biomechanische Aspekte
- In der N-0-Stellung sind die komprimierende und bewegende Kraft des Muskels etwa gleich groß. Der Muskel hat also eine stabilisierende Wirkung auf das Gelenk.
- zentrierender Schub in das Hüftgelenk nach medial
- ↻ Bei Bewegungen um eine transversale Achse hat der Muskel im Hüftgelenk bei 80° Flexion eine Funktionsumkehr zum Umkehrpunkt hin.

Topografische Besonderheiten
Er liegt in der Tiefe und wird von den übrigen pelvitrochantären Muskeln überdeckt.

Innervation
N. obturatorius (L2–L4)

4.3 Kniegelenk (Art. genus)

4.3.1 Steckbrief

- Das Kniegelenk ist ein zweiachsiges Drehscharniergelenk und wird aus 3 Knochen und 2 Menisci gebildet, die innerhalb einer Gelenkkapsel liegen.
- Das eigentliche Kniegelenk wird zwischen den proximalen Gelenkflächen der Tibia und den beiden Femurkondylen gebildet. Man spricht auch vom Femorotibialgelenk.

- Daneben findet man eine gelenkige Verbindung zwischen der Patella und der Facies patellaris des Femur. Hier spricht man vom Femoropatellargelenk.
- Beide Gelenke gehören anatomisch und funktionell zusammen und beeinflussen sich gegenseitig.

Gelenktyp und Bewegungsausmaß des Femorotibialgelenks

- Kondylengelenk mit 2 Freiheitsgraden

- In Extensionsstellung ist keine axiale Rotation um die Unterschenkellängsachse möglich.

Bewegungsausmaß des Kniegelenks (nach Debrunner):

Transversale Achse durch beide Femurkondylen	Flexion: 120–150°	Extension: 5–10°
Unterschenkellängsachse (nur in Flexionsstellung)	Außenrotation: 40–45° (bei 90° Flexion)	Innenrotation: 30° (bei 90° Flexion)

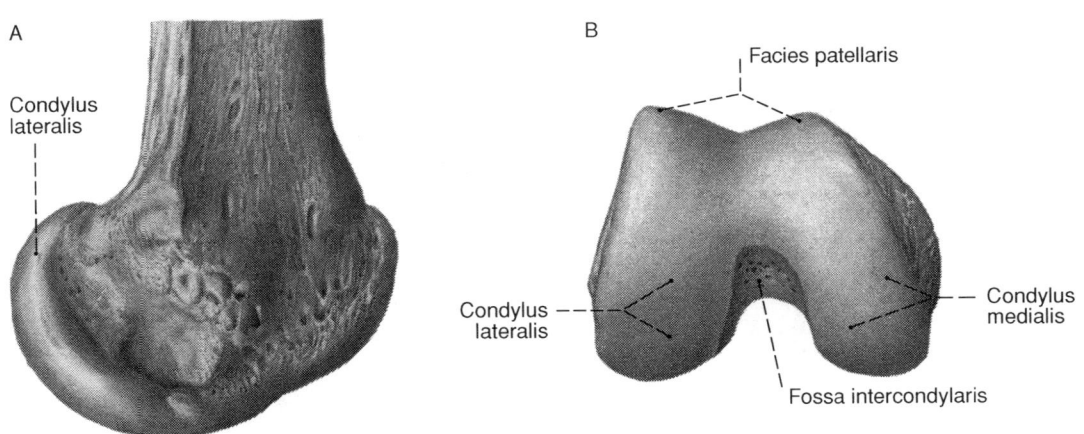

Abb. 4.32 Femurkondylus von lateral (A) und distal (B)

Gelenkpartner des Femorotibialgelenks

Femurkondylen
- Die beiden Femurkondylen sind in der Sagittal- und Frontalebene konvex geformt.
- In der sagittalen Ebene sehen die Kondylen aus wie zwei Räder, die nicht gleichmäßig rund geformt sind. Die Krümmung nimmt von ventral nach dorsal zu, d.h. die Krümmung wird stärker.

- Der mediale Kondylus ist in der seitlichen Ansicht von ventral nach dorsal etwas kürzer als der laterale Kondylus.
- In der Ansicht von distal erkennt man, dass die beiden Räder nicht parallel stehen, sondern nach distal und dorsal auseinander weichen.

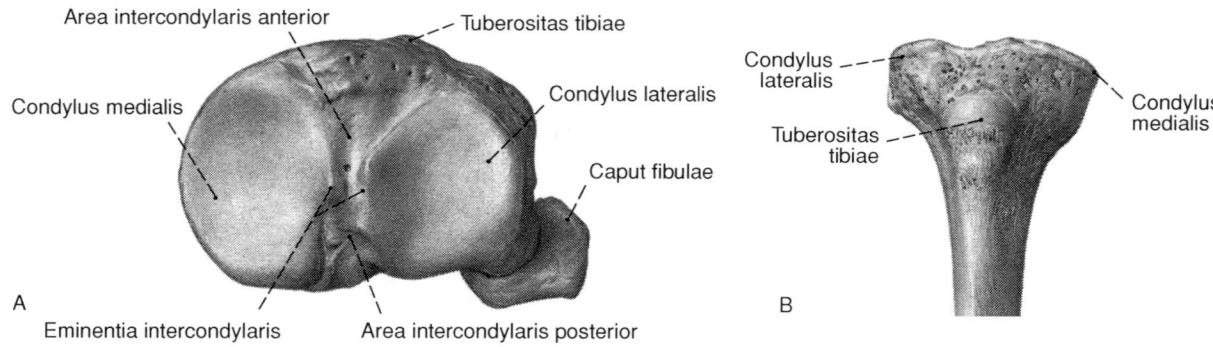

Area intercondylaris anterior

Tuberositas tibiae

Condylus medialis

Condylus lateralis

Caput fibulae

A

Eminentia intercondylaris

Area intercondylaris posterior

Condylus lateralis

Condylus medialis

Tuberositas tibiae

B

Abb. 4.33 Tibia von proximal (A) und ventral (B)

Tibiaplateau (Tibiakondylen)

- Man unterscheidet eine mediale und eine laterale Gelenkfläche, die in der Mitte durch die Area intercondylaris anterior, die Eminentia intercondylaris und die Area intercondylaris posterior voneinander getrennt sind.
- In der Frontalebene sind beide Gelenkflächen konkav geformt.
- In der Sagittalebene ist die mediale Gelenkfläche ebenfalls konkav, während die laterale Gelenkfläche konvex geformt ist.

- Die Gelenkflächen sind in der Sagittalebene nicht rechtwinklig zur Tibialängsachse ausgerichtet, sondern fallen um ca. 9° nach dorsal ab.
- Der Tibiaschaft erfährt im Laufe der Entwicklung eine Torsion. Das distale Ende der Tibia ist gegenüber dem proximalen Ende nach außen gedreht. Der Retrotorsionswinkel beträgt beim Erwachsenen 20–25°.

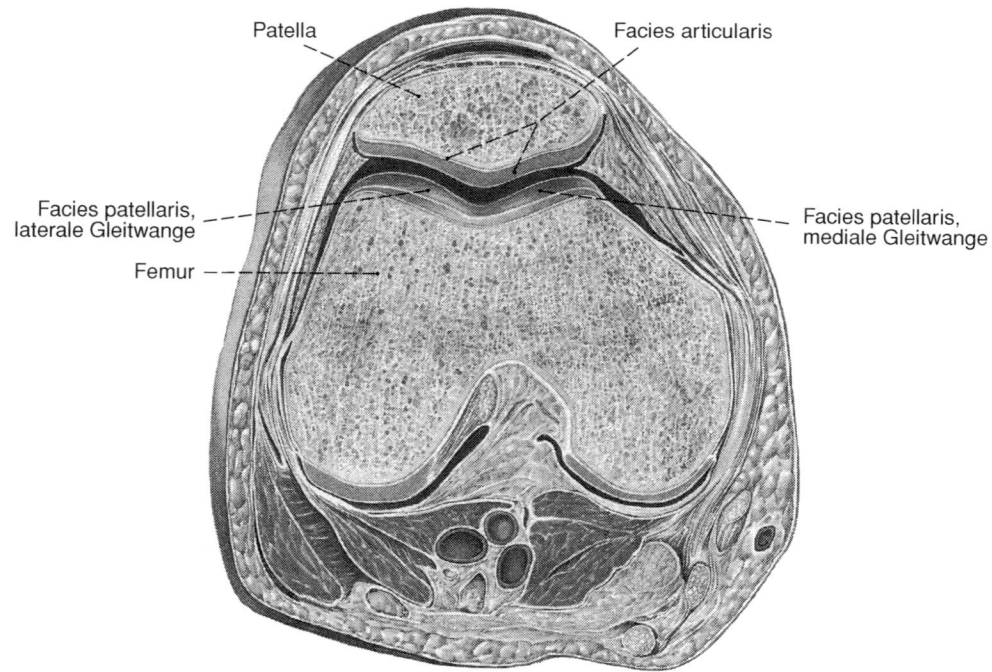

Patella

Facies articularis

Facies patellaris, laterale Gleitwange

Facies patellaris, mediale Gleitwange

Femur

Abb. 4.34 Femoropatellargelenk im Querschnitt, Ansicht von proximal

Gelenkpartner des Femoropatellargelenks

Patella und Gleitlager

- Die keilförmige Rückseite der Patella (Facies articularis) liegt in einem Gleitlager, das aus der Facies patellaris und der Fossa intercondylaris des Femur gebildet wird.

- Die laterale Gleitwange der Facies patellaris ist stärker ausgebildet als die mediale (s. Abb. 4.34).

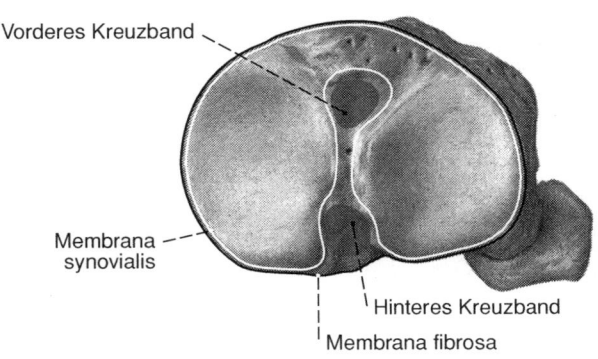

Vorderes Kreuzband

Membrana synovialis

Hinteres Kreuzband
Membrana fibrosa

Abb. 4.35 Kapselansatz an der Tibia

Gelenkkapsel und Bänder

- Die Kapsel ist eine bindegewebige zylindrische Hülse, die sich von der Tibia zum Femur ausspannt.
- proximale Insertion: Knorpel-Knochen-Grenze der Femurkondylen
- distale Insertion: Knorpel-Knochen-Grenze des Tibiaplateaus
- Die Kniegelenkskapsel besteht wie alle Gelenkskapseln aus einer Doppelschicht: Innen liegt die Membrana synovialis und außen die Membrana fibrosa.
- Die Membrana synovialis ist dorsal nach innen eingefaltet, so dass im Bereich der Area intercondylaris ein extrasynovialer Raum entsteht, in dem sich die Kreuzbänder befinden (s. Abb. 4.35).
- Ventral bildet die Kapsel den Recessus suprapatellaris und dorsal den Recessus subpopliteus.

Klinische Anmerkungen
Nach langer Ruhigstellung des Kniegelenks kann es zu Verklebungen des Recessus suprapatellaris kommen, was eine massive Bewegungseinschränkung des Kniegelenks in die Flexion zur Folge hat.

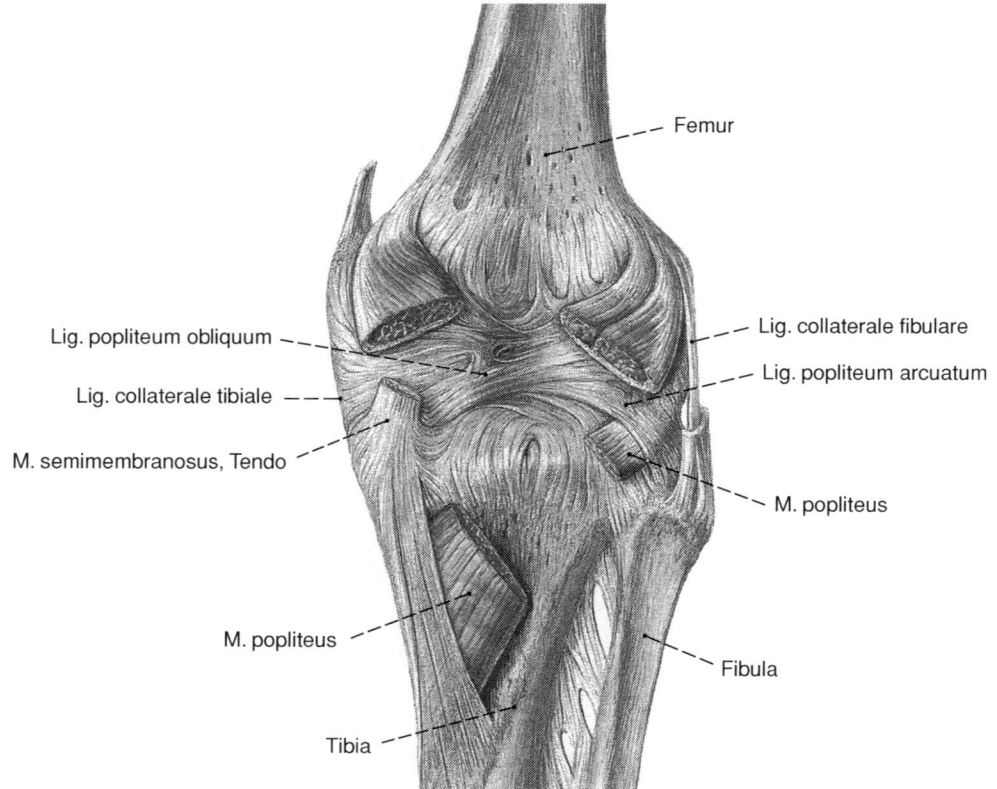

Femur

Lig. popliteum obliquum

Lig. collaterale tibiale

M. semimembranosus, Tendo

Lig. collaterale fibulare

Lig. popliteum arcuatum

M. popliteus

M. popliteus

Fibula

Tibia

Abb. 4.36 Bänder am Kniegelenk von dorsal

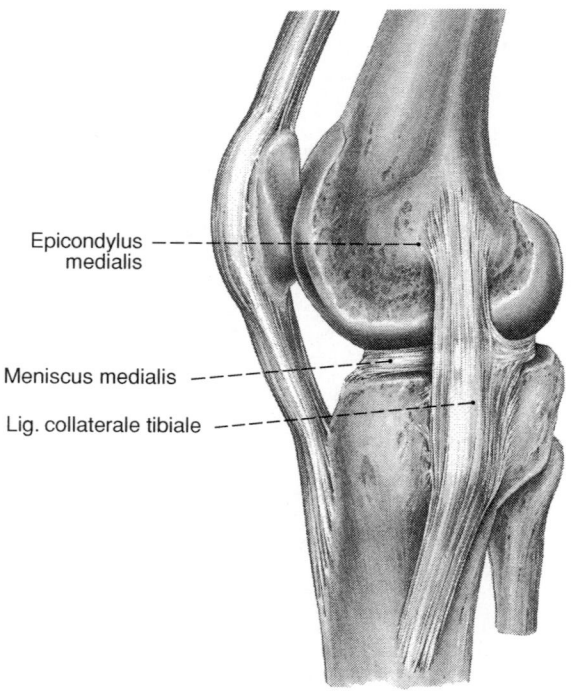

Epicondylus medialis

Meniscus medialis

Lig. collaterale tibiale

Abb. 4.37 Lig. collaterale tibiale (mediale)

Lig. collaterale tibiale (mediale)

* proximale Insertion: Epicondylus medialis des Femur
* distale Insertion: Margo medialis der Tibia
* Verlauf: von proximal-dorsal nach distal-ventral

Besonderheiten

Es handelt sich um ein dreieckiges plattes Band, das mit dem Meniskus und der Kapsel verwachsen ist.

Lig. collaterale fibulare (laterale)

* proximale Insertion: Epikondylus lateralis des Femur
* distale Insertion: Caput fibulae
* Verlauf: von proximal-ventral nach distal-dorsal

Besonderheiten

Dieses Band liegt extrakapsulär, ist also weder mit der Kapsel noch mit dem lateralen Meniskus verwachsen. Zwischen dem Band und der Kapsel verläuft die Sehne des M. popliteus.

Funktion der Kollateralbänder

* Die Kollateralbänder stabilisieren das Knie in der Frontalebene. Das Lig. collaterale tibiale verhindert die Valgusstellung im Kniegelenk und das Lig. collaterale fibulare wirkt der Varusstellung entgegen.
* Beide Bänder sind so angeordnet, dass sie bei einer Außenrotation im Kniegelenk angespannt werden und diese damit begrenzen.
* In Extensionsstellung sind die Kollateralbänder maximal gespannt. In der Flexionsstellung sind beide Bänder soweit entspannt, dass eine Rotationsbewegung im Kniegelenk um die Unterschenkellängsachse stattfinden kann.
* In Flexion unterstützt das Lig. collaterale tibiale das vordere Kreuzband und verhindert so die vordere Schublade. Das Lig. collaterale fibulare unterstützt das hintere Kreuzband und verhindert so die hinteren Schublade.
* Die Kollateralbänder sind damit wesentlich für die axiale Stabilität des Kniegelenkes in Extensionsstellung verantwortlich.

Lig. popliteum obliquum

* proximale Insertion: dorsale Kapsel des Kniegelenks
* distale Insertion: rückläufige Sehne des M. semimembranosus
* Verlauf: von proximal-lateral nach distal-medial

Lig. popliteum arcuatum

* proximale Insertion: dorsale Kapsel des Kniegelenks
* distale Insertion: Caput fibulae
* Verlauf: von proximal-medial nach distal-lateral

Besonderheiten

Unter diesem Band verläuft der M. popliteus.

Funktion der dorsalen Bänder

* Das Lig. popliteum obliquum und das Lig. popliteum arcuatum verstärken die dorsale Kapsel und verhindern damit die Überstreckung des Kniegelenks.
* Die dorsalen Bänder überkreuzen sich auf der hinteren Kapsel. Das Lig. popliteum obliquum begrenzt die Außenrotation und das Lig. popliteum arcuatum die Innenrotation.

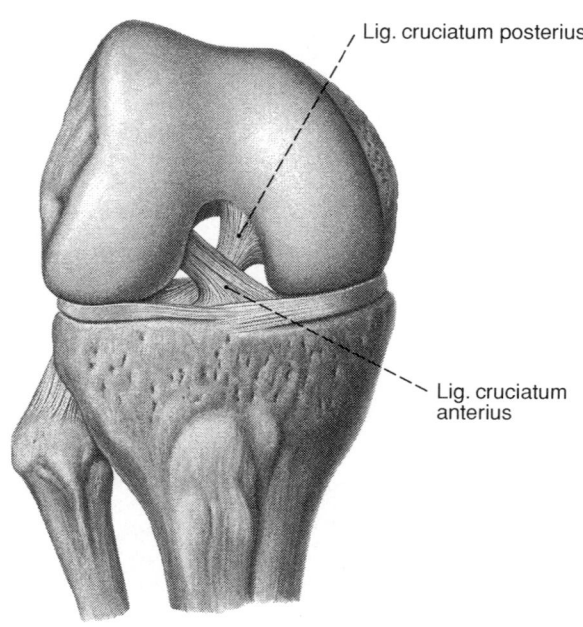

Lig. cruciatum posterius

Lig. cruciatum anterius

Abb. 4.38 Bänder am Kniegelenk von ventral

Lig. cruciatum anterius (vorderes Kreuzband)

- proximale Insertion: Innenseite des lateralen Femurkondylus
- distale Insertion: Area intercondylaris anterior
- Verlauf: von proximal-dorsal-lateral nach distal-ventral-medial

 „wie die Hand in die Hosentasche"

Lig. cruciatum posterius (hinteres Kreuzband)

- proximale Insertion: Innenseite des medialen Femurkondylus
- distale Insertion: Area intercondylaris posterior
- Verlauf: von proximal-ventral-medial nach distal-dorsal-lateral

Besonderheiten
Beide Kreuzbänder liegen extrasynovial, aber intrakapsulär.

Funktion der Kreuzbänder
- Die Kreuzbänder stabilisieren das Knie in der Sagittalebene. Das vordere Kreuzband verhindert die Verschiebung der Tibia nach ventral (vordere Schublade) und das hintere Kreuzband wirkt der Verschiebung der Tibia nach dorsal (hintere Schublade) entgegen.
- Beide Bänder sind so angeordnet, dass sie sich bei einer Innenrotation im Kniegelenk umeinanderwickeln und diese damit begrenzen.
- In Extensionsstellung sind die Kreuzbänder maximal gespannt. In der Flexionsstellung sind beide Bänder soweit entspannt, dass eine Innenrotation im Kniegelenk um die Unterschenkellängsachse stattfinden kann.
- Die Kreuzbänder sichern gemeinsam mit den Kollateralbändern die axiale Stabilität des Kniegelenks in Extensionsstellung.

Die äußeren Bänder am Kniegelenk begrenzen die Außenrotation, die inneren Bänder die Innenrotation.

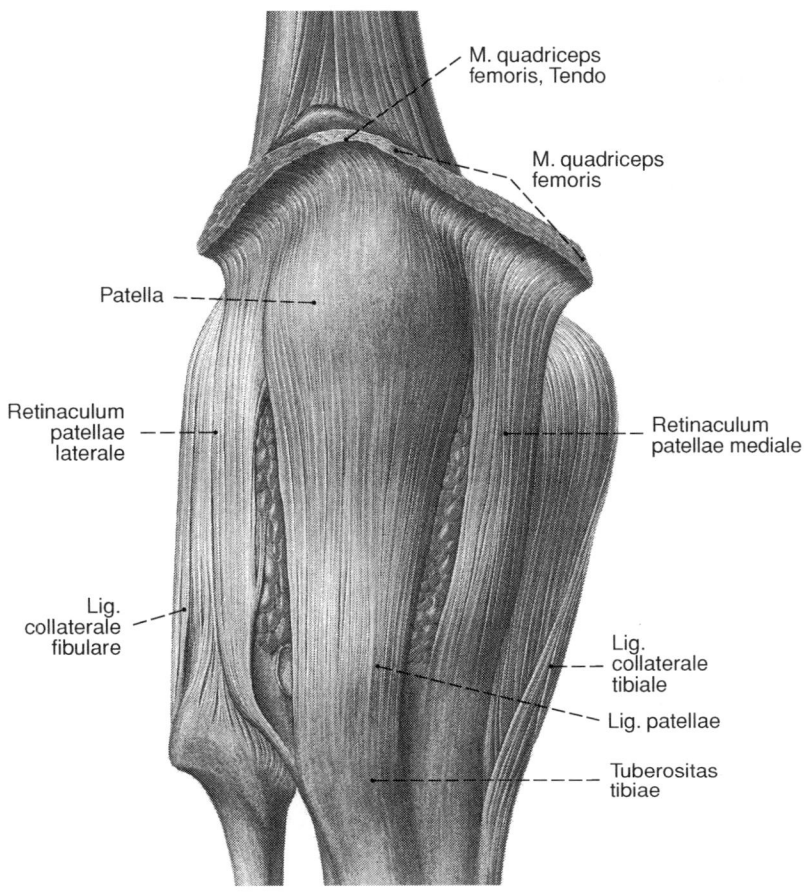

M. quadriceps femoris, Tendo

M. quadriceps femoris

Patella

Retinaculum patellae laterale

Retinaculum patellae mediale

Lig. collaterale fibulare

Lig. collaterale tibiale

Lig. patellae

Tuberositas tibiae

Abb. 4.39 Bänder am Kniegelenk von ventral

Retinaculum patellae mediale
- proximale Insertion: Sehne des M. vastus medialis
- distale Insertion: medial der Tuberositas tibiae
- Verlauf: von proximal nach distal

Retinaculum patellae laterale
- proximale Insertion: Sehne des M. vastus lateralis
- distale Insertion: lateral der Tuberositas tibiae
- Verlauf: von proximal nach distal

Besonderheiten
Auch Fasern des Tractus iliotibialis strahlen in das Retinaculum patellae laterale ein.

Quadrizepssehne, Patella und Lig. patellae
- proximale Insertion: Muskelfasern des M. quadriceps femoris
- distale Insertion: Tuberositas tibiae
- Verlauf: von proximal nach distal.

Besonderheiten
Quadrizepssehne, Patella und Lig. patellae sowie die beiden Retinaculae bilden den Kniestreckapparat und stabilisieren das Kniegelenk ventral. Die Patella ist ein Sesambein in der Quadrizepssehne.

Funktion des Streckapparates
- Die Patella verstärkt die Quadrizepssehne im Bereich ihres Umlenkpunktes. An dieser Stelle tritt besonders in der Beugeposition und beim Strecken des Kniegelenkes gegen Widerstand ein sehr großer Druck auf.
- Der M. quadriceps femoris benutzt die Patella als Hypomochlion und vergrößert damit seinen Hebel für die Kniestreckung.

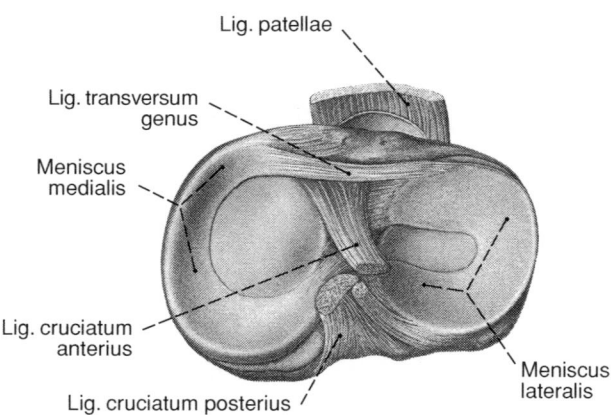

Lig. patellae

Lig. transversum genus

Meniscus medialis

Lig. cruciatum anterius

Lig. cruciatum posterius

Meniscus lateralis

Abb. 4.40 Tibia mit Menisci von proximal

Menisci

- Die Menisci sind halbmondförmige Strukturen zwischen den Femurkondylen und dem Tibiaplateau. Sie bestehen aus kollagenem Bindegewebe mit eingelagerten Knorpelzellen.
- Die Menisci sind mit ihren Vorderhörnern an der Area intercondylaris anterior und mit ihren Hinterhörnern an der Area intercondylaris posterior der Tibia befestigt.
- Die Meniskusbasis hat unmittelbare Verbindung zur Gelenkkapsel und ist mit Blutgefäßen durchzogen. Der zentrale Rand der Menisci ist gefäßfrei und wird durch die Synovia ernährt.

Meniscus medialis
- bildet einen Halbkreis auf dem medialen Tibiaplateau
- ist mit dem Lig. collaterale tibiale und der Gelenkkapsel verwachsen (s. Abb. 4.37)

Meniscus lateralis
- bildet einen $^5/_6$-Kreis auf dem lateralen Tibiaplateau
- ist nicht mit dem Lig. collaterale fibulare verwachsen und beweglicher als der mediale

Topografische Besonderheiten
Die Menisken sind über folgende Strukturen mit der Umgebung verbunden:
- Ventral sind die Vorderhörner der Menisken über das Lig. transversum genus miteinander verbunden.

- Der mediale Meniskus ist mit dem medialen Seitenband und der medialen Gelenkkapsel verwachsen.
- Das Lig. meniscofemorale posterius verbindet das Hinterhorn des lateralen Meniskus mit dem hinteren Kreuzband.
- Das Hinterhorn des lateralen Meniskus ist außerdem über die Gelenkkapsel mit der Ursprungssehne des M. popliteus verbunden.
- Das Hinterhorn des medialen Meniskus ist über die Gelenkkapsel mit der Ansatzsehne des M. semimembranosus verwachsen.
- Die Ligg. meniscopatellare mediale und laterale verbinden die Menisken mit der Seitenfläche der Patella.
- Die meniskotibialen Bänder (Koronarbänder) verbinden die Vorderhörner der Menisken mit der vorderen Tibiakante.

Funktion der Menisci
- Druckminderung durch Vergrößerung der Auflagefläche der Gelenkpartner
- Ausgleich von Inkongruenzen
- Puffer- und Stoßdämpferfunktion zwischen den Gelenkpartnern und damit Schutz für den Gelenkknorpel
- stabilisieren das Kniegelenk wie ein Bremskeil
- transportable Gelenkflächen bei Bewegungen im Kniegelenk.

Die Menisci folgen bei Extension und Flexion der Bewegung der Tibia und bei den Rotationen der Bewegung der Femurkondylen.

Funktionelle Aspekte des Kniegelenks

Schlussrotation

In der letzten Phase der Kniegelenksstreckung (20–0°) findet eine zwangsläufige Außenrotation der Tibia gegenüber dem Oberschenkel oder eine gleichgroße Innenrotation des Femur bei feststehender Tibia statt (ca. 5°).

Ursachen der Schlussrotation sind:

- Die unterschiedliche Krümmung der Femurkondylen in der sagittalen Ebene hat zur Folge, dass der laterale Kondylus auf der tibialen Gelenkfläche weiter rollt als der mediale.
- Die ungleichmäßige Kontur der tibialen Gelenkflächen in der sagittalen Ebene führt dazu, dass der mediale Femurkondylus sich in der konkaven Gelenkfläche der Tibia weniger nach ventral verlagern kann als der laterale.
- Durch die Schlussrotation werden die in Extension gespannten Kreuzbänder angenähert und damit entlastet.

4.3.2 Muskulatur

Ventrale Oberschenkelmuskeln

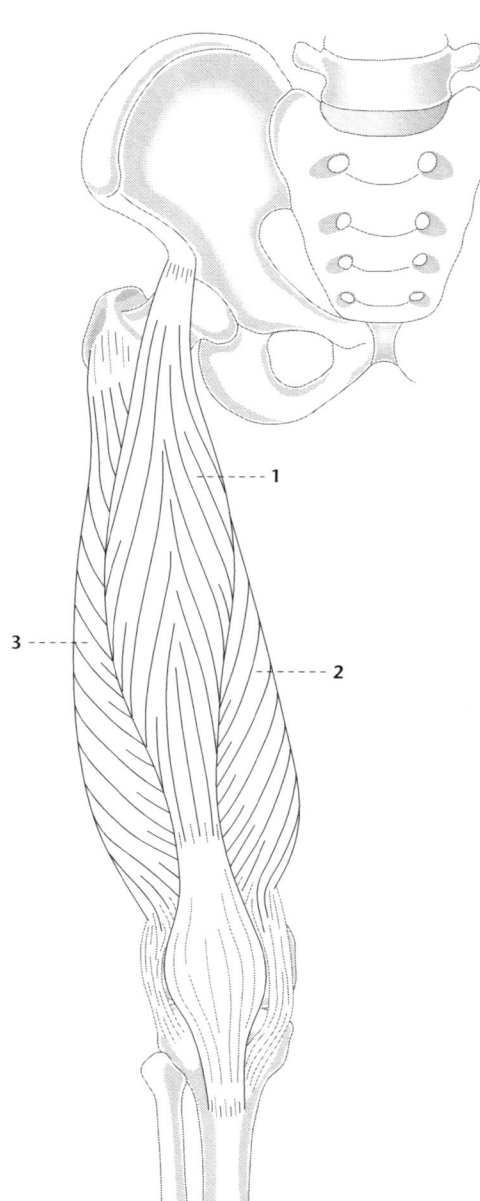

▶ M. quadriceps femoris

M. rectus femoris

Ursprung
- Spina iliaca anterior inferior (Caput rectum)
- oberer Rand des Acetabulum (Caput reflexum)

Ansatz
Über die Quadrizepssehne, die Patella und das Lig. patellae an der Tuberositas tibiae

Verlauf
Von proximal nach distal

Funktion
Im Kniegelenk:
- transversale Achse:

....

- Unterschenkellängsachse (bei Knieflexion):

....

Im Hüftgelenk:
- transversale Achse: Flexion
- longitudinale Achse: Außenrotation
- sagittale Achse: Abduktion

Biomechanische Aspekte
- In der N-0-Stellung hat der M. rectus femoris hauptsächlich eine komprimierende Wirkung und nur eine geringe bewegende Kraft auf das Kniegelenk.
- Pumpeffekt auf den Recessus suprapatellaris
- ventrale Zuggurtung des Femur
- Seine Funktion am Hüftgelenk kann der Muskel nur ausüben, wenn er über das Knie nicht schon maximal angenähert ist (aktive Insuffizienz).

Abb. 4.41 M. quadriceps femoris: M. rectus femoris (1), M. vastus medialis (2) und lateralis (3)

M. vastus medialis

Ursprung

Labium mediale der Linea aspera

Ansatz

- über die Quadrizepssehne, die Patella und das Lig. patellae an der Tuberositas tibiae
- Einige Fasern ziehen in das mediale Retinaculum.
- Über das Retinaculum hat er Kontakt zum medialen-proximalen Rand der Patella.

Verlauf

Von proximal-medial-dorsal nach distal-lateral-ventral

Funktion

Im Kniegelenk:

- transversale Achse:

  ....

- Unterschenkellängsachse (bei Knieflexion):

  ....

Biomechanische Aspekte

Die distalen quer verlaufenden Faseranteile sichern die Patella in ihrem Gleitlager gegen eine Verlagerung nach lateral.

Klinische Anmerkungen

Durch eine Abschwächung des M. vastus medialis oder eine Hypertrophie des M. vastus lateralis kommt es zu einer Lateralisation der Patella in ihrem Gleitlager (Maletracking). Das kann auf lange Sicht einen Knorpelschaden zur Folge haben.

M. vastus lateralis

Ursprung

- laterale Fläche des Trochanter major
- Labium laterale der Linea aspera

Ansatz

- über die Quadrizepssehne, die Patella und das Lig. patellae an der Tuberositas tibiae
- einige Fasern ziehen in das laterale Retinaculum

Verlauf

Von dorsal-lateral-proximal nach ventral-medial-distal

Funktion

Im Kniegelenk:

- transversale Achse:

  ....

- Unterschenkellängsachse (bei Knieflexion):

  ....

Biomechanische Aspekte

- ventro-laterale Zuggurtung des Femur
- Die distalen quer verlaufenden Faseranteile sichern die Patella in ihrem Gleitlager gegen eine Verlagerung nach medial.

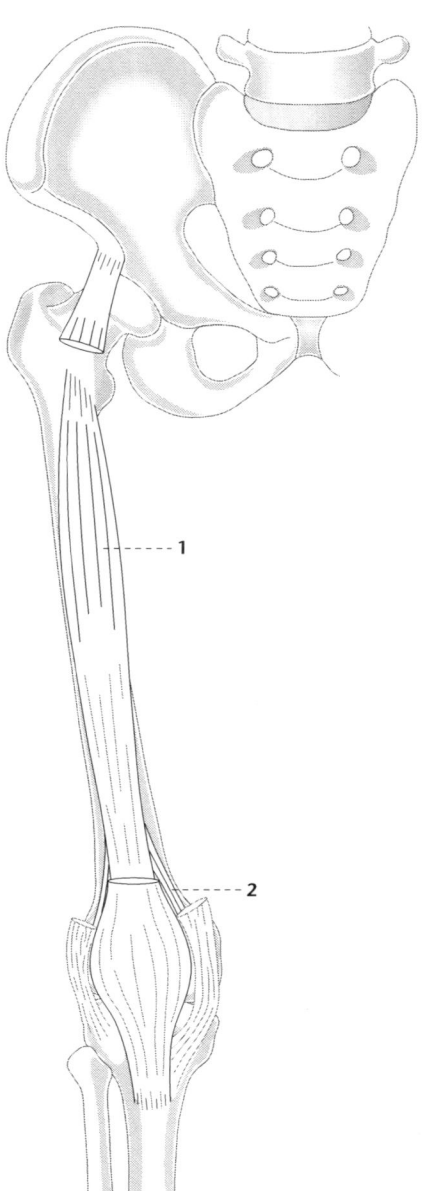

Abb. 4.42 M. quadriceps femoris: M. vastus intermedius (1), M. articularis genus (2)

M. vastus intermedius
Ursprung
Vorderseite des Femur

Ansatz
Über die Quadrizepssehne, die Patella und das Lig. patellae an der Tuberositas tibiae

Verlauf
Von proximal nach distal

Funktion
Im Kniegelenk:
- transversale Achse:

....

- Unterschenkellängsachse (bei Knieflexion):

....

M. articularis genus
Ursprung
Ventral am distalen Femurschaft

Ansatz
Unteres Blatt des Recessus suprapatellaris

Verlauf
Von proximal nach distal

Funktion
Im Kniegelenk:
- transversale Achse:

....

- Unterschenkellängsachse (bei Knieflexion):

....

Biomechanische Aspekte
Er spannt die Kapsel und verhindert ein Einklemmen bei Kniestreckung.

Innervation M. quadriceps femoris
N. femoralis (L2–L4)

Klinische Anmerkungen
- Der M. quadriceps ist der Kennmuskel für die Nervenwurzel L3 und L4. Bei Störungen im Rückenmarkssegment L3 und L4 ist der Patellarsehnenreflex (PSR) abgeschwächt oder ausgefallen.
- Bei einem Ausfall des Muskels kann das Kniegelenk im Stand nur noch in Hyperextension stabilisiert werden. Auch das Treppensteigen und das Aufstehen aus dem Sitz sind erschwert.

✐ Übungsaufgabe 17

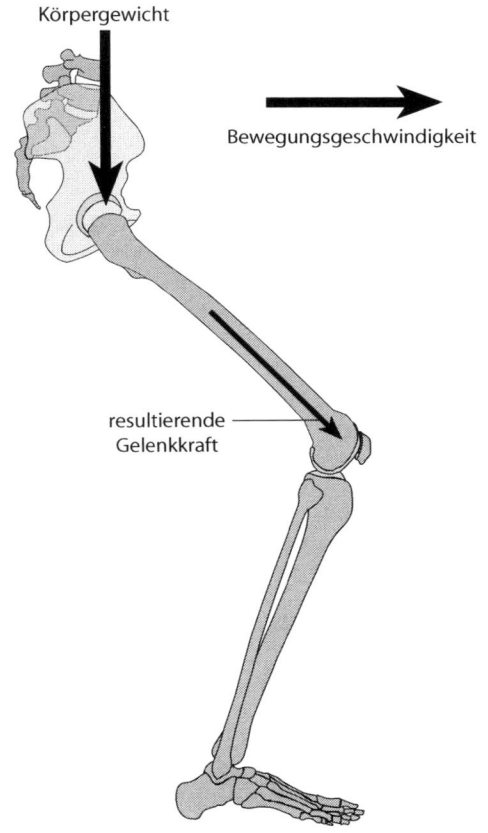

Abb. 4.43 Belastung des Kniegelenks und stabilisierende Strukturen beim Bergablaufen

Besonders beim Bergablaufen entsteht aus dem Körpergewicht und der Bewegungsgeschwindigkeit eine resultierende Kraft, die das Kniegelenk belastet.

Die Abbildung zeigt die untere Extremität von lateral mit einer Flexion in Knie- und Hüftgelenk. Die auf das Kniegelenk wirkende resultierende Gelenkkraft ist als Kraftvektor eingezeichnet.

1. Zeichnen Sie auf das Tibiaplateau die Tangentialebene ein.
2. Zerlegen Sie die resultierende Kraft im Kniegelenk nach dem Prinzip der schiefen Ebene in Normalkraft und Schubkraft (Hangabtriebskraft).

3. Welche translatorische Bewegung entsteht durch die Schubkraft im Kniegelenk?

....

....

4. Überlegen Sie, welche Strukturen diese Bewegung verhindern können.

....

....

Dorsale Oberschenkelmuskeln (Ischiokrurale Muskeln)

Alle drei Muskeln verlaufen vom Os ischii zum Crus (Unterschenkel).

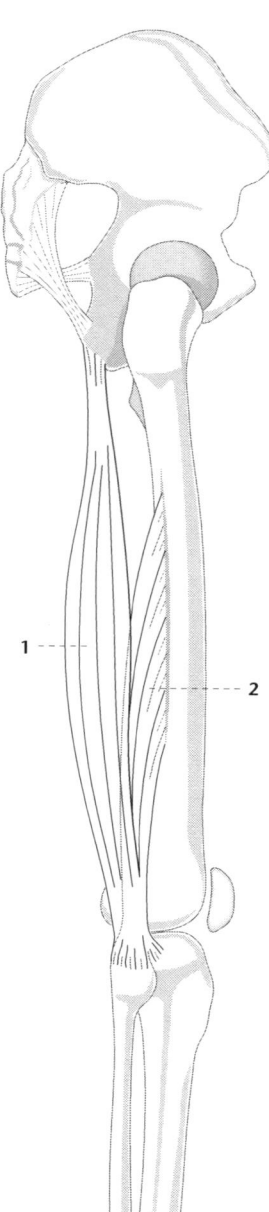

Abb. 4.44 M. biceps femoris: Caput longum (1) und Caput breve (2)

▶ M. biceps femoris

Caput longum
Ursprung
* Tuber ischiadicum, gemeinsam mit der Sehne des M. semitendinosus
* Lig. sacrotuberale

Gemeinsamer Ansatz Caput longum und breve
* Caput fibulae
* einige Faseranteile am Condylus lateralis tibiae

Verlauf
Von proximal-medial nach distal-lateral

Funktion
Im Kniegelenk:
* transversale Achse:

....

* Unterschenkellängsachse (bei Knieflexion):

....

Im Hüftgelenk:
* transversale Achse: Extension
* longitudinale Achse: Außenrotation
* sagittale Achse: Adduktion

Biomechanische Aspekte
* In N-0-Stellung in Hüfte und Knie ist die longitudinale Kraftkomponente des Muskels deutlich größer als die bewegende Kraftkomponente.
* Mit zunehmender Knieflexion wird die bewegende Kraftkomponente des Muskels am Kniegelenk größer.
* dorsale Zuggurtung des Femur
* Im Stand werden die ischiokruralen Muskeln aktiv, wenn der Oberkörperschwerpunkt sich nach vorne verlagert.

Innervation
N. tibialis (L5 – S2)

Klinische Anmerkungen
Die N. ischiadicus liegt unmittelbar zwischen dem Caput longum des M. biceps femoris und M. adductor magnus und kann bei einem Hypertonus dieser Muskeln irritiert werden.

Caput breve

Ursprung

Labium laterale der Linea aspera im mittleren Femurdrittel

Ansatz

s. o. Caput longum

Verlauf

Von proximal-medial nach distal-lateral

Funktion

Im Kniegelenk:

* transversale Achse:

....

* Unterschenkellängsachse (bei Knieflexion):

....

Biomechanische Aspekte

* Er stabilisiert das Kniegelenk gemeinsam mit dem M. popliteus lateral gegen Varusstress.
* Beide Anteile des Muskels wirken einer vorderen Schublade und einer Innenrotation des Kniegelenks entgegen. Dadurch sind sie wichtige Synergisten zum vorderen Kreuzband.

Topografische Besonderheiten

* am Ansatzbereich Einstrahlungen in die Fascia cruris
* Im Bereich des Kniegelenkes befindet sich unter der Sehne des Muskels eine Bursa (dorsaler Rezessus).

Innervation

N. fibularis (peroneus) communis (S1–S2)

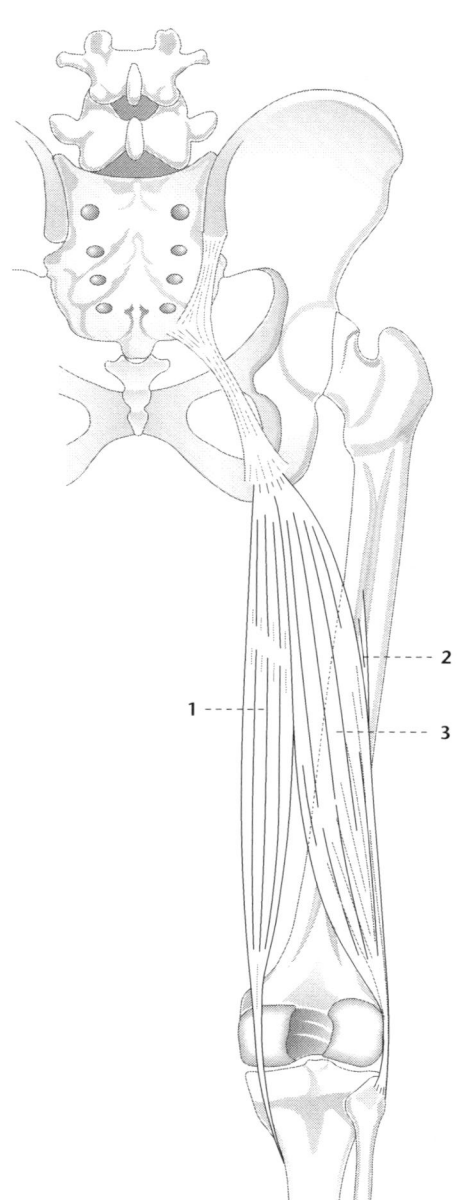

Ansatz
Medial der Tuberositas tibiae, bildet dort den distalen Anteil des Pes anserinus superficialis

Verlauf
* im dorsalen Bereich des Oberschenkels von proximal nach distal
* An der Kniekehle windet sich seine Sehne um die postero-mediale Fläche des medialen Tibiakondylus nach ventral-medial.

Funktion
Im Kniegelenk:
* transversale Achse:

....

* Unterschenkellängsachse (bei Knieflexion):

....

Im Hüftgelenk:
* transversale Achse: Extension
* longitudinale Achse: keine Funktion aus N-0-Stellung
* sagittale Achse: Adduktion

Biomechanische Aspekte
* In der N-0-Stellung ist die longitudinale Kraftkomponente des Muskels am Knie- und Hüftgelenk deutlich größer als seine bewegende Kraftkomponente.
* Mit zunehmender Knieflexion wird die bewegende Kraftkomponente am Kniegelenk größer.
* dorsale Zuggurtung des Femur
* Er stabilisiert das Kniegelenk in N-0-Stellung medial gegen Valgusstress.
* ↻ Bei Bewegungen um die longitudinale Achse bewegt er im Hüftgelenk aus der Innen- und Außenrotationsstellung in die N-0-Stellung zurück (Funktionsumkehr zum Umkehrpunkt hin).

Topografische Besonderheiten
* Der Muskel besitzt eine lange, runde Endsehne.
* Im Ansatzbereich zieht die Endsehne über die Bursa anserina.

Innervation
N. tibialis (L5 – S2)

Klinische Anmerkungen
Die Endsehne dieses Muskels kann bei Verletzung des vorderen Kreuzbandes als Ersatz benutzt werden (Semitendinosusplastik).

Abb. 4.45 M. semitendinosus (1) mit M. biceps femoris, Caput breve (2) und longum (3)

▶ M. semitendinosus

Ursprung
* Tuber ischiadicum, gemeinsam mit dem Caput longum des M. biceps femoris
* ⅓ seiner Fasern kommen vom Lig. sacrotuberale

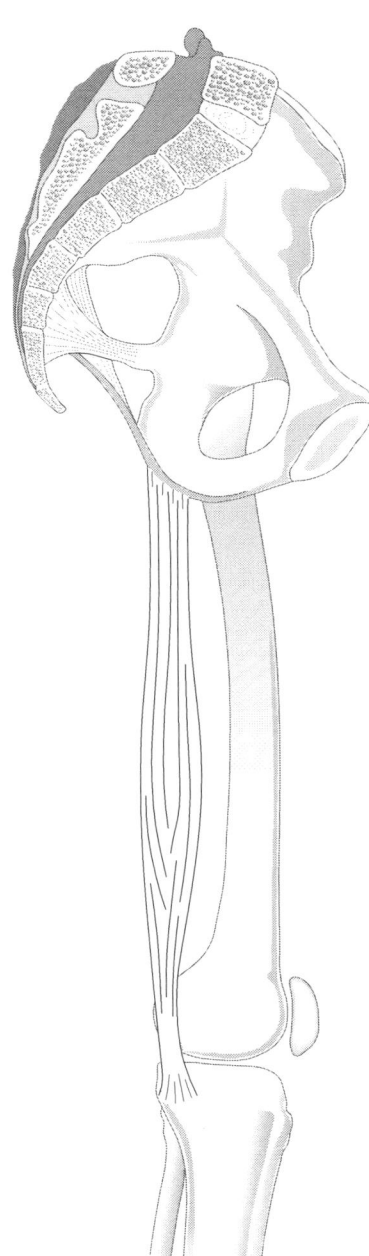

Abb. 4.46 M. semimebranosus

▶ M. semimembranosus

Ursprung
Tuber ischiadicum

Ansatz
Sein Ansatzbereich wird als Pes anserinus profundus bezeichnet. Er teilt sich in 3 Züge auf:
- ein Zug zum Condylus medialis der Tibia
- Ein zweiter Zug geht in die Faszie des M. popliteus über.
- Ein dritter Zug strahlt in die dorsale Kapsel als Lig. popliteum obliquum ein.

Verlauf
Von proximal nach distal

Funktion
Im Kniegelenk:
- transversale Achse:

....

- Unterschenkellängsachse (bei Knieflexion):

....

Im Hüftgelenk:
- transversale Achse: Extension
- longitudinale Achse: keine Funktion aus N-0-Stellung
- sagittale Achse: Adduktion

Biomechanische Aspekte
- Er ist ein Synergist zum vorderen Kreuzband.
- Er wirkt zusammen mit dem M. gracilis, dem M. semitendinosus und dem M. sartorius einer Biegespannung des Kniegelenks nach medial entgegen und verhindert so einen Valgusstress.
- Bei Knieflexion ist seine Verlaufsrichtung eher im rechten Winkel zur Tibia. Dadurch kann er einer vermehrten Außenrotation entgegenwirken.

↪ s. o. M. semitendinosus

Topografische Besonderheiten
Seine Ursprungssehne bildet eine Rinne für den M. biceps femoris und den M. semitendinosus.

Innervation
N. tibialis (L5–S2)

Klinische Anmerkungen
Die Bakerzyste (Poplietalzyste) ist eine mit Flüssigkeit gefüllte Aussackung der Kniekehle. Ausgangspunkt kann die Bursa des M. semimembranosus sein, die unterhalb des medialen Kopfes des M. gastrocnemius liegt.

Dorsale Unterschenkelmuskeln

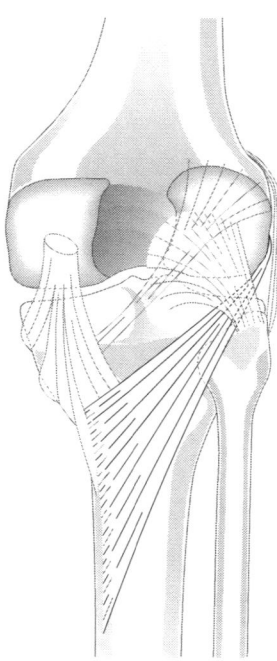

Abb. 4.47 M. popliteus

▶ M. popliteus

Ursprung
- Epicondylus lateralis des Femur
- ventral-proximal des Ansatzes vom lateralen Kollateralband

Ansatz
Dorsale Fläche der Tibia, proximal der Linea musculi solei

✎ Übungsaufgabe 18

Tragen Sie in der Tabelle die Muskeln ein, welche die Stabilität des Kniegelenks in den jeweiligen Abschnitten sichern!
Ventrale Stabilität:

....

Mediale Stabilität:

....

....

....

....

Verlauf
Von proximal-ventral-lateral nach distal-dorsal-medial

Funktion
Im Kniegelenk:
- transversale Achse:

....

- Unterschenkellängsachse (bei Knieflexion):

....

Biomechanische Aspekte
- Er verhindert ein Ventralgleiten des Femur bei Flexion und kann daher als Synergist zum hinteren Kreuzband angesehen werden.
- Er zieht den lateralen Meniskus bei Innenrotation der Tibia nach dorsal.
- Der Muskel stabilisiert das Kniegelenk lateral gegen Varusstress (s. o. M. biceps femoris).
- Wenn er sein Punctum fixum an der Tibia hat (z. B. im Vierfüßlerstand), dreht er den Femur im Hüftgelenk nach außen.

Topografische Besonderheiten
Der Muskel verläuft unter dem Lig. popliteum arcuatum und unter dem Lig. collaterale fibulare und hat eine Verbindung zum Hinterhorn des Meniscus lateralis und dem Caput fibulae.

Innervation
N. tibialis (L4–S2)

Dorsale Stabilität:

....

Laterale Stabilität:

....

....

....

....

✎ Übungsaufgabe 19

Beschriften Sie den Querschnitt und machen sich so noch einmal die topografische Beziehung der einzelnen Strukturen am Oberschenkel zueinander deutlich!

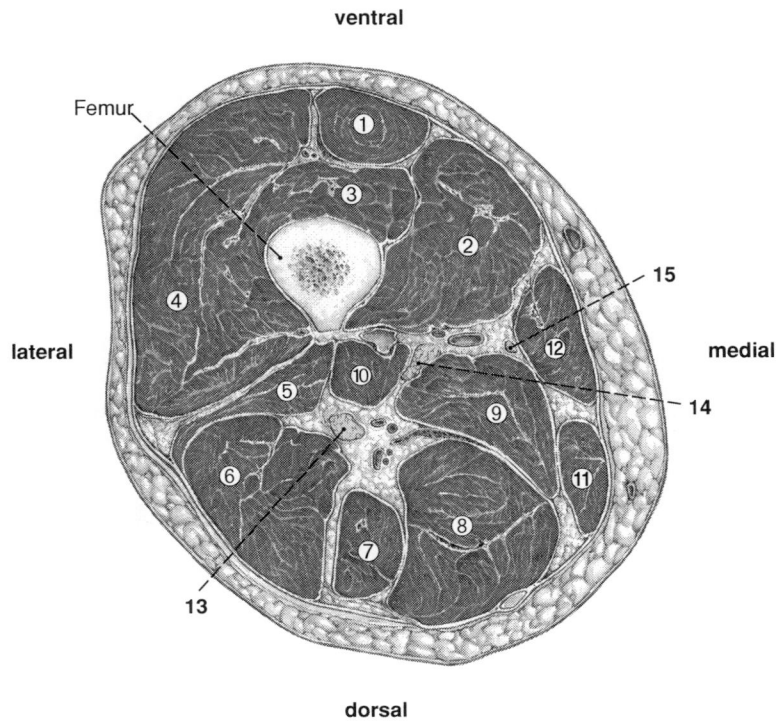

Abb. 4.48 Querschnitt durch die Mitte des Oberschenkels

1 ....

2 ....

3 ....

4 ....

5 ....

6 ....

7 ....

8 ....

9 ....

10 ....

11 ....

12 ....

13 ....

14 ....

15 ....

4.4 Sprunggelenke

4.4.1 Steckbrief

- Topografisch unterscheidet man ein oberes Sprunggelenk (OSG) und ein unteres Sprunggelenk (USG).
- Beide Gelenke sind mechanisch gekoppelt, so dass man sie funktionell als ein Gelenk mit 2 Bewegungsachsen betrachten kann.
- Alle Unterschenkelmuskeln haben eine Wirkung auf beide Gelenke.

Gelenktyp und Bewegungsausmaß OSG und USG

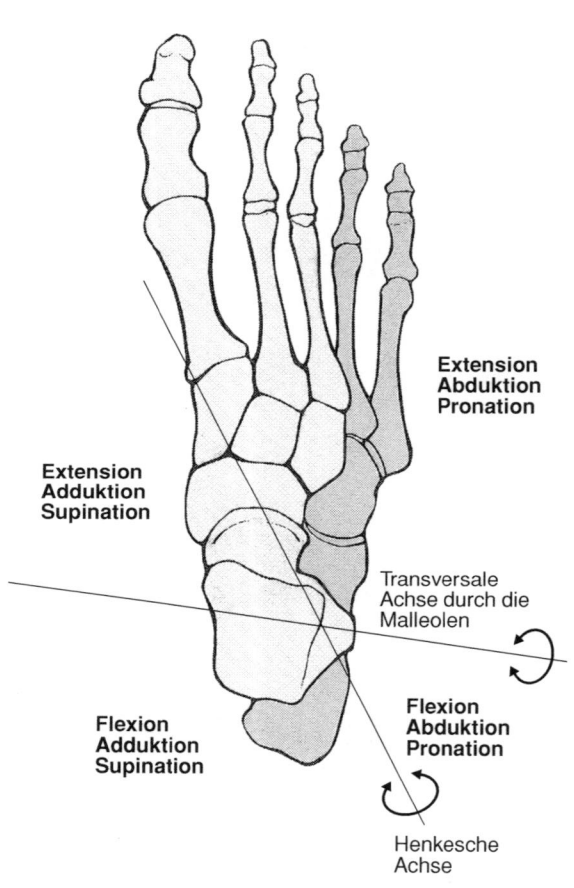

Abb. 4.49 Bewegungsachsen des OSG und USG

OSG

- Nach der Form der Gelenkpartner handelt es sich um ein Sattelgelenk, funktionell ist das OSG aber ein Scharniergelenk mit einem Freiheitsgrad.
- Dorsalextension und Plantarflexion finden um eine annähernd transversale Achse statt, die durch beide Malleolen verläuft.

- Der Malleolus lateralis steht etwas weiter nach dorsal und distal als der Malleolus medialis. Dadurch weicht die Bewegungsachse in diese Richtung um ca. 10° von der transversalen Achse ab.

USG in Kombination mit Intertarsalgelenken

- verzahntes Scharniergelenk
- biomechanisch kann man im unteren Sprunggelenk 3 Bewegungsachsen unterscheiden:
  - Um eine sagittale Achse durch den Kalkaneus findet eine Rückfußpronation und -supination statt.
  - Um eine vertikale Achse findet eine Ab- und Adduktion statt.
  - Um eine transversale Achse findet eine Dorsalextension und Plantarflexion statt.
- Funktionell finden die Bewegungen immer gekoppelt um alle drei Achsen statt.
- Die physiologische Bewegung findet um eine Achse statt, die schräg von dorsal-medial-distal nach plantar-lateral-proximal durch den Talushals verläuft.
- Diese Bewegungsachse wird als die Henkesche Achse bezeichnet.
- Um diese Achse findet eine Kombinationsbewegung aus Rückfußsupination-Adduktion-Plantarflexion (Inversion) in die eine Richtung und Rückfußpronation-Abduktion-Dorsalextension (Eversion) in die andere Richtung statt.
- An den Bewegungen um die Henkesche Achse sind neben dem USG auch die restlichen Intertarsalgelenke beteiligt. Das USG bildet mit den anderen Intertarsalgelenken einen funktionell verbundenen Komplex, der mechanisch gekoppelt ist.

Bewegungsausmaß der Sprunggelenke (nach Frisch):

Transversale Achse im OSG	Plantarflexion: 40–50°	Dorsalextension: 20–30°
Henkesche Achse im USG	Rückfußsupination-Adduktion-Plantarflexion: 60°	Rückfußpronation-Abduktion-Dorsalextension: 30°

Tibiofibulare Verbindungen

Die Art. tibiofibularis, die Syndesmosis tibiofibularis und die Membrana interossea cruris verbinden die beiden Unterschenkelknochen.
Diese Verbindungen sind von entscheidender Bedeutung für die Mechanik des oberen Sprunggelenkes.

Art. tibiofibularis (proximale Verbindung)
* Die ovalen Gelenkflächen am Fibulaköpfchen und am dorsolateralen Kondylus der Tibia bilden eine gelenkige Verbindung.
* Das Lig. capitis fibulae anterius und posterius stabilisieren das Gelenk, wodurch nur minimale Bewegungen möglich sind (Amphiarthrose).
* Der Gelenkspalt ist von dorsal-medial nach ventral-lateral ausgerichtet.

Membrana interossea cruris
* Eine bindegewebige Platte, die sich zwischen dem Margo interosseus der Tibia und der Fibula ausspannt.
* Die meisten kollagenen Fasern sind von proximal-medial nach distal-lateral ausgerichtet.

Syndesmosis tibiofibularis (distale Verbindung)
* Der distale Abschnitt des Fibulaschaftes liegt in der Incisura fibularis der Tibia. Beide Knochen sind über das Ligamentum tibiofibulare anterius und posterius miteinander verbunden (Syndesmosebänder) und bilden gemeinsam die Malleolengabel. Die Syndesmosebänder haben die gleiche Ausrichtung wie die Membrana interossea cruris (von proximal-medial nach distal-lateral).
* Im Syndesmosenspalt befindet sich häufig eine kleine Aussackung der Gelenkkapsel des OSG.

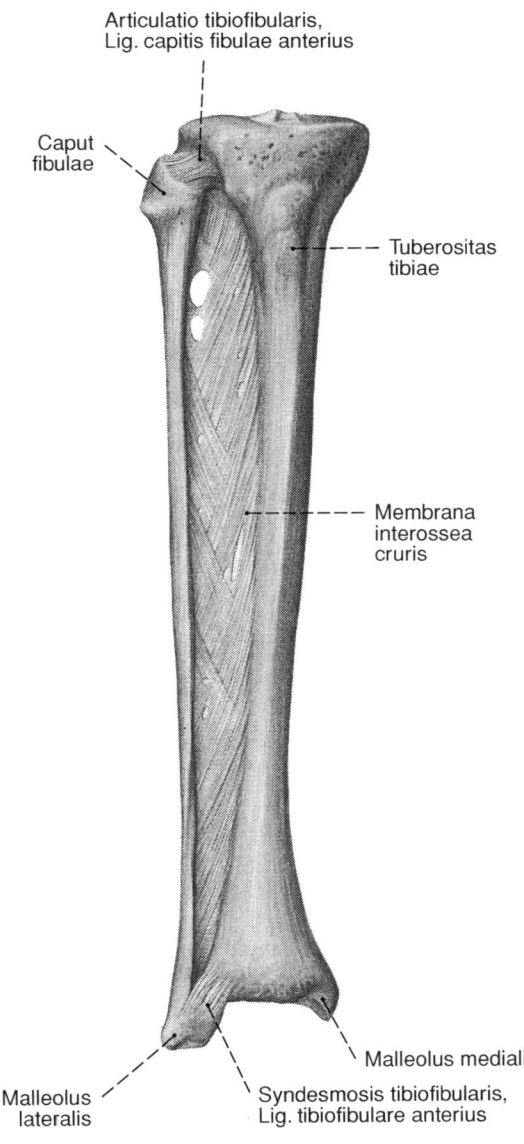

Articulatio tibiofibularis, Lig. capitis fibulae anterius
Caput fibulae
Tuberositas tibiae
Membrana interossea cruris
Malleolus medialis
Syndesmosis tibiofibularis, Lig. tibiofibulare anterius
Malleolus lateralis

Abb. 4.50 Verbindungen des Unterschenkels

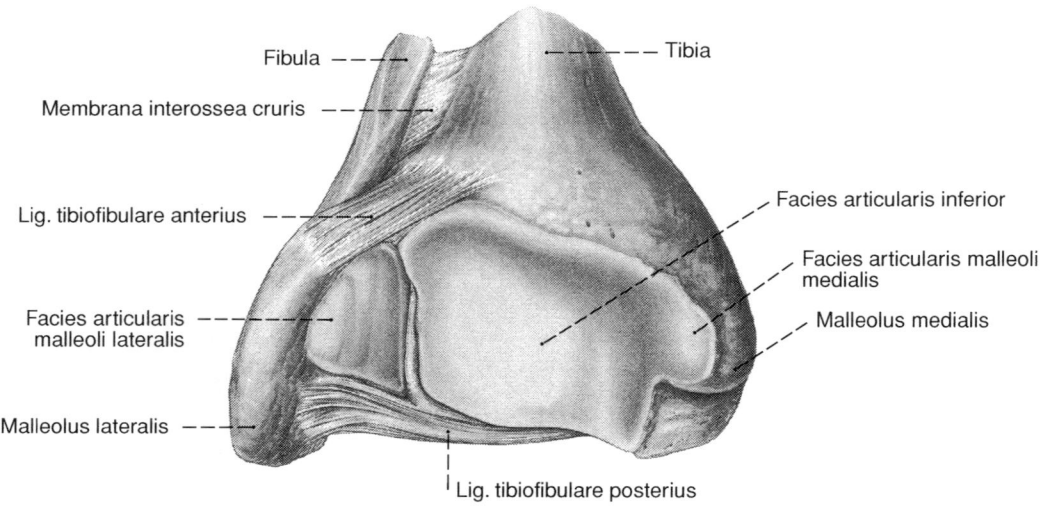

Abb. 4.51 Malleolengabel von distal

Gelenkpartner des OSG (Art. talocruralis)

Malleolengabel

- Der proximale Gelenkpartner, die Malleolengabel, bildet eine Art Klammer für die Trochlea tali.
- Es finden sich 3 knorpelige Gelenkflächen:
  - Facies articularis am lateralen Malleolus
  - Facies articularis am medialen Malleolus
  - Facies articularis inferior an der Tibia.

Trochlea tali

- Die Trochlea tali befindet sich in der Malleolengabel. Sie besitzt ebenfalls 3 Gelenkflächen:
  - Facies superior
  - Facies malleolaris lateralis
  - Facies malleolaris medialis.
- Die seitlichen Flächen artikulieren mit den Malleolen und die obere Fläche artikuliert mit der Facies articularis inferior der Tibia.
- Die Trochlea tali ist in der Frontalebene konkav und in der Sagittalebene konvex geformt.
- In der Transversalebene ist die Trochlea tali ventral breiter als dorsal.

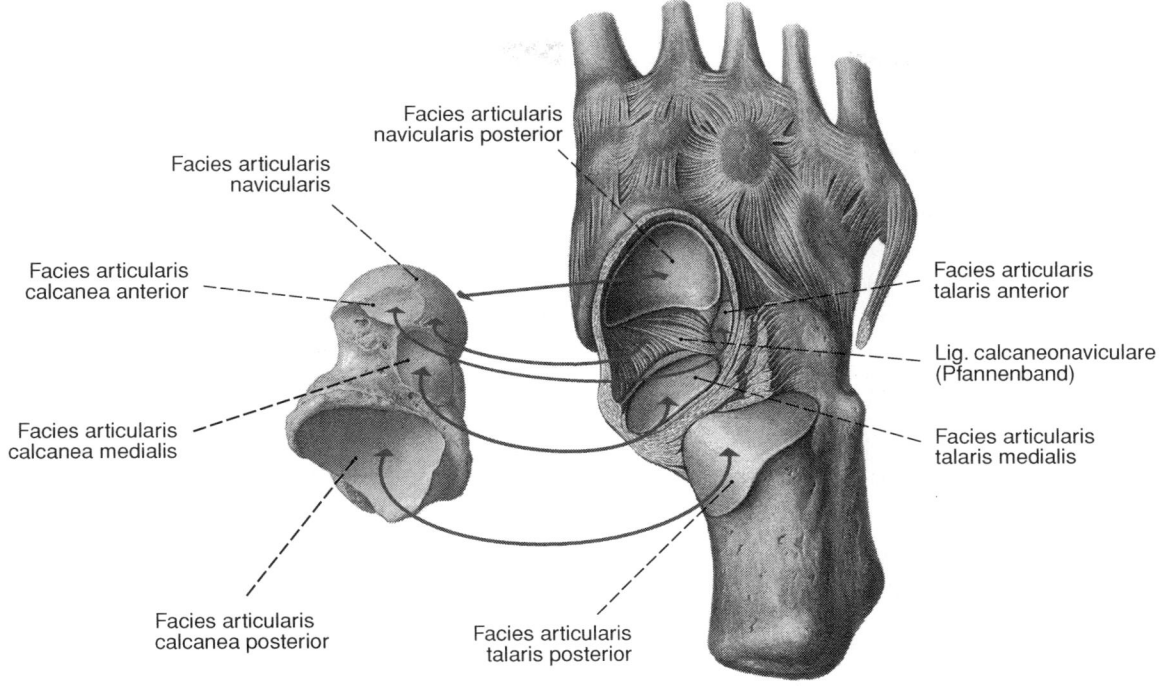

Facies articularis
navicularis posterior

Facies articularis
navicularis

Facies articularis
calcanea anterior

Facies articularis
calcanea medialis

Facies articularis
talaris anterior

Lig. calcaneonaviculare
(Pfannenband)

Facies articularis
talaris medialis

Facies articularis
calcanea posterior

Facies articularis
talaris posterior

Abb. 4.52 Gelenkflächen des unteren Sprunggelenks

Gelenkpartner des USG

- Das USG besteht aus zwei vollständig von einander getrennten Teilgelenken.

- Proximal befindet sich die Art. subtalaris (hintere Kammer) und distal die Art. talocalcaneonavicularis (vordere Kammer).

Gelenkpartner der Art. subtalaris (hintere Kammer)

Nach der Form der Gelenkpartner handelt es sich um ein Walzengelenk.

Talus
Die Facies articularis posterior an der Unterseite des Talus ist konkav.

Calcaneus
Die Facies articularis posterior an der Oberseite des Calcaneus ist konvex.

Gelenkpartner der Art. talocalcaneonavicularis (vordere Kammer)

Nach der Form der Gelenkpartner handelt es sich um ein Kugelgelenk.

Caput tali und colum tali
Das Caput tali und Collum tali bilden den Kopf des Kugelgelenks.

Calcaneus, Os naviculare und Pfannenband
Die Gelenkpfanne wird aus 4 Anteilen gebildet:
- Facies articularis talaris anterior des Calcaneus
- Facies articularis talaris medialis des Calcaneus
- Facies articularis posterior des Os naviculare
- dem Pfannenband (Lig. calcaneo-naviculare plantare) mit seinen eingelagerten Knorpelzellen.

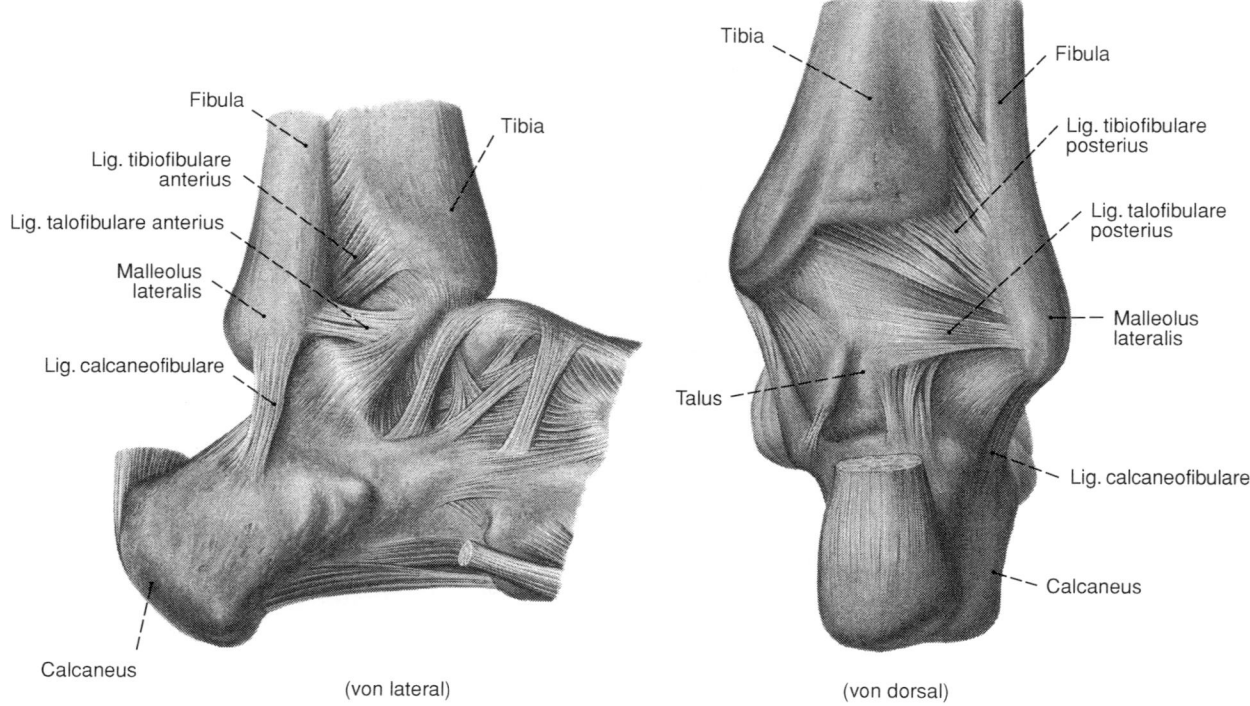

Abb. 4.53 Außenbänder der Sprunggelenke

Gelenkkapsel und Bänder der Sprunggelenke

Die Gelenkkapseln der Sprunggelenke setzen am Rand der überknorpelten Gelenkflächen an.

Lig. talofibulare anterius
- proximale Insertion: Malleolus lateralis
- distale Insertion: Collum tali
- Verlauf: fast horizontal von ventral nach dorsal

Lig. talofibulare posterius
- proximale Insertion: Malleolus lateralis
- distale Insertion: Corpus tali
- Verlauf: fast horizontal von ventral-lateral nach dorsal-medial

Lig. calcaneofibulare
- proximale Insertion: Malleolus lateralis
- distale Insertion: Calcaneus
- Verlauf: vertikal von proximal nach distal über OSG und USG

Funktion der Außenbänder
- stabilisieren das Gelenk in der Frontal- und Transversalebene
- In der sagittalen Ebene begrenzt das Lig. talofibulare anterius die endgradige Plantarflexion und verhindert die Verschiebung des Talus nach ventral.
- In der sagittalen Ebene begrenzt das Lig. talofibulare posterius die endgradige Dorsalextension und verhindert die Verschiebung des Talus nach dorsal.

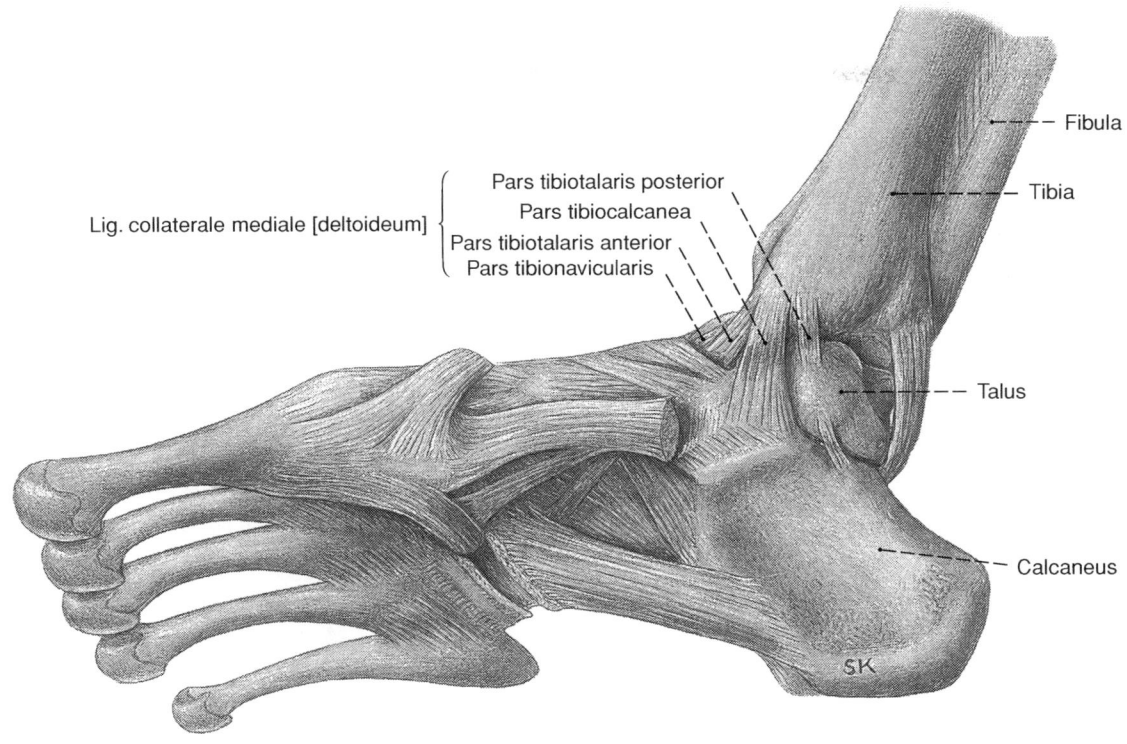

Lig. collaterale mediale [deltoideum]

Pars tibiotalaris posterior
Pars tibiocalcanea
Pars tibiotalaris anterior
Pars tibionavicularis

Fibula

Tibia

Talus

Calcaneus

SK

Abb. 4.54 Innenbänder der Sprunggelenke

Lig. deltoideum

Pars tibionavicularis
- proximale Insertion: Malleolus medialis
- distale Insertion: Os naviculare
- Verlauf: von proximal-dorsal nach distal-ventral

Pars tibiotalaris anterior
- proximale Insertion: Malleolus medialis
- distale Insertion: Collum tali
- Verlauf: von proximal-dorsal nach distal-ventral

Pars tibiocalcanea
- proximale Insertion: Malleolus medialis
- distale Insertion: Calcaneus
- Verlauf: vertikal von proximal nach distal

Pars tibiotalaris posterior
- proximale Insertion: Malleolus medialis
- distale Insertion: Corpus tali
- Verlauf: von proximal-ventral nach distal-dorsal

Funktion der Innenbänder
- stabilisieren das Gelenk in der Frontal- und Transversalebene
- Die Pars tibiotalaris anterior und die Pars tibionavicularis begrenzen in der sagittalen Ebene die endgradige Plantarflexion und verhindern die Verschiebung des Talus nach ventral.
- Die Pars tibiotalaris posterior begrenzt in der sagittalen Ebene die endgradige Dorsalextension und verhindert die Verschiebung des Talus nach dorsal.

Funktionelle Aspekte des OSG und der tibiofibularen Verbindungen

Im OSG sitzt die Trochlea tali fest in der Malleolengabel. Da die Trochlea tali vorne breiter ist als hinten, muss die Malleolengabel in ihrer Weite verstellbar sein, um in jeder Gelenkposition einen optimalen Gelenkflächenkontakt zu gewährleisten. Bei der Dorsalextension befindet sich der breite Anteil der Trochlea tali zwischen den Malleolen. Dadurch ist die Malleolengabel in dieser Position ca. 5 mm weiter als bei der Plantarflexion.

Gewährleistet wird das Auseinanderweichen der Malleolen bei der Dorsalextension im OSG durch die Anordnung der kollagenen Fasern in der Syndesmosis tibiofibularis und der Membrana interossea cruris. Die kollagenen Fasern sind in der Plantarflexion schräg von proximal-medial nach distal-lateral ausgerichtet. Wenn sich während der Dorsalextension der breite Teil der Trochlea tali zwischen die Malleolengabel schiebt, weichen die beiden Unterschenkelknochen leicht auseinander. Der laterale Malleolus wird dabei etwas nach lateral und proximal verschoben. Dadurch verändert sich der Faserverlauf der Membrana interossea in Richtung Horizontale. Dabei kommt es zwangsläufig auch zu einer Bewegung in der Art. tibiofibularis.

Die Bewegung im OSG ist also funktionell an die Bewegung der tibiofibularen Verbindungen gekoppelt.

4.4.2 **Muskulatur**

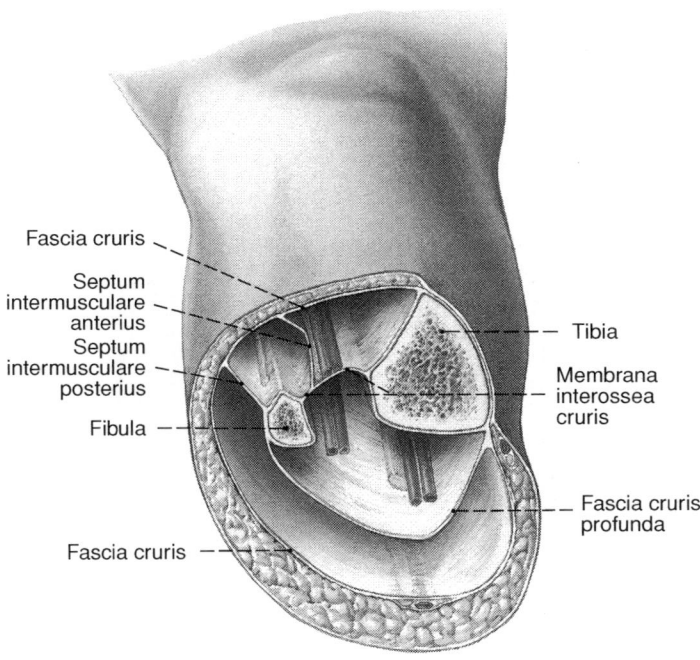

Fascia cruris
Septum intermusculare anterius
Septum intermusculare posterius
Fibula
Fascia cruris
Tibia
Membrana interossea cruris
Fascia cruris profunda

Abb. 4.55 Muskellogen des Unterschenkels im Querschnitt

Die Muskulatur des Unterschenkels kann in 4 Gruppen eingeteilt werden, die jeweils in eigenen Muskellogen oder Kompartimenten liegen. Die vier Kompartimente werden durch bindegewebige Strukturen und Knochen begrenzt. Im Einzelnen unterscheidet man die Fascia cruris, die Fascia cruris profunda, das Septum intermusculare anterius und posterius sowie die Membrana interossea cruris.

Unterschenkelmuskeln (oberflächliche Flexoren)

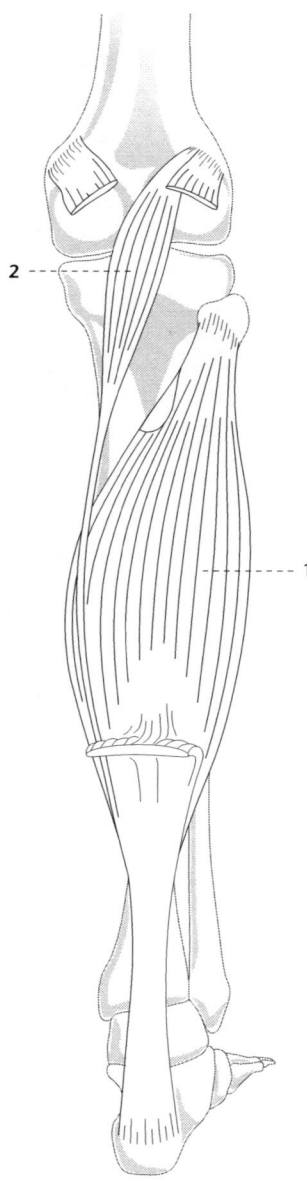

Abb. 4.56 M. soleus (1) und M. plantaris (2)

▶ M. soleus

Ursprung
- Caput fibulae
- oberes Drittel der dorsalen Fläche der Fibula
- Linea m. solei

Ansatz
Über die Achillessehne am Tuber calcanei

Verlauf
- nahezu vertikal von leicht lateral-proximal nach distal
- liegt unter dem M. gastrocnemius

Funktion
In den Sprunggelenken:
- transversale Achse im OSG:

....

- Henkesche Achse im USG:

....

Biomechanische Aspekte
- Im Stand (Punctum fixum Fuß) zieht der M. soleus zusammen mit dem M. gastrocnemius den Unterschenkel nach dorsal. Beide Muskeln wirken dabei als Extensoren im Kniegelenk.
- Im Gang begrenzt er zusammen mit dem M. gastrocnemius die Dorsalextension gegen Ende der Standbeinphase, wenn das Körpergewicht vom ganzen Fuß auf den Ballen übertragen wird.

Topografische Besonderheiten
Der M. soleus vereinigt sich mit den beiden Köpfen des M. gastrocnemius als M. triceps surae zur Achillessehne.

Innervation
N. tibialis (S1–S2)

Klinische Anmerkungen
- Engpässe am Arcus tendineus des M. soleus, z. B. durch einen Hypertonus oder Fehlstellungen der Fibula, können eine Kompression auf die Vv. tibiales posteriores, die A. tibiales posterior und den N. tibialis verursachen.

- Die Soleusmuskelpumpe wird auch als das 2. Herz des Körpers beschrieben, da der M. soleus mit einer maximalen Kontraktion 60 % des venösen Blutes (60–95 ml) aus dem Unterschenkel mit einem Druck von ca. 250 mmHg auswirft. Damit übernimmt er eine wichtige Aufgabe bei der Thromboseprophylaxe.

▶ M. plantaris

Ursprung
Proximal vom Condylus lateralis, medial vom Ursprung des M. gastrocnemius

Ansatz
Über die Achillessehne am Tuber calcanei

Verlauf
- nahezu vertikal von proximal nach distal
- Er liegt mit seiner langen dünnen Endsehne zwischen dem M. gastrocnemius und dem M. soleus und zieht dann an der medialen Seite der Achillessehne zum Calcaneus.

Funktion
In den Sprunggelenken:
- transversale Achse im OSG:

....

- Henkesche Achse im USG:

....

Biomechanische Aspekte
Spannt die dorsale Kapsel des Kniegelenks

Innervation
N. tibialis (S1–S2)

Klinische Anmerkungen
Seine lange Endsehne kann zum Vernähen einer Achillessehnenruptur verwendet werden.

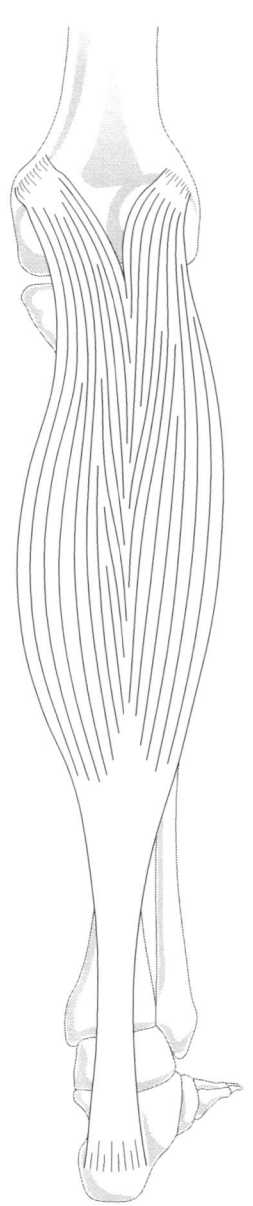

Abb. 4.57 M. gastrocnemius

▶ M. gastrocnemius

Ursprung
Caput mediale
Proximal vom Condylus medialis
Caput laterale
Proximal vom Condylus lateralis

Ansatz
Über die Achillessehne am Tuber calcanei

Verlauf
Nahezu vertikal von proximal nach distal

Funktion
In den Sprunggelenken:
* transversale Achse im OSG:

....

* Henkesche Achse im USG:

....

Im Kniegelenk:
* transversale Achse: Flexion

Biomechanische Aspekte
* Er spannt die dorsale Kapsel und stabilisiert das Kniegelenk gegen eine Hyperextension.
* Sicherung des Gleichgewichts (s. o. M. soleus)
* Abbremsen der Dorsalextension bei der Verlagerung des Körperschwerpunkts auf den Vorfuß (s. o. M. soleus)

Topografische Besonderheiten
* Er ist der oberflächlichste Wadenmuskel.
* Beide Köpfe vereinigen sich zusammen mit dem M. soleus als M. triceps surae zur Achillessehne.

Innervation
N. tibialis (S1–S2)

Klinische Anmerkungen
Der M. triceps surae ist der Kennmuskel für die Nervenwurzel S1. Bei Störungen im Rückenmarkssegment S1 ist der Achillessehnenreflex (ASR) abgeschwächt und der Zehenspitzengang erschwert.

Unterschenkelmuskeln (tiefe Flexoren)

Die langen Sehnen der tiefen Schicht der Unterschenkelflexoren, der Peroneusgruppe sowie der Extensoren werden im Bereich der Sprunggelenke durch bindegewebige Verstärkungen (Retinacula) der Unterschenkelfaszie fixiert.

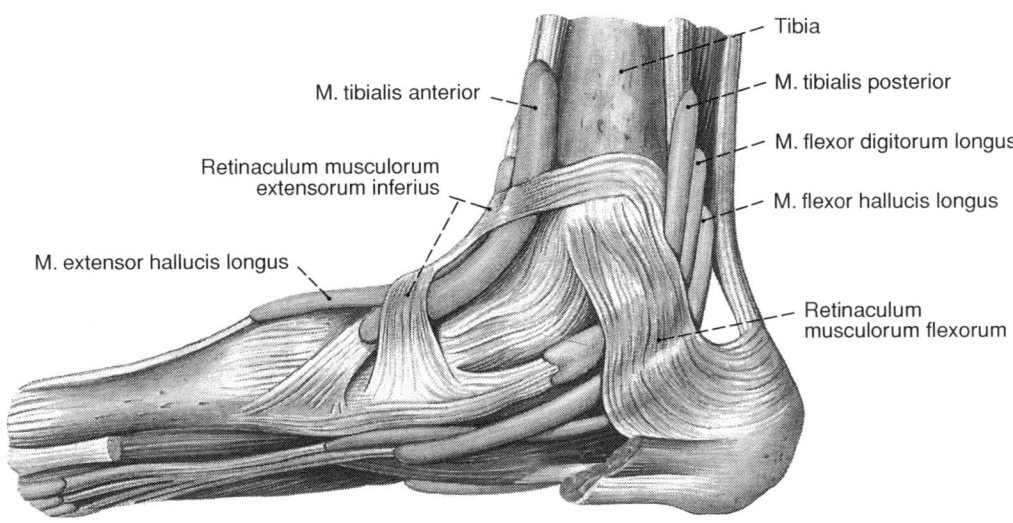

Abb. 4.58 Retinacula des Fußes von medial

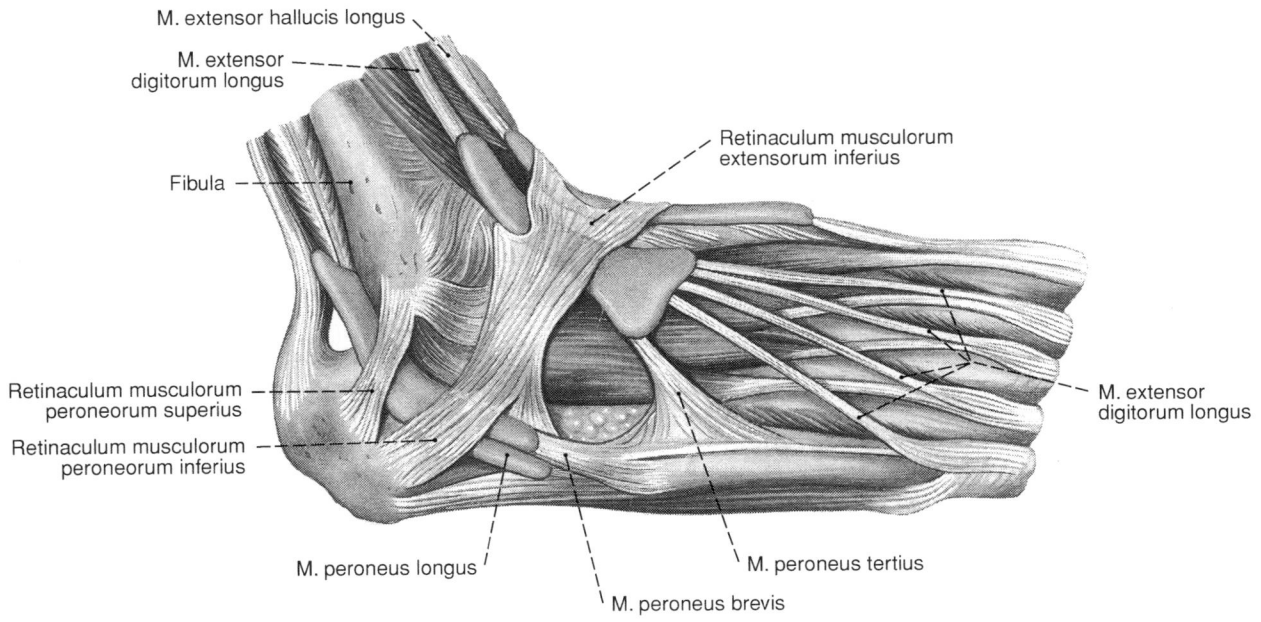

Abb. 4.59 Retinacula des Fußes von lateral

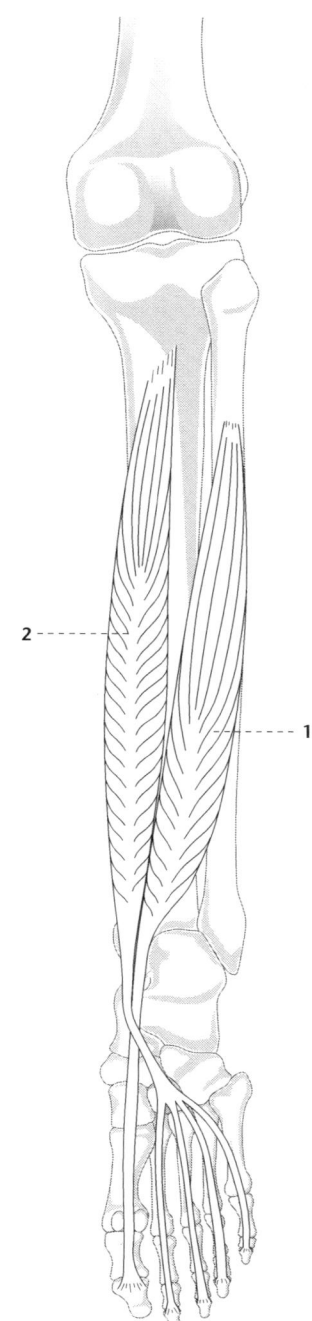

Abb. 4.60 M. flexor hallucis longus (1) und
M. flexor digitorum longus (2)

▶ M. flexor hallucis longus

Ursprung
- dorsale Fläche der Fibula
- Membrana interossea

Ansatz
Basis der Endphalanx der Großzehe

Verlauf
- Er unterkreuzt an der Fußsohle im Chiasma tendinum plantare den M. flexor digitorum longus.
- Seine Sehne verläuft unter dem Retinaculum mm. flexorum und weiter unter dem Sustentaculum tali des Calcaneus.
- Im Bereich der Sprunggelenke liegt die Sehne hinter dem Innenknöchel und medial der Henkeschen Achse.

Funktion
In den Sprunggelenken:
- transversale Achse im OSG:

....

- Henkesche Achse im USG:

....

Im Grund- und Mittelgelenk der Großzehe:
- transversale Achse: Flexion
- vertikale Achse (von plantar nach dorsal): Adduktion im Grundgelenk

Biomechanische Aspekte
- Stabilisation des Fußes im Zehenstand
- Abbremsen der Dorsalextension bei der Verlagerung des Körperschwerpunkts auf den Vorfuß (s. o. M. gastrocnemius)
- Durch die Umlenkung des Muskels um das Sustentaculum tali kann er ein Abkippen des Sustentaculums nach plantar verhindern.
- s. ✏ Übungsaufgabe 20:

....

....

....

Innervation
N. tibialis (S1–S2)

> **Klinische Anmerkungen**
> - Bei einem Absinken des vorderen Quergewölbes (Spreizfuß) und vermehrter Adduktion der Großzehe verlagert sich die Sehne des M. flexor hallucis longus nach lateral und verstärkt dadurch die Entwicklung eines Hallux valgus.
> - Ein Abkippen des Sustentaculum tali nach plantar führt zu einer Valgusstellung des Calcaneus (Pes valgus oder Knickfuß). Gleichzeitig kommt es zu einem Abflachen des medialen Bogens der Fußlängswölbung (Senkfuß).

▶ M. flexor digitorum longus

Ursprung
Dorsale Fläche der Tibia

Ansatz
Basis der Endphalangen der Zehen 2–5

Verlauf
- Seine Sehne verläuft unter dem Retinaculum mm. flexorum zur plantaren Seite des Fußes.
- Er überkreuzt am distalen Unterschenkel im Chiasma tendinum crurale den M. tibialis posterior und an der Fußsohle im Chiasma tendinum plantare den M. flexor hallucis longus.
- Im Bereich der Sprunggelenke liegt die Sehne hinter dem Innenknöchel und medial der Henkeschen Achse.
- Seine Endsehnen durchbohren die Sehnen des M. flexor digitorum brevis. Er wird deshalb auch als M. perforans bezeichnet.

Funktion
In den Sprunggelenken:
- transversale Achse im OSG:

  ....

- Henkesche Achse im USG:

  ....

Im Grund-, Mittel- und Endgelenk der 2.–5. Zehe:
- transversale Achse: Flexion
- vertikale Achse (von plantar nach dorsal): Adduktion im Grundgelenk

Biomechanische Aspekte
- Abbremsen der Dorsalextension bei der Verlagerung des Körperschwerpunkts auf den Vorfuß (s. o. M. gastrocnemius)
- Stabilisation des Fußes im Zehenstand
- Verspannung des Längsgewölbes (zentraler Bogen) in Verbindung mit dem M. quadratus plantae

Topografische Besonderheiten
- An der Fußsohle strahlt der M. quadratus plantae in seine Sehne ein.
- Von den Sehnenzipfeln entspringen die Mm. lumbricales.

Innervation
N. tibialis (S1–S2)

✏ Übungsaufgabe 20

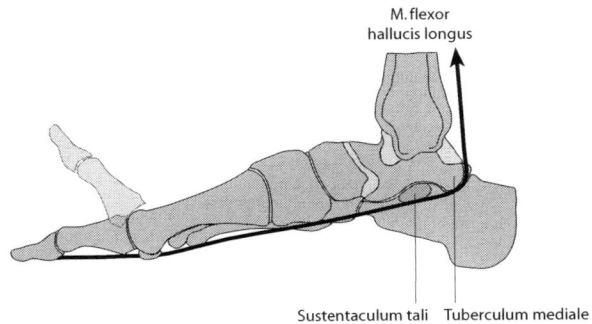

M. flexor hallucis longus

Sustentaculum tali　Tuberculum mediale

Abb. 4.61 Wirkung des M. flexor hallucis longus auf den medialen Bogen des Längsgewölbes

Die Abbildung zeigt ein Fußskelett von medial mit dem M. flexor hallucis longus als Kraftvektor. Der hellgrau gezeichnete Zeh gibt die Extensionsstellung der Großzehe an.
1. Zeichnen Sie den M. flexor hallucis longus in die Abbildung für die Extensionsstellung der Großzehe ein.
2. Ermitteln Sie nach dem Prinzip der festen Rolle (s. Kap. 1.4.4, Rollensysteme) die Kraft, die auf das Köpfchen des Os metatarsale I wirkt.
3. Analysieren Sie die Auswirkung auf den medialen Bogen des Fußlängsgewölbes.

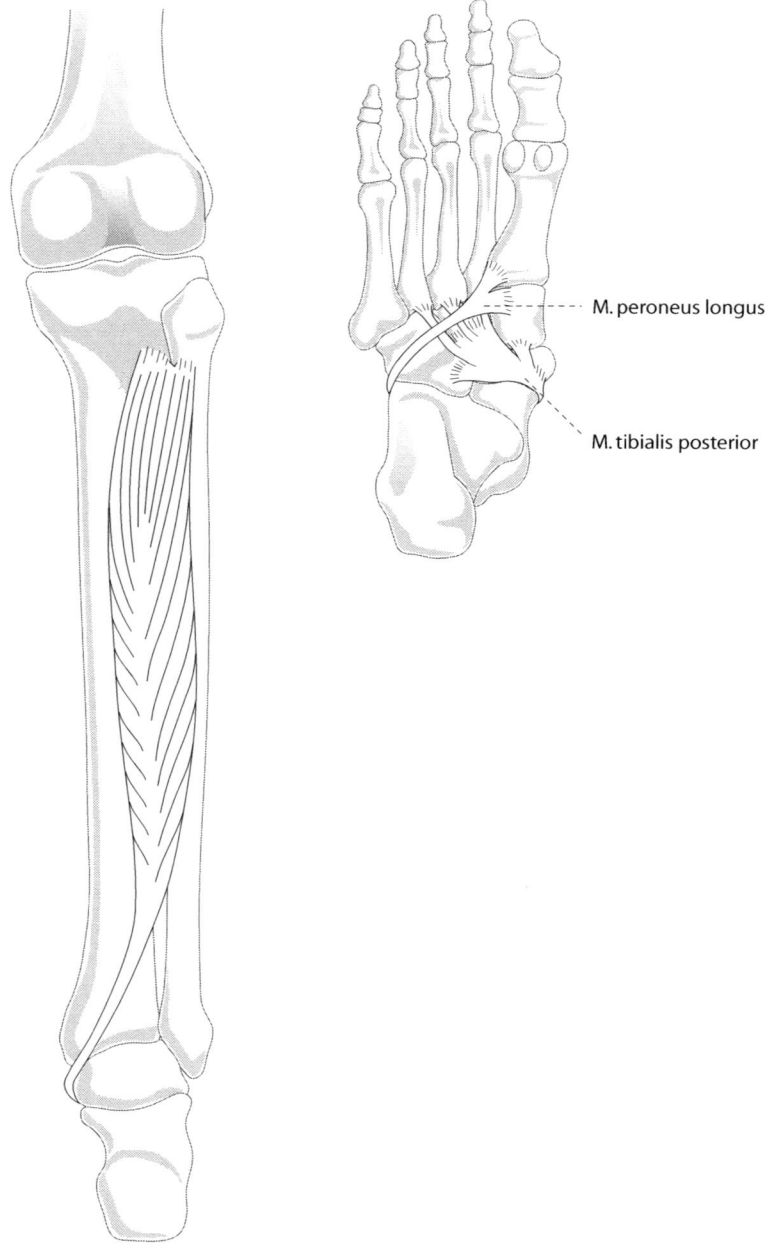

M. peroneus longus

M. tibialis posterior

Abb. 4.62 M. tibialis posterior mit Ansatz seiner Sehne und der des M. peroneus longus unter der Fußsohle

▶ M. tibialis posterior

Ursprung
- dorsale Fläche der Tibia und Fibula
- Membrana interossea

Ansatz
- Os naviculare
- Ossa cuneiformia
- Os cuboideum
- Basen der 3 mittleren Metatarsalknochen

Verlauf
- Er unterkreuzt an der Rückseite des distalen Unterschenkels im Chiasma tendinum crurale den M. flexor digitorum longus.
- Seine Sehne verläuft hinter dem Innenknöchel und medial der Henkeschen Achse zur plantaren Seite des Fußes.
- Die Sehne wird vom Retinaculum mm. flexorum fixiert.

Funktion
In den Sprunggelenken:
- transversale Achse im OSG:

  ....

- Henkesche Achse im USG:

  ....

Biomechanische Aspekte
- Sicherung des Gleichgewichts (s. o. M. soleus)
- Aufgrund seiner fächerförmigen Ausbreitung ist er ein wichtiger Stabilisator für das Längs- und Quergewölbe des Fußes.

Topografische Besonderheit
Gemeinsam mit dem M. peroneus longus bildet er den sog. funktionellen Steigbügel, da sich ihre Ansätze unter der Fußsohle verflechten.

Innervation
N. tibialis (L5–S1)

Klinische Anmerkungen
- Er wird auch als Klumpfußmuskel bezeichnet, da seine Kontraktur zu folgender komplexen Fußdeformität führen kann: Spitzfuß, Sichelfuß, Hohlfuß und Supination des Rückfußes.
- Bei Störungen der Nervenwurzel L5 ist der Tibialis-posterior-Reflex abgeschwächt.

Unterschenkelmuskeln (Peroneusgruppe)

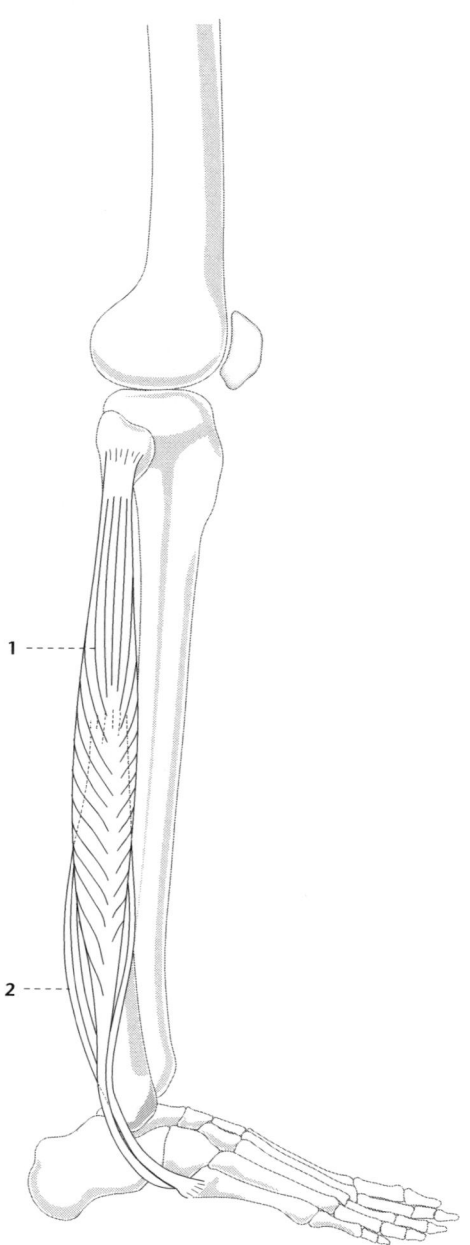

Abb. 4.63 M. peroneus longus (1) und brevis (2)

▶ M. peroneus (fibularis) longus

Ursprung
- Caput fibulae
- proximales Drittel der lateralen Fläche der Fibula

Ansatz
- Os cuneiforme mediale
- Basis des Os metatarsale I

Verlauf
- Übergang in seine Endsehne im mittleren Drittel des Unterschenkels direkt auf dem M. peroneus brevis, der eine Rinne für ihn bildet.
- Die lange Sehne dieses Muskels liegt hinter dem Malleolus lateralis und verläuft dort gemeinsam mit der Sehne des M. peroneus brevis in einer Sehnenscheide.
- Die Sehnen der Mm. peronei werden im Bereich der Sprunggelenke durch das Retinaculum mm. peroneorum superius und inferius fixiert.
- Im Bereich des Calcaneus wird seine Sehne über die Trochlea peronealis umgelenkt und zieht dann um die laterale Kante des Os cuboideum zum medialen Fußrand.

Funktion
In den Sprunggelenken:
- transversale Achse im OSG:

  ....

- Henkesche Achse im USG:

  ....

Biomechanische Aspekte
- Abbremsen der Dorsalextension bei der Verlagerung des Körperschwerpunkts auf den Vorfuß (s.o. M. gastrocnemius)
- Stabilisation der Fußgewölbe

Topografische Besonderheiten
Der N. peroneus communis zieht zwischen den beiden Ursprüngen an die Vorderseite des Unterschenkels.

Innervation
N. peroneus superficialis (L5−S1)

▶ M. peroneus (fibularis) brevis

Ursprung
- Caput fibulae
- distale $^2/_3$ der lateralen Fläche der Fibula

Ansatz
Tuberositas des Os metatarsale V

Funktion
In den Sprunggelenken:
- transversale Achse im OSG:

  ....

- Henkesche Achse im USG:

  ....

Innervation
N. peroneus superficialis (L5−S1)

Unterschenkelmuskeln (Extensoren)

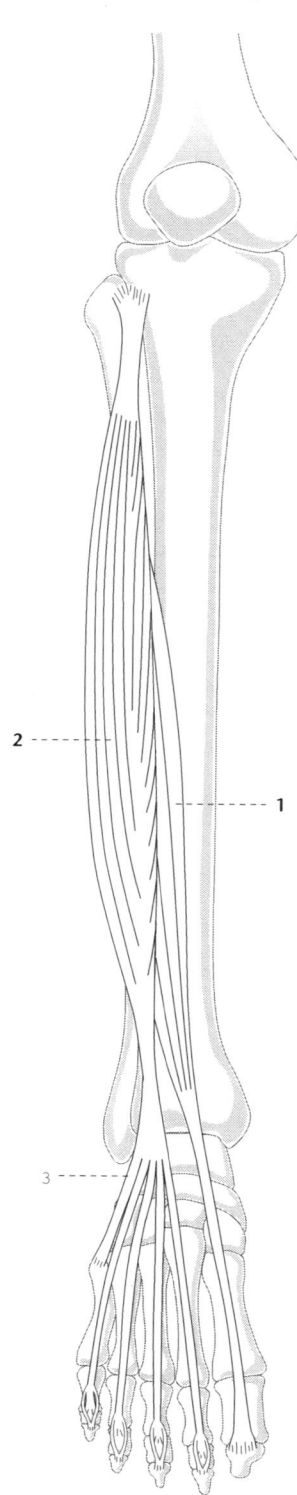

▶ M. extensor hallucis longus

Ursprung
- mediale Fläche der Fibula
- Membrana interossea

Ansatz
Dorsalaponeurose der Großzehe

Verlauf
- Seine Sehne liegt im Bereich der Sprunggelenke vor dem Innenknöchel und medial der Henkeschen Achse.
- Im Bereich der Sprunggelenke wird die Sehne durch das Retinaculum mm. extensorum superius und inferius fixiert.

Funktion
In den Sprunggelenken:
- transversale Achse im OSG:

....

- Henkesche Achse im USG:

....

Im Grund- und Mittelgelenk der Großzehe:
- transversale Achse: Extension

Innervation
N. peroneus profundus (L4–S1)

Klinische Anmerkungen
- Der M. extensor hallucis longus ist Kennmuskel für die Nervenwurzel L5. Bei Störungen ist der Hackengang erschwert.
- Beim dem pathologischen Babinski-Reflex zeigt sich eine erhöhte Aktivität des Muskels.
- Bei einem Absinken des vorderen Quergewölbes (Spreizfuß) und vermehrter Adduktion der Großzehe verlagert sich die Sehne des Muskels nach lateral und verstärkt dadurch die Entwicklung eines Hallux valgus.

Abb. 4.64 M. extensor hallucis longus (1), M. extensor digitorum longus (2) und M. peroneus tertius (3)

▶ M. extensor digitorum longus

Ursprung
- Condylus lateralis der Tibia
- Caput und Margo anterior der Fibula
- Membrana interossea

Ansatz
Dorsalaponeurose der 2.–5. Zehe

Verlauf
- Seine vier Endsehnen liegen im Bereich der Sprunggelenke vor der Malleolengabel und lateral der Henkeschen Achse.
- Im Bereich der Sprunggelenke werden die Sehnen durch das Retinaculum mm. extensorum superius und inferius fixiert.

Funktion
In den Sprunggelenken:
- transversale Achse im OSG:

....

- Henkesche Achse im USG:

....

Im Grund-, Mittel- und Endgelenk der 2.–5. Zehe:
- transversale Achse: Extension
- vertikale Achse (von plantar nach dorsal): Abduktion im Grundgelenk

Innervation
N. peroneus profundus (L5–S1)

▶ M. peroneus tertius

Ursprung
Zusätzliche 5. Sehne des M. extensor digitorum longus

Ansatz
Basis des Os metatarsale V

Verlauf
- lateral der Henkeschen Achse von proximal-medial nach distal-lateral
- gemeinsam mit den vier Sehnen des M. extensor digitorum longus unter dem Retinaculum mm. extensorum superius und inferius

Funktion
In den Sprunggelenken:
- transversale Achse im OSG:

....

- Henkesche Achse im USG:

....

Biomechanische Aspekte
Der Muskel wirkt nur an den Sprunggelenken und ist der direkte Gegenspieler des M. tibialis posterior.

Topografische Besonderheit
Der Muskel kann auch als eigenständiger Muskel am distalen Drittel der vorderen Fibulakante entspringen.

Innervation
N. peroneus profundus (L5–S1)

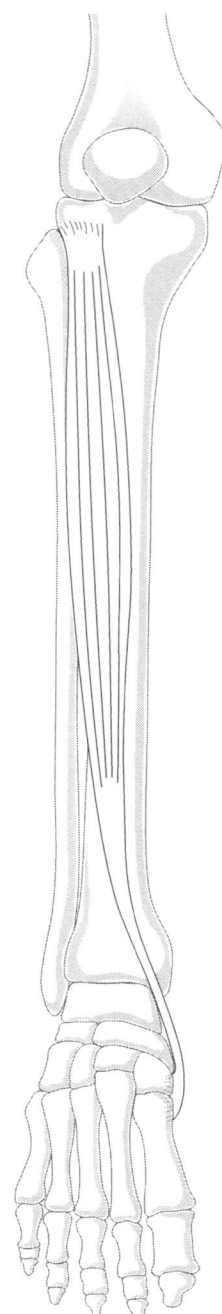

Abb. 4.65 M. tibialis anterior

Ansatz
- Os cuneiforme mediale
- Basis des Os metatarsale I

Verlauf
- Übergang in seine Sehne im mittleren Drittel des Unterschenkels
- Seine Sehne liegt im Bereich der Sprunggelenke vor dem Innenknöchel und medial der Henkeschen Achse und zieht dann zur plantaren Seite des Fußes.
- Im Bereich der Sprunggelenke wird die Sehne durch das Retinaculum mm. extensorum superius und inferius fixiert.

Funktion
In den Sprunggelenken:
- transversale Achse im OSG:

....

- Henkesche Achse im USG:

....

Biomechanische Aspekte
- Im Initialkontakt bremst die exzentrische Kontraktion des M. tibialis anterior die Kraft beim Fersenaufprall ab.
- Bei Beginn der Schwungphase im Gang hilft der Muskel durch seine Dorsalextension bei der Zehenablösung vom Boden.

Innervation
N. peroneus profundus (L4–L5)

> **Klinische Anmerkungen**
> - Der M. tibialis anterior ist der Kennmuskel für die Nervenwurzel L4. Bei einem Ausfall des Muskels kann der Fuß im oberen Sprunggelenk nicht mehr gehoben werden und es kommt zum sog. Steppergang.
> - Eine Überlastung der Muskeln in der vorderen Muskelloge kann zu einem anterioren Kompartementsyndrom führen.

Alle Unterschenkelmuskeln sind an der Aufrechterhaltung des Gleichgewichtes im aufrechten Stand und beim Gehen beteiligt. Sie werden vor allem aktiv, wenn sich der Körperschwerpunkt nicht mehr in der Mitte der Unterstützungsfläche befindet.

▶ M. tibialis anterior

Ursprung
- laterale Fläche der Tibia
- Membrana interossea

✐ Übungsaufgabe 21

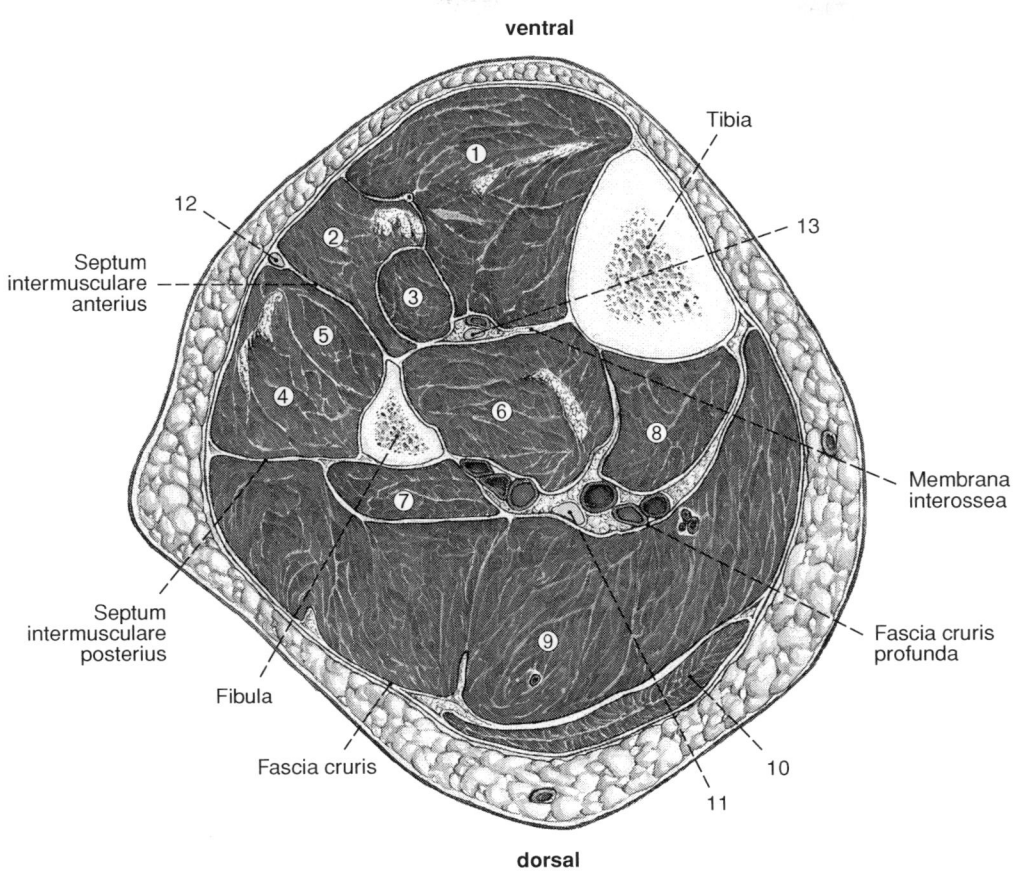

Abb. 4.66 Querschnitt durch die Mitte des Unterschenkels

Beschriften Sie den Querschnitt und machen sich so noch einmal die topografische Beziehung der einzelnen Strukturen am Unterschenkel zueinander deutlich!

1 ....

2 ....

3 ....

4 ....

5 ....

6 ....

7 ....

8 ....

9 ....

10 ....

11 ....

12 ....

13 ....

4.5 Fuß

4.5.1 Steckbrief

Man unterscheidet die Intertarsalgelenke, die Metatarsophalangealgelenke sowie die proximalen und distalen Interphalangealgelenke.

Gelenktyp und Bewegungsausmaß der Intertarsalgelenke

Neben den bereits beschriebenen Verbindungen des USG artikulieren folgende Tarsalknochen miteinander:
- Os cuboideum mit dem Calcaneus
- Os cuboideum mit dem Os naviculare
- Os naviculare mit den Ossa cuneiformia
- Os cuboideum mit dem Os cuneiforme laterale

Die funktionell wichtige Verbindung wird im Folgenden beschrieben.

Chopart-Gelenk (Art. tarsi transversa)
- In diesem Gelenk werden funktionell 2 Gelenke miteinander verbunden, obwohl die beiden Gelenkhöhlen voneinander getrennt sind.

- Es wird einerseits aus dem Calcaneus und dem Os cuboideum (Art. calcaneocuboidea) und andererseits aus dem Talus und dem Os naviculare (Art. talonavicularis) gebildet.
- Funktionell ist dieses Gelenk mit dem unteren Sprunggelenk gekoppelt. Die bereits beim unteren Sprunggelenk beschriebenen Bewegungen um die Henkesche Achse finden im USG und im Chopart-Gelenk statt.
- Das Chopart-Gelenk wird dorsal und plantar von kräftigen Bändern überbrückt. Das mechanisch wichtigste Band ist das Lig. bifurcatum. Dieses Band verläuft auf der dorsalen Seite des Fußes vom Calcaneus V-förmig zum Os cuboideum und zum Os naviculare.

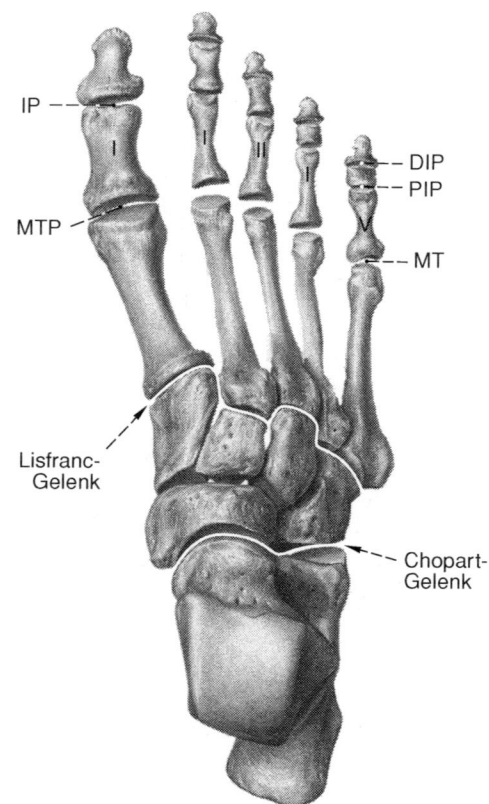

Abb. 4.67 Fuß- und Zehengelenke

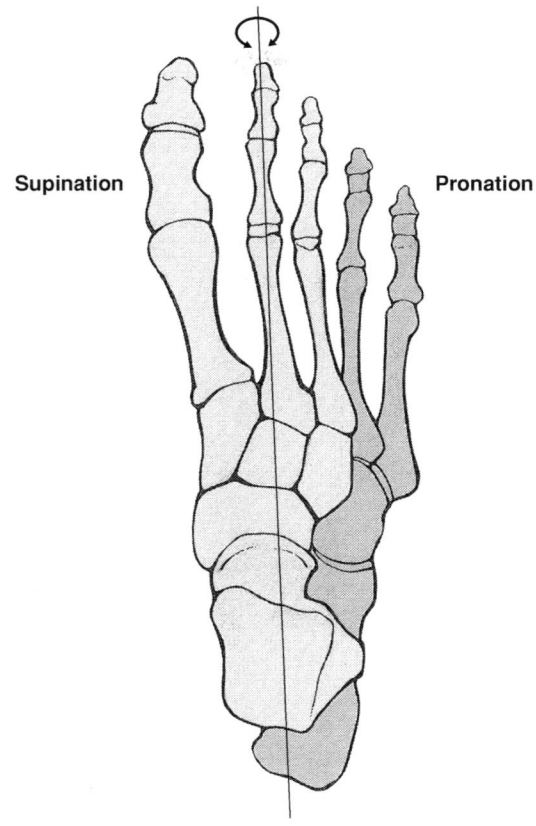

Supination

Pronation

Abb. 4.68 Bewegungsachse für Vorfußpronation und -supination

Lisfranc-Gelenk (Artt. tarsometatarsae)

- In diesem Gelenk artikulieren die Basen der Metatarsalknochen 1–3 mit den Ossa cuneiformia und die Basen der Metatarsalknochen 4–5 mit dem Os cuboideum.
- In der Gesamtheit wird von diesen Verbindungen die Lisfranc-Gelenklinie gebildet.
- Die Ligg. tarsometatarsalia verstärken diese Gelenke auf der dorsalen und palmaren Seite, so dass man von Amphiathrosen mit nur minimaler Beweglichkeit sprechen kann.
- Besonders am 1. und 5. Metatarsalknochen ist eine leichte Extension und Flexion sowie Abduktion und Adduktion möglich.

- Passiv kann man den Vorfuß um seine Längsachse nach außen und innen verdrehen.
  Diese Bewegung findet in den Tarsalgelenken (Chopart- und Lisfranc-Gelenk) um eine annähernd sagittale Achse statt, die parallel zwischen dem 2. und 3. Strahl der Metatarsalen liegt und durch das Os naviculare zum Calcaneus verläuft.
  Die Bewegung um diese Achse ist eine Verdrehung des Vorfuß gegen den fixierten Rückfuß und wird Pronation (Heben des äußeren Fußrandes) und Supination (Heben des inneren Fußrandes) genannt.

Bewegungsausmaß des Chopart- und Lisfranc-Gelenks (nach Debrunner):

Sagittale Achse	Vorfußpronation: 15°	Vorfußsupination: 35°

Funktionelle Aspekte des Chopart- und Lisfranc-Gelenks

In den Intertarsal- und Tarsometatarsalgelenken sind minimale Bewegungen im Sinne einer Flexion/Extension und einer Abduktion/Adduktion möglich. Wichtig sind diese Bewegungen für die Dämpfung bei Belastungen und die Anpassung des Fußes an unebenes Gelände. Sämtliche gelenküberspannenden Muskeln haben auch eine minimale bewegende Wirkung auf diese Gelenke. Da die stabilisierende Wirkung in diesen Gelenken aber im Vordergrund steht, wird diese Bewegungskomponente bei der Analyse der Muskelfunktionen nicht näher beschrieben.

Gelenktyp und Bewegungsausmaß der Zehengelenke

Grundgelenke der Zehen (Artt. metatarsophalangeae = MTP)

* In den Artt. metatarsophalangeales (MTP) artikulieren die Köpfe der Metatarsalknochen 1–5 mit den Basen der Grundphalangen 1–5.
* Funktionell handelt es sich um Scharniergelenke mit einer Extensions- und Flexionskomponente, die an der Großzehe (Hallux) am stärksten und an der Kleinzehe am geringsten ausgeprägt ist.
* Anatomisch sind es Kugelgelenke, d.h. die Form der Gelenkpartner lässt auch eine Seitwärtsbewegung im Sinne einer Abduktion und Adduktion zu. Diese Bewegung ist jedoch beim Erwachsen kaum noch möglich.
* In der Gesamtheit wird das Spreizen der Zehen als Abduktion beschrieben. Dabei findet eine Seitwärtsbewegung in den Grundgelenken der 1., 3., 4. und 5. Zehe statt, die vom 2. Strahl weggerichtet ist. Die Gegenbewegung, das Zusammenführen der Zehen, wird als Adduktion beschrieben. Dabei nähern sich die Zehen 1, 3, 4 und 5 dem 2. Zeh an.

Mittel- und Endgelenke der Zehen (Artt. interphalangeae = PIP und DIP)

* Der Hallux (Großzehe) besitzt nur ein Interphalangealgelenk (IP). Hier artikuliert die Basis der Endphalanx mit dem Köpfchen der Grundphalanx.
* An den Zehen 2 bis 5 findet man je ein proximales und ein distales Interphalangealgelenk. Die jeweilige Basis der Mittelphalanx artikuliert im Zehenmittelgelenk (PIP = proximales Interphalangealgelenk) mit dem Köpfchen der Grundphalanx. Im Zehenendgelenk (DIP = distales Interphalangealgelenk) artikuliert die jeweilige Basis der Endphalanx mit dem Köpfchen der Mittelphalanx.

Bewegungsausmaß der Grundgelenke der Zehen (nach Debrunner):

Transversale Achse	Flexion: 40°	Extension: 60–80°
Vertikale Achse (von plantar nach dorsal)	Abduktion: möglich	Adduktion: möglich

Bewegungsausmaß des Interphalangealgelenks der Großzehe (nach Debrunner):

Transversale Achse	Flexion: 80°	Extension: 0°

Bewegungsausmaß der Mittelgelenke der 2.–5. Zehe (nach Debrunner):

Transversale Achse	Flexion: 35°	Extension: 0°

Bewegungsausmaß der Endgelenke der 2.–5. Zehe (nach Debrunner):

Transversale Achse	Flexion: 60°	Extension: 30°

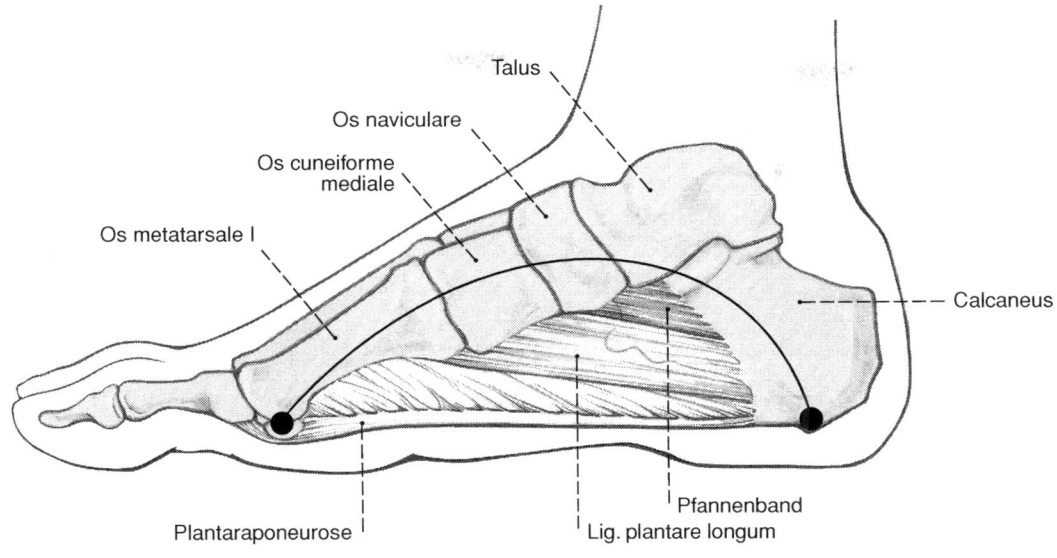

Abb. 4.69 Ligamentäre Sicherung des Längsgewölbes

Die Fußgewölbe

- Der normale Fuß hat 3 Hauptbelastungspunkte: den Calcaneus, das Köpfchen des 1. und des 5. Metatarsalknochens.
- Über diese 3 Punkte spannt sich das Längs- und Quergewölbe des Fußes.

Längsgewölbe

- Das Längsgewölbe des Fußes wird durch Bänder und Muskeln stabilisiert.
- Die ligamentäre Sicherung der Gewölbestruktur erfolgt in 3 Etagen über das Pfannenband (Lig. calcaneo-naviculare plantare), das Lig. plantare longum und die Plantaraponeurose.
- Die muskuläre Sicherung erfolgt über die Sehnen der Unterschenkelmuskeln und die kurzen Fußmuskeln.
- Man unterscheidet einen medialen, zentralen und lateralen Bogen des Fußlängsgewölbes.

Medialer Bogen des Längsgewölbes
Die Stabilisierung erfolgt über die Sehnen des M. tibialis posterior und M. flexor hallucis longus sowie den M. abductor hallucis.

Lateraler Bogen des Längsgewölbes
Die Stabilisierung erfolgt über die Sehnen des M. peroneus longus und brevis und den M. abductor digiti minimi.

Zentraler Bogen des Längsgewölbes
Die Stabilisierung erfolgt über die Sehnen des M. flexor digitorum longus in Kombination mit dem M. quadratus plantae und dem M. flexor digitorum brevis.

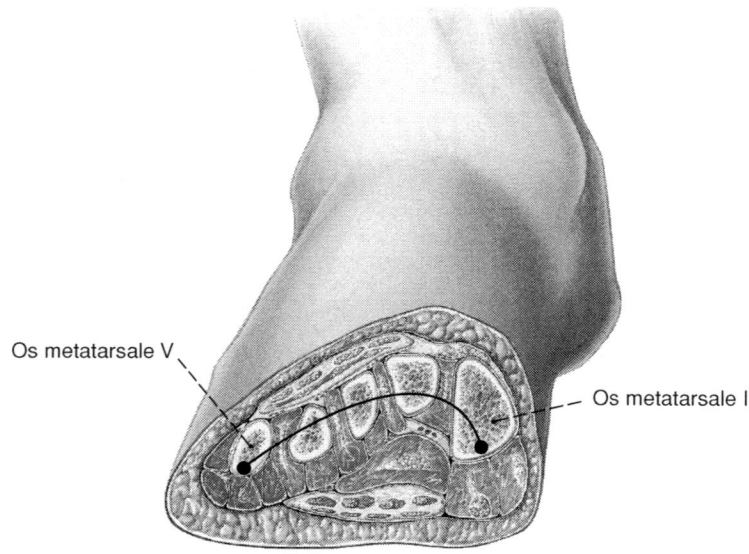

Os metatarsale V

Os metatarsale I

Abb. 4.70 Quergewölbe im Frontalschnitt

Quergewölbe

- Das Quergewölbe wird durch die Sehnen der Unterschenkelmuskeln, die querverlaufenden kurzen Fußmuskel sowie die Form der Knochen stabilisiert.
- Durch die Keilform der Knochen wird ein Bogen gebildet.

- Der Bogen wird im distalen Bereich vom Caput transversum des M. adductor hallucis, im mittleren Bereich von der Sehne des M. peroneus longus und im proximalen Bereich des Fußes vom M. tibialis posterior verspannt.

4.5.2 **Muskulatur**

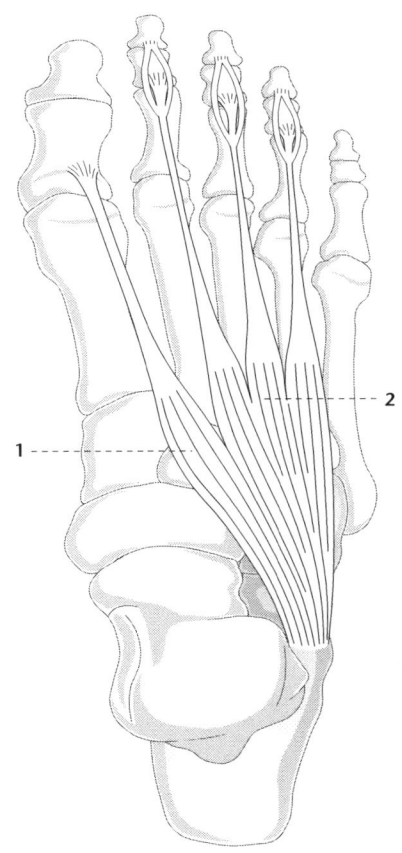

Abb. 4.71 M. extensor hallucis brevis (1) und
M. extensor digitorum brevis (2)

▶ M. extensor hallucis brevis

Ursprung
Dorsale Fläche des Calcaneus

Ansatz
Über die Dorsalaponeurose an der Grundphalanx der Großzehe

Verlauf
Von lateral-proximal nach medial-distal

Funktion
Im Großzehengrundgelenk:
* transversale Achse:

....

* vertikale Achse (von plantar nach dorsal):

....

Topografische Besonderheiten
* Seine Endsehne strahlt von lateral in Höhe des Os metatarsale I in die Sehne des M. extensor hallucis longus ein.
* Der M. extensor hallucis brevis spaltet sich vom M. extensor digitorum brevis ab.

Innervation
N. peroneus profundus (S1–S2)

▶ M. extensor digitorum brevis

Ursprung
Laterale und dorsale Fläche des Calcaneus

Ansatz
Über die Dorsalaponeurosen an der 2.–4. Zehe

Verlauf
In Fußlängsrichtung von proximal-lateral nach distal

Funktion
Im Grundgelenk der 2.–4. Zehe:
* transversale Achse:

....

* vertikale Achse (von plantar nach dorsal):

....

Im Mittel und -Endgelenk der 2.–4. Zehe:
* transversale Achse:

....

Biomechanische Aspekte
Wirkt abflachend auf das mediale Längsgewölbe

Topografische Besonderheiten
Er zieht von lateral in Höhe des Os metatarsale I in die Sehne des M. extensor hallucis longus.

Innervation
N. peroneus profundus (S1–S2)

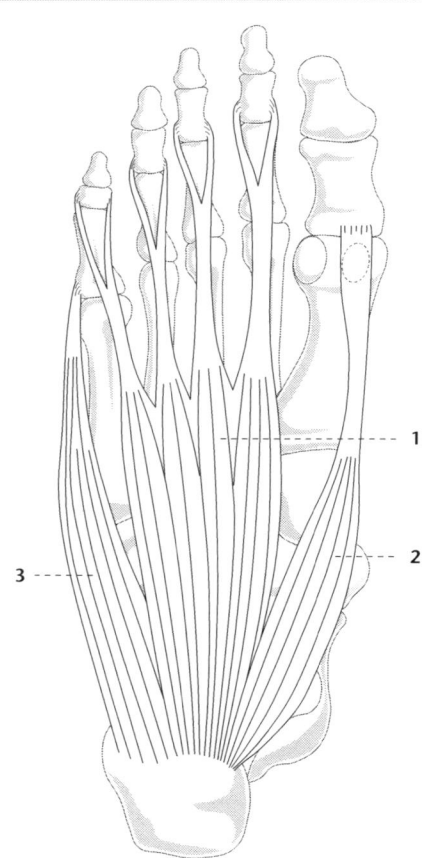

Abb. 4.72 M. flexor digitorum brevis (1), M. abductor hallucis (2) und M. abductor digiti minimi (3)

▶ M. flexor digitorum brevis

Ursprung
Innenseite des Tuber calcanei

Ansatz
Mittelphalanx der Zehen 2–5

Verlauf
In Fußlängsrichtung von proximal nach distal

Funktion
Im Grundgelenk der 2.–5. Zehe:
* transversale Achse:

  ....

* vertikale Achse (von plantar nach dorsal):

  ....

Im Mittelgelenk der 2.–5. Zehe:
* transversale Achse:

  ....

Biomechanische Aspekte
Verspannung des Längsgewölbes (zentraler Bogen)

Topografische Besonderheiten
* 4 Muskelbäuche, die bis distal der Metatarsalbasen reichen
* Auf der Höhe der Grundphalangen bilden die Endsehnen zwei Schenkel, durch die die Sehnen des M. flexor digitorum longus nach distal ziehen. Er wird deshalb auch als M. perforatus bezeichnet.

Innervation
N. plantaris medialis (L5–S1)

Klinische Anmerkungen
Im Ursprungsbereich des Muskels kann es durch starken Zug zur vermehrten Knochenbildung kommen, was man dann als sog. Fersensporn bezeichnet.

▶ M. abductor hallucis

Ursprung
* plantare Seite des Calcaneus (medial am Tuber calcanei)
* Plantaraponeurose

Ansatz
* mediales Sesambein
* Basis der Grundphalanx 1 (plantar)

Verlauf
In Fußlängsrichtung von proximal-medial nach distal

Funktion
Im Großzehengrundgelenk:
* transversale Achse:

....

* vertikale Achse (von plantar nach dorsal):

....

Biomechanische Aspekte
* Verspannung des Längsgewölbes (medialer Bogen)
* Stabilisiert im Zehenstand zusammen mit dem M. abductor digiti minimi den Calcaneus

Topografische Besonderheiten
Bildet den medialen Randmuskel der Plantaraponeurose

Innervation
N. plantaris medialis (L5–S1)

▶ M. abductor digiti minimi

Ursprung
* plantare Seite des Calcaneus (lateral am Tuber calcanei)
* Tuberositas des Os metatarsale V

Ansatz
Lateraler Rand der Basis der Grundphalanx 5

Verlauf
Entlang der Fußlängsachse von proximal nach distal

Funktion
Im Kleinzehengrundgelenk:
* transversale Achse:

....

* vertikale Achse (von plantar nach dorsal):

....

Biomechanische Aspekte
* Verspannung des Längsgewölbes (lateraler Bogen)
* Stabilisiert im Zehenstand zusammen mit dem M. abductor hallucis den Calcaneus

Topografische Besonderheiten
* größter und längster Muskel der Kleinzehe
* begrenzt den lateralen Rand der Plantaraponeurose

Innervation
N. plantaris lateralis (S1–S2)

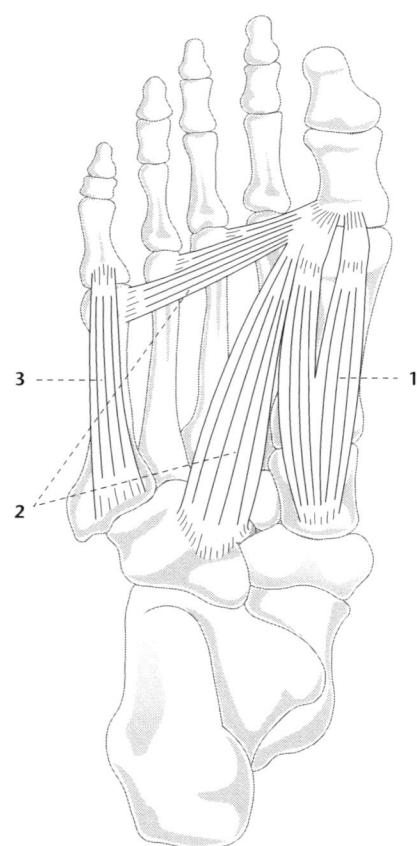

Abb. 4.73 M. flexor hallucis brevis (1), M. adductor hallucis (2) und M. flexor digiti minimi (3)

▶ M. flexor hallucis brevis

Ursprung
* Os cuneiforme mediale
* Lig. plantare longum
* Sehnenscheide des M. tibialis posterior

Ansatz
Caput mediale
Über mediales Sesambein an der medialen Seite der Basis der Grundphalanx 1
Caput laterale
Über laterales Sesambein an der Gelenkkapsel des Großzehengrundgelenks und der Basis der Grundphalanx 1

Verlauf
In Fußlängsrichtung von proximal nach distal

Funktion
Im Großzehengrundgelenk:
* transversale Achse:

....

* vertikale Achse (von plantar nach dorsal):

....

Biomechanische Aspekte
* Verspannung des Längsgewölbes (medialer Bogen)
* plantare Zuggurtung für das Os metatarsale I

Topografische Besonderheiten
* Das Caput mediale ist mit dem M. abductor hallucis, das Caput laterale mit dem M. adductor hallucis verwachsen.

* Zwischen den beiden Sehnen verläuft die Ansatzsehne des M. flexor hallucis longus nach distal.

Innervation
N. plantaris medialis (L5–S1)

▶ M. adductor hallucis

Caput obliquum
Ursprung
* Os cuneiforme laterale
* Os cuboideum
* Basen der Ossa metatarsalia II–III

Gemeinsamer Ansatz von Caput obliquum und transversum
Beide Köpfe inserieren mit einer gemeinsamen Sehne über das laterale Sesambein am Kapsel-Band-Apparat des Großzehengrundgelenks und der lateralen Basis der Grundphalanx I.

Verlauf
Diagonal über die Fußsohle von lateral-proximal nach medial-distal

Funktion
Im Großzehengrundgelenk:
* transversale Achse:

....

* vertikale Achse (von plantar nach dorsal):

....

Biomechanische Aspekte
Verspannung des Längs- und Quergewölbes

Caput transversum
Ursprung
Köpfchen der Ossa metatarsalia und der Grundgelenke 3–5

Ansatz
s. o. Caput obliquum

Verlauf
Quer über die Metatarsalköpfe

Funktion
Im Großzehengrundgelenk:
* transversale Achse:

....

* vertikale Achse (von plantar nach dorsal):

....

Biomechanische Aspekte
Verspannung des Quergewölbes

Innervation
N. plantaris lateralis (S1–S2)

▶ M. flexor digiti minimi

Ursprung
* Basis des Os metatarsale V
* Lig. plantare longum

Ansatz
Basis der Grundphalanx der Kleinzehe

Verlauf
In Fußlängsrichtung

Funktion
Im Kleinzehengrundgelenk:
* transversale Achse:

....

* vertikale Achse (von plantar nach dorsal):

....

Biomechanische Aspekte
* plantare Zuggurtung des Os metatarsale V
* Verspannung des Längsgewölbes (lateraler Bogen)

Topografische Besonderheiten
Teilweise inserieren tiefe Fasern des Muskels über das Lig. metatarsocuboideum plantare am Os cuboideum und werden dann als M. opponens digiti minimi bezeichnet. Diese Anordnung ist für Affen charakteristisch.

Innervation
N. plantaris lateralis (S1–S2)

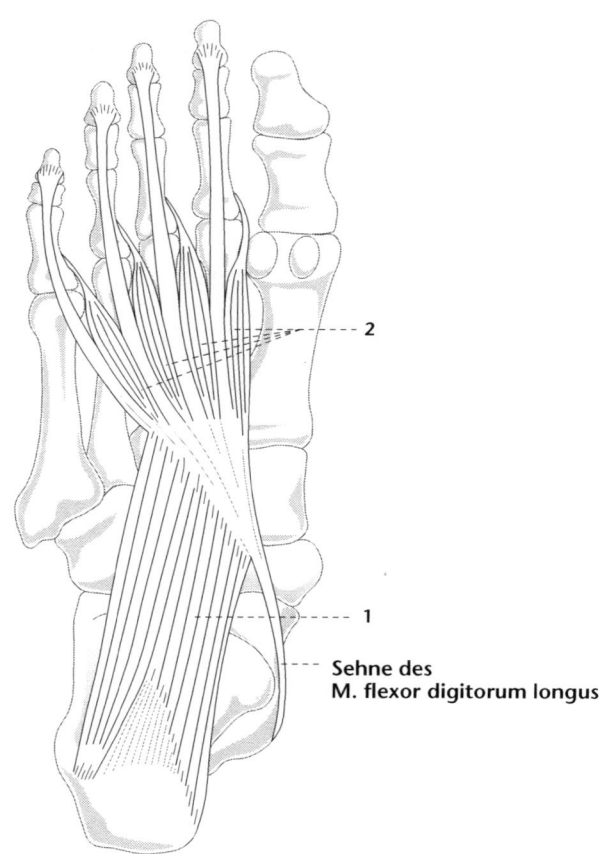

Abb. 4.74 M. quadratus plantae (1) und Mm. lumbricales (2)

▶ M. quadratus plantae

Caput mediale
Ursprung
Plantare Seite des Tuber calcanei (medialer Rand)

Caput laterale

Ursprung
- plantare Seite des Tuber calcanei (lateraler und medialer Rand)
- Lig. plantare longum

Gemeinsamer Ansatz Caput mediale und laterale
Lateraler Rand der Sehne des M. flexor digitorum longus

Verlauf
In Fußlängsrichtung von proximal nach distal

Funktion
Im Grundgelenk der 2.–5. Zehe:
- transversale Achse:

....

- vertikale Achse (von plantar nach dorsal):

....

Im Mittel- und Endgelenk der 2.–5. Zehe:
- transversale Achse:

....

Biomechanische Aspekte
- Verspannung des Längsgewölbes (zentraler Bogen)
- Lenkt den Muskelzug des M. flexor digitorum longus in Fußlängsrichtung um und verstärkt damit die Wirkung des langen Zehenbeugers auf die Zehengelenke.

Topografische Besonderheiten
Die Gefäße und Nerven der Fußsohle liegen zwischen diesem Muskel und der oberflächlichen Schicht der inneren Fußmuskeln.

Innervation
N. plantaris lateralis (S1–S2)

▶ Mm. lumbricales

M. lumbricalis 1
Ursprung
Einköpfig, am medialen Rand der Sehne des M. flexor digitorum longus

Mm. lumbricales 2–4
Ursprung
Zweiköpfig, mit je einem Kopf an den einander zugekehrten Seiten der 3.–5. Ansatzsehne des M. flexor digitorum longus

Ansatz
- Gelenkkapsel der Grundgelenke der 2.–5. Zehe
- mediale Seite der Basis der Grundphalanx der 2.–5. Zehe
- Einstrahlung in die Dorsalaponeurose der 2.–5. Zehe
- Endsehne des M. extensor digitorum longus

Verlauf
In Fußlängsrichtung

Funktion Mm. lumbricales
Im Grundgelenk der 2.–5. Zehe:
- transversale Achse:

....

- vertikale Achse (von plantar nach dorsal):

....

Im Mittel- und Endgelenk der 2.–5. Zehe:
- transversale Achse:

....

Topografische Besonderheiten
- Es finden sich insgesamt 4 Muskelbäuche zwischen den Ossa metatarsalia I–V.
- Die Muskeln können fehlen.

Innervation
- Mm. lumbricales 1 und 2: N. plantaris medialis (L5–S1)
- Mm. lumbricales 3 und 4: N. plantaris lateralis (S1–S2)

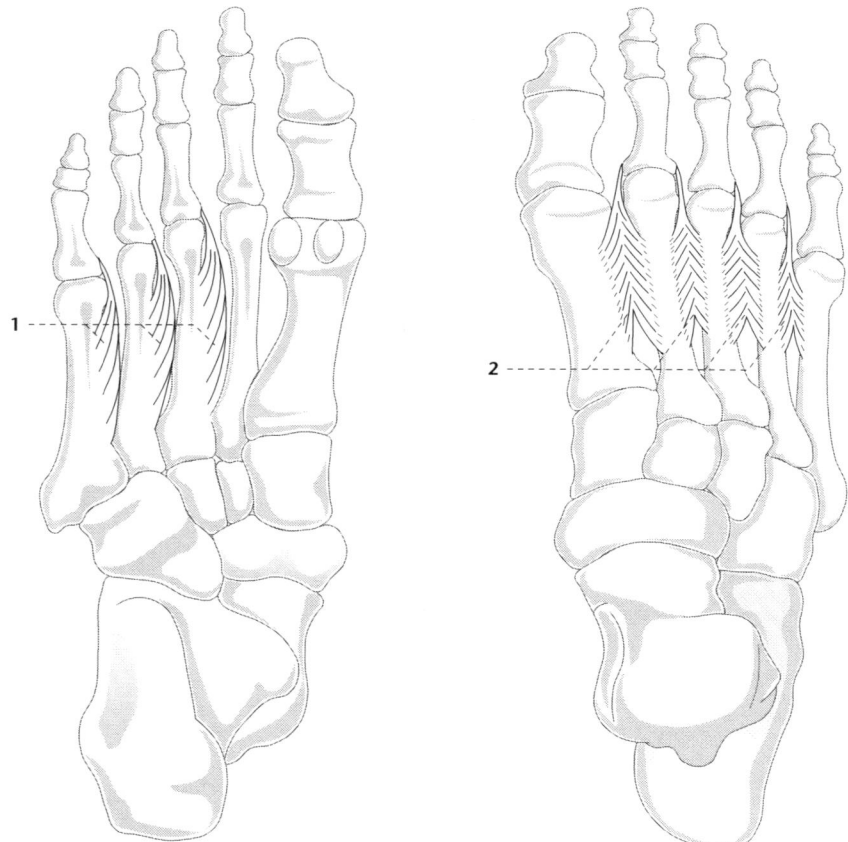

Abb. 4.75 Mm. interossei plantares (1) von plantar und Mm. interossei dorsales (2) von dorsal

▶ Mm. interossei

Mm. interossei plantares

Ursprung
- einköpfig, am medialen Rand der Ossa metatarsalia III–V
- Lig. plantare longum

Ansatz
Mediale Seite der Basen der Grundphalangen der 3.–5. Zehe

Verlauf
In Fußlängsrichtung

Funktion
Im Grundgelenk der 3.–5. Zehe:
- transversale Achse:

....

- vertikale Achse (von plantar nach dorsal):

....

Im Mittel- und Endgelenk der 3.–5. Zehe:
- transversale Achse:

....

Innervation
N. plantaris lateralis (S1–S2)

Mm. interossei dorsales

Ursprung
- zweiköpfig, an den einander zugekehrten Seitenflächen der Ossa metatarsalia I–V
- Lig. plantare longum

Ansatz
- Basen der Grundphalangen der 2.–4. Zehe
- Kapsel-Band-Apparat der Zehengrundgelenke
- evtl. Einstrahlungen in die Dorsalaponeurose

Verlauf
In Fußlängsrichtung

Funktion
Im Grundgelenk der 2.–4. Zehe:
- transversale Achse:

....

- vertikale Achse (von plantar nach dorsal):

....

Im Mittel- und Endgelenk der 2.–4. Zehe:
- transversale Achse:

....

Innervation
N. plantaris lateralis (S1–S2)

Übungsaufgabe 22

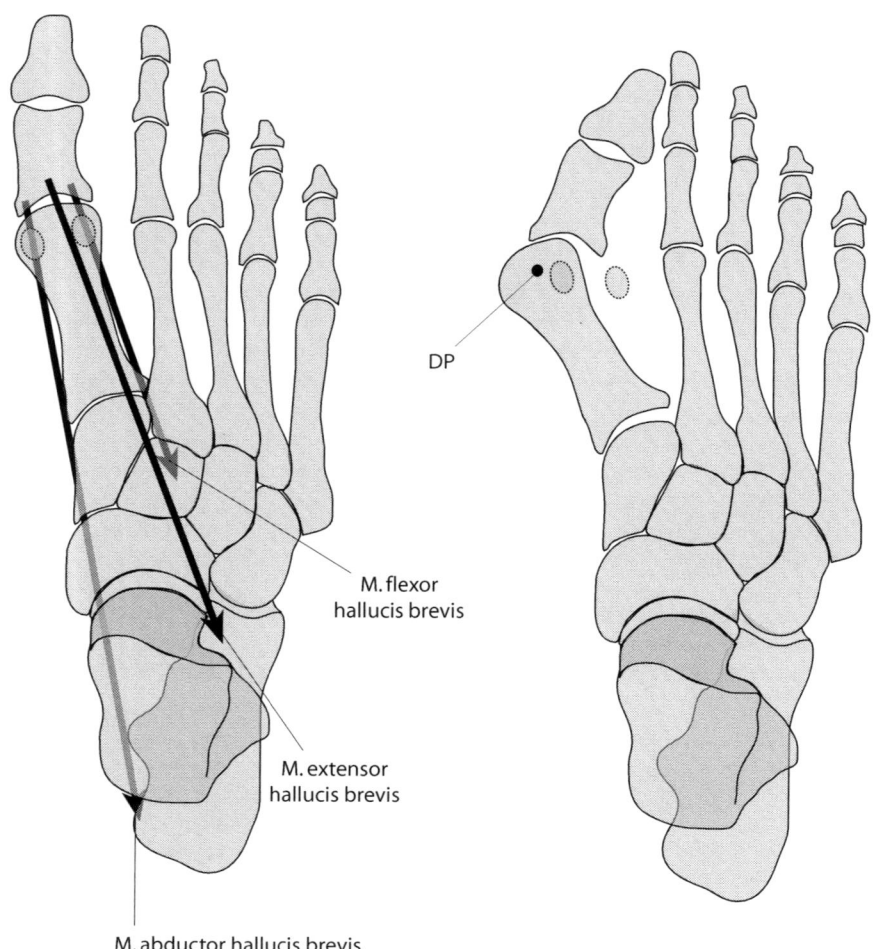

Abb. 4.76 Rolle der kurzen Zehenmuskeln bei der Entstehung eines Hallux valgus

Die Abbildung zeigt zwei Fußskelette von dorsal. Im linken Bild sind der dorsal liegende M. extensor hallucis brevis, der medial-plantar liegende M. abbductor hallucis und der plantar liegende M. flexor hallucis brevis als Kraftvektor dargestellt. Die Fußknochen sind transparent gezeichnet, um die plantar liegenden Muskeln sehen zu können. Das rechte Bild zeigt ein Fußskelett mit einem Hallux valgus und entsprechend verlagerten Sesambeinen.

1. Zeichnen Sie die drei Muskeln in das rechte Bild mit dem Hallux valgus ein.

2. Ermitteln Sie die wirksamen Hebel und die Richtung des Drehmoments für alle drei Muskeln.

3. Analysieren Sie Ihr Ergebnis und vergleichen Sie die Funktionen der Muskeln bei Normalstellung der Großzehe mit der in Valgusstellung.

....

....

....

....

5 Lösungsteil

Lösungen zu Kapitel 2: Rumpf

Knöcherne Strukturen des Rumpfes

S. 31 **Abb. 2.2: Halswirbel von kranial**

1. Corpus vertebrae
2. Proc. uncinati
3. Pediculus arcus vertebrae
4. Lamina arcus vertebrae
5. Arcus vertebrae
6. Foramen vertebrale
7. Proc. spinosus
8. Proc. transversus
9. Foramen transversarium
10. Tuberculum anterius
11. Tuberculum posterius
12. Sulcus nervi spinalis
13. Proc. articularis superior

S. 32 **Abb. 2.3: Brustwirbel von kranial (A) und lateral (B)**

1. Corpus vertebrae
2. Pediculus arcus vertebrae
3. Lamina arcus vertebrae
4. Arcus vertebrae
5. Foramen vertebrale
6. Proc. spinosus
7. Proc. transversus
8. Fovea costalis processus transversi
9. Fovea costalis superior
10. Fovea costalis inferior
11. Proc. articularis superior
12. Incisura vertebralis superior
13. Proc. articularis inferior
14. Incisura vertebralis inferior

S. 33 **Abb. 2.4: Lendenwirbel von kranial**

1. Corpus vertebrae
2. Pediculus arcus vertebrae
3. Lamina arcus vertebrae
4. Arcus vertebrae
5. Foramen vertebrale
6. Proc. spinosus
7. Proc. costalis
8. Proc. accessorius
9. Proc. articularis superior
10. Proc. mamillaris

S. 34 **Abb. 2.5: Os occipitale von kaudal**

1. Protuberantia occipitalis externa
2. Linea nuchalis superior
3. Linea nuchalis inferior
4. Christa occipitalis externa
5. Foramen magnum
6. Pars basilaris
7. Condylus occipitalis

S. 35 **Abb. 2.6: Atlas von kaudal**

1. Arcus anterior atlantis
2. Tuberculum anterius
3. Fovea dentis
4. Arcus posterior atlantis
5. Tuberculum posterius
6. Massa lateralis
7. Facies articularis inferior
8. Proc. transversus
9. Foramen transversarium
10. Foramen vertebrale

Abb. 2.7: Axis von ventral (A) und dorsal-kranial (B)

S. 36

1. Corpus vertebrae
2. Dens axis
3. Apex dentis
4. Facies articularis anterior
5. Facies articularis posterior
6. Proc. articularis superior
   (Massa lateralis axis)
7. Proc. articularis inferior
8. Proc. transversus
9. Foramen transversarium
10. Arcus vertebrae
11. Foramen vertebrale
12. Proc. spinosus

Abb. 2.8: Os sacrum von ventral

S. 37

1. Basis ossis sacri
2. Promontorium
3. Proc. articularis superior
4. Apex ossis sacri
5. Lineae transversae
6. Foramina sacralia anteriora
7. Ala ossis sacri
8. Pars lateralis

Abb. 2.9: Os sacrum von dorsal

S. 38

1. Canalis sacralis
2. Proc. articularis superior
3. Christa sacralis mediana
4. Hiatus sacralis
5. Cornu sacrale
6. Apex ossis sacri
7. Foramina sacralia posteriora
8. Tuberositas ossis sacri
9. Facies auricularis

Abb. 2.10: Os sacrum mit Os coccygis von lateral

S. 39

1. Facies auricularis
2. Tuberositas ossis sacri
3. Facies pelvina
4. Facies dorsalis
5. Christa sacralis mediana
6. Os coccygis

Abb. 2.11: Aufbau Os coxae: Os ilium, Os ischii, Os pubis

S. 40

1. Corpus ossis ilii
2. Ala ossis ilii
3. Corpus ossis ischii
4. Ramus ossis ischii
5. Corpus ossis pubis
6. Ramus superior ossis pubis
7. Ramus inferior ossis pubis

Abb. 2.12: Os coxae von medial

S. 41

1. Christa iliaca
2. Spina iliaca anterior superior
3. Spina iliaca anterior inferior
4. Spina iliaca posterior superior
5. Spina iliaca posterior inferior
6. Spina ischiadica
7. Incisura ischiadica major
8. Incisura ischiadica minor
9. Fossa iliaca
10. Tuberositas iliaca
11. Facies auricularis
12. Eminentia iliopubica
13. Pecten ossis pubis
14. Tuberculum pubicum
15. Foramen obturatum
16. Facies symphysialis

S. 42   **Abb. 2.13: Sternum von ventral**

1. Manubrium sterni
2. Incisura jugularis
3. Incisura clavicularis
4. Angulus sterni

5. Corpus sterni
6. Incisurae costales
7. Proc. xiphoideus

S. 43   **Abb. 2.14: Rippe von kranial (A) und kaudal (B)**

1. Corpus costae
2. Angulus costae
3. Tuberculum costae
4. Facies articularis tuberculi costae
5. Collum costae

6. Christa colli costae
7. Caput costae
8. Christa capitis costae
9. Facies articularis capitis costae

Muskulatur des Rumpfes

Muskulatur der Wirbelsäule (Columna vertebralis)

Autochthone Rückenmuskulatur (Erector spinae)

S. 52–53   Medialer Trakt (interspinales System)

Muskel		Transversale Achse	Sagittale Achse	Longitudinale Achse	Weitere Funktionen
Mm. interspinales (cervicis, thoracis, lumborum)	Bewegung an der Wirbelsäule:	**Extension**	keine	keine	↻
M. spinalis thoracis		**Extension**	keine	keine	↻
M. spinalis cervicis		**Extension**	keine	keine	↻
M. spinalis capitis		**Extension**	keine	keine	In den Kopfgelenken: Reklination ↻

S. 55–57   Medialer Trakt (transversospinales System)

Muskel		Transversale Achse	Sagittale Achse	Longitudinale Achse	Weitere Funktionen
Mm. rotatores brevis et longi	Bewegung an der Wirbelsäule:	**Extension**	Lateralflexion zur gleichen Seite	Rotation zur Gegenseite	
Mm. multifidi		**Extension**	Lateralflexion zur gleichen Seite	Rotation zur Gegenseite	
M. semispinalis thoracis		**Extension**	Lateralflexion zur gleichen Seite	Rotation zur Gegenseite	
M. semispinalis cervicis		**Extension**	Lateralflexion zur gleichen Seite	Rotation zur Gegenseite	
M. semispinalis capitis		**Extension**	Lateralflexion zur gleichen Seite	Rotation zur Gegenseite	In den Kopfgelenken: Reklination, Lateralflexion zur gleichen Seite, Rotation zur Gegenseite

Die Hauptfunktion des Muskels ist jeweils **fett** gedruckt.

Lateraler Trakt (intertransversales System)

S. 59–61

Muskel		Transversale Achse	Sagittale Achse	Longitudinale Achse	Weitere Funktionen
Mm. intertransversarii	Bewegung an der Wirbelsäule:	**Extension**	Lateralflexion zur gleichen Seite	keine	↻
M. iliocostalis lumborum		**Extension**	Lateralflexion zur gleichen Seite	keine	Atemhilfsmuskel ↻
M. iliocostalis thoracis		**Extension**	Lateralflexion zur gleichen Seite	keine	Atemhilfsmuskel ↻
M. iliocostalis cervicis		**Extension**	Lateralflexion zur gleichen Seite	keine	Atemhilfsmuskel ↻
M. longissimus thoracis		**Extension**	Lateralflexion zur gleichen Seite	keine	Atemhilfsmuskel ↻
M. longissimus cervicis		**Extension**	Lateralflexion zur gleichen Seite	keine	↻
M. longissimus capitis		**Extension**	Lateralflexion zur gleichen Seite	keine	In den Kopfgelenken: Reklination, Lateralflexion und Rotation zur gleichen Seite ↻

Lateraler Trakt (spinotransversales System)

S. 63

Muskel		Transversale Achse	Sagittale Achse	Longitudinale Achse	Weitere Funktionen
M. splenius cervicis	Bewegung an der Wirbelsäule:	**Extension**	Lateralflexion zur gleichen Seite	Rotation zur gleichen Seite	
M. splenius capitis	Bewegung in den Kopfgelenken:	**Reklination**	Lateralflexion zur gleichen Seite	Rotation zur gleichen Seite	
M. levatorum costarum brevis et longi	Bewegung am Thorax:	**Inspiration** (Collum-costae-Längsachse)			

Bauchmuskulatur

S. 65–69

Muskel		Transversale Achse	Sagittale Achse	Longitudinale Achse	Weitere Funktionen
M. transversus abdominis	Bewegung an der Wirbelsäule:	**Flexion**	keine	keine	Atemhilfsmuskel
M. obliquus internus abdominis		**Flexion**	Lateralflexion zur gleichen Seite	Rotation zur gleichen Seite	Atemhilfsmuskel
M. obliquus externus abdominis		**Flexion**	Lateralflexion zur gleichen Seite	Rotation zur Gegenseite	Atemhilfsmuskel
M. rectus abdominis		**Flexion**	keine	keine	Atemhilfsmuskel

Die Hauptfunktion des Muskels ist jeweils **fett** gedruckt.

S. 75

Muskulatur der oberen HWS

Muskel		Transversale Achse	Sagittale Achse	Longitudinale Achse	Weitere Funktionen
M. rectus capitis anterior	Bewegung in den Kopfgelenken:	**Inklination**	keine	keine	
M. rectus capitis lateralis		keine	**Lateralflexion zur gleichen Seite**	keine	

S. 76–77

Kurze Nackenmuskeln

Muskel		Transversale Achse	Sagittale Achse	Longitudinale Achse	Weitere Funktionen
M. rectus capitis posterior minor	Bewegung in den Kopfgelenken:	**Reklination**	Lateralflexion zur gleichen Seite	Rotation zur Gegenseite	
M. rectus capitis posterior major		**Reklination**	Lateralflexion zur gleichen Seite	Rotation zur gleichen Seite	
M. obliquus capitis inferior		Reklination	keine	**Rotation zur gleichen Seite**	
M. obliquus capitis superior		**Reklination**	Lateralflexion zur gleichen Seite	Rotation zur Gegenseite	

S. 80–84

Muskulatur der unteren HWS

Muskel		Transversale Achse	Sagittale Achse	Longitudinale Achse	Weitere Funktionen
M. longus capitis	Bewegung in den Kopfgelenken:	**Inklination**	Lateralflexion zur gleichen Seite	Rotation zur gleichen Seite	
M. longus colli	Bewegung an der Halswirbelsäule:	**Flexion**	Lateralflexion zur gleichen Seite	Rotation zur gleichen Seite (kraniale Fasern) Rotation zur Gegenseite (kaudale Fasern)	
M. scalenus anterior	Bewegung an der Halswirbelsäule:	**Flexion**	Lateralflexion zur gleichen Seite	Rotation zur Gegenseite	Atemhilfsmuskel
M. scalenus medius		**Flexion**	Lateralflexion zur gleichen Seite	Rotation zur Gegenseite	Atemhilfsmuskel
M. scalenus posterior		Flexion	Lateralflexion zur gleichen Seite	Rotation zur Gegenseite	Atemhilfsmuskel
M. sternocleidomastoideus	Bewegung an der Halswirbelsäule:	**Extension** (obere HWS) **Flexion** (untere HWS)	Lateralflexion zur gleichen Seite	Rotation zur Gegenseite	Atemhilfsmuskel
	Bewegung in den Kopfgelenken:	**Reklination**			

Die Hauptfunktion des Muskels ist jeweils **fett** gedruckt.

Muskulatur der BWS

S. 87

Muskel		Transversale Achse	Sagittale Achse	Longitudinale Achse	Weitere Funktionen
M. serratus posterior superior	Bewegung an der Wirbelsäule:	Extension	Lateralflexion zur gleichen Seite	Rotation zur Gegenseite	Atemhilfsmuskel
M. serratus posterior inferior	Bewegung an der Wirbelsäule:	Extension	Lateralflexion zur gleichen Seite	Rotation zur gleichen Seite	Atemhilfsmuskel

Muskulatur am Thorax – Atemmuskulatur

Interkostalmuskeln

S. 96–99

Muskel		Collum-costae-Längsachse	Weitere Funktionen
Mm. intercostales externi	Bewegung am Thorax:	hebt die Rippen (Inspiration)	
Mm. intercostales interni		senkt die Rippen (Exspiration)	

Muskulatur der LWS

S. 101

Muskel		Transversale Achse	Sagittale Achse	Longitudinale Achse	Weitere Funktionen
M. quadratus lumborum	Bewegung an der Wirbelsäule:	Extension	**Lateralflexion zur gleichen Seite**	keine	Atemhilfsmuskel

Die Hauptfunktion des Muskels ist jeweils **fett** gedruckt.

Übungsaufgabe 1

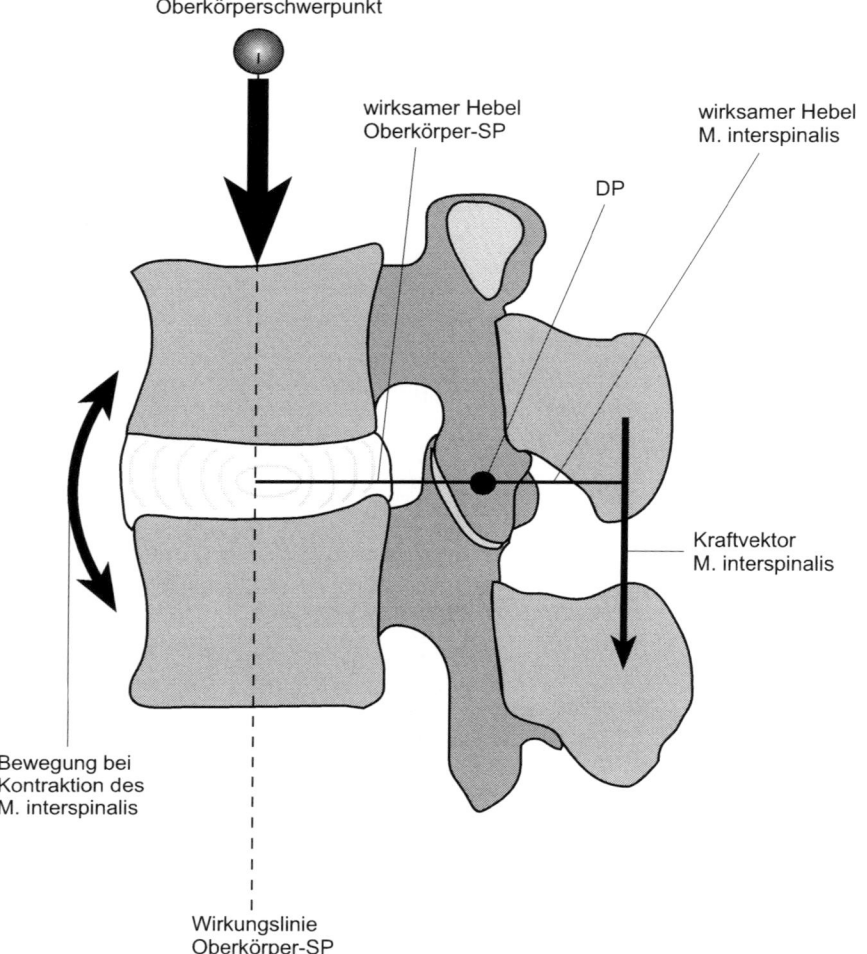

Oberkörperschwerpunkt

wirksamer Hebel
Oberkörper-SP

wirksamer Hebel
M. interspinalis

DP

Kraftvektor
M. interspinalis

Bewegung bei
Kontraktion des
M. interspinalis

Wirkungslinie
Oberkörper-SP

Lösung zu Abb. 2.25: Wirkung der autochthonen Rückenmuskulatur auf die Bandscheiben und Wirbelgelenke am Beispiel des M. interspinalis

Das Bewegungssegment stellt in der Aufgabe einen zweiseitigen Hebel dar. Der Drehpunkt befindet sich zwischen dem Angriffspunkt der Last (Oberkörperschwerpunkt) und dem Angriffspunkt der Kraft (M. interspinalis). Der Hebelarm des Muskels ist ca. 1/3 kürzer als der Lasthebel.
Bei einer Kontraktion des M. interspinalis nähern sich die Dornfortsätze an und die Wirbelkörper entfernen sich voneinander. Dadurch wird die Bandscheibe entlastet.
Die Gelenkbelastung beim zweiseitigen Hebel ergibt sich aus der Addition der angreifenden Kräfte (Last + Kraft). Das bedeutet, dass die Facettengelenke mit mehr als dem doppelten des Oberkörpergewichts belastet werden. Die longitudinale Kraftkomponente des M. interspinalis wirkt annähernd senkrecht auf die Gelenkflächen der kleinen Wirbelgelenke und fixiert so die Gelenke als Drehpunkt.

Anmerkung: Der M. interspinalis hat aufgrund seiner Größe nicht die Kraft, das Oberkörpergewicht alleine zu halten. Er steht in diesem Beispiel nur stellvertretend für alle Rückenmuskeln, die am Proc. spinosus ansetzen und nach kaudal ziehen.

Übungsaufgabe 2

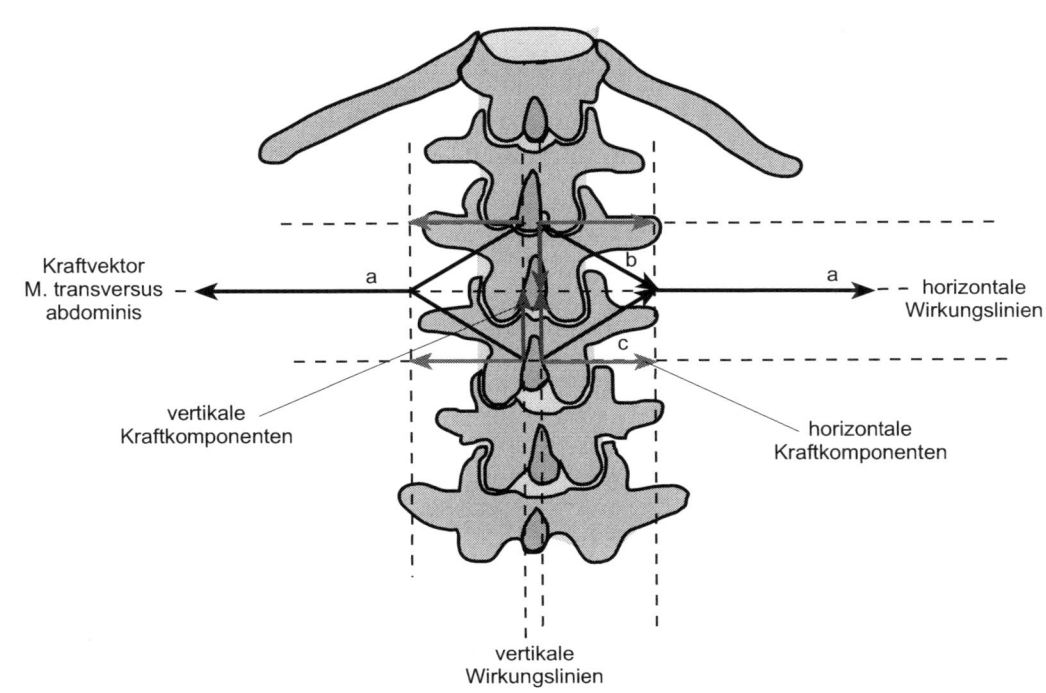

Kraftvektor
M. transversus –
abdominis

a

b

a

– horizontale
Wirkungslinien

vertikale
Kraftkomponenten

c

horizontale
Kraftkomponenten

vertikale
Wirkungslinien

Lösung zu Abb. 2.30: Wirkung der Bauchmuskulatur auf die Lendenwirbelsäule bei Punctum fixum an der Rektusscheide

Bei der Kraftzerlegung der Vektoren b und c ergibt sich je eine horizontale Kraftkomponente und eine vertikale Kraftkomponente. Die beiden vertikalen Kraftkomponenten liegen auf einer Wirkungslinie, wobei die vertikale Kraftkomponente von Vektor b nach kaudal gerichtet ist. Die vertikale Kraftkomponente von Vektor c wirkt in die entgegengesetzte Richtung nach kranial.
Bei bilateraler Kontraktion des M. transversus abdominis mit gleichzeitiger Fixation der Linea alba entsteht auf beiden Seiten der Wirbelsäule eine gleichgroße horizontale Kraftkomponente mit gleicher Wirkungslinie und entgegengesetzter Richtung. Dadurch hebt sich die horizontale Wirkung gegeneinander auf.
Die vertikalen Kraftkomponenten der rechten und linken Seite liegen parallel und verdoppeln so ihre Wirkung auf die Dornfortsätze.
Da die vertikale Komponente von Vektor b nach kaudal und die von Vektor c nach kranial ziehen, nähern sie die Dornfortsätze an. D. h. es entsteht eine Extension in der LWS.
Der M. transversus abdominis bewirkt also bei fixierter Rektusscheide eine Extension bzw. Lordosierung der LWS und damit eine Entlastung der Bandscheibe.

Übungsaufgabe 3

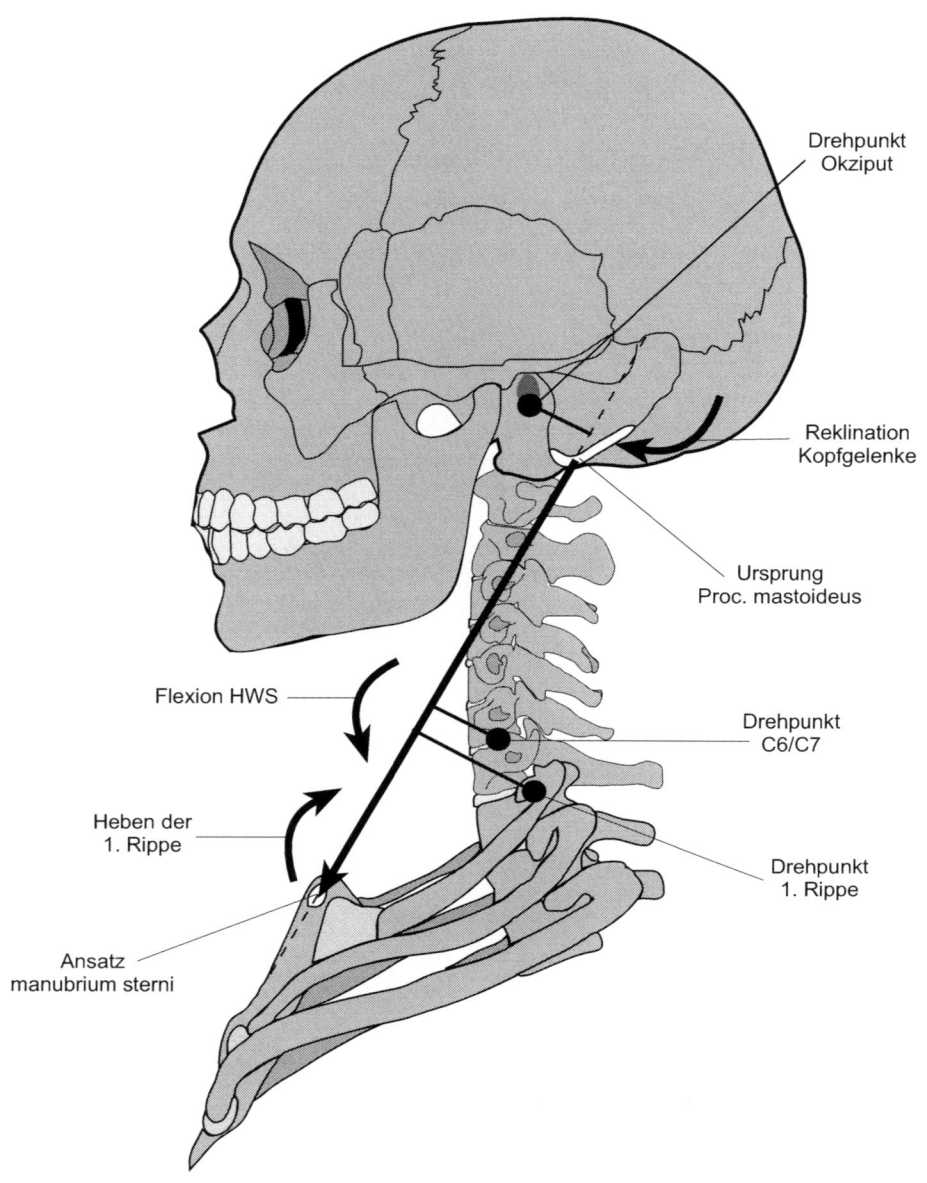

Lösung zu Abb. 2.41: Wirkung des M. sternocleidomastoideus auf die Kopfgelenke, die untere HWS und die 1. Rippe

Der M. sternocleidomastoideus verläuft dorsal des Drehpunkts für die Kopfgelenke und ventral des Drehpunkts für die untere HWS. Daraus ergibt sich für die Kopfgelenke ein Drehmoment im Uhrzeigersinn (nach dorsal), was zu einer Reklination führt. In der unteren HWS ist das Drehmoment nach ventral gegen den Uhrzeigersinn gerichtet, d. h. hier findet eine Flexion statt. Diese Wirkung ist besonders stark, wenn die Kopfgelenke und die obere HWS durch die ventralen Halsmuskeln (z. B. M. longus colli) fixiert werden.

Bei Umkehr Punctum fixum und Punctum mobile wird das Manubrium sterni nach kranial-dorsal gezogen. Die 1. Rippe und alle anderen am Sternum fixierten Rippen werden dadurch gehoben und können so die Einatmung unterstützen.

Übungsaufgabe 4

S. 98

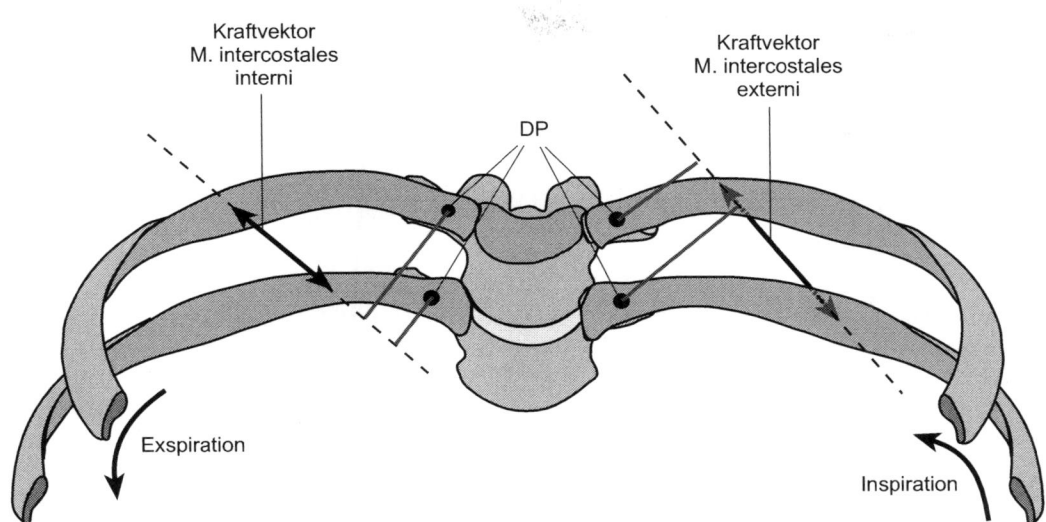

Lösung zu Abb. 2.50: Wirkung der Mm. intercostales auf die Rippen und deren Funktion in Bezug zur Atmung

Der wirksame Hebel ist der kürzeste Abstand zwischen der Wirkungslinie der Kraft und dem Drehpunkt. Beim M. intercostalis internus auf der linken Bildseite fällt auf, dass der wirksame Hebel zum Drehpunkt der oberen Rippe größer ist als der wirksame Hebel zum Drehpunkt der unteren Rippe. Daraus folgt, dass der Muskel bezüglich der oberen Rippe ein größeres Drehmoment produziert und diese nach unten zieht. Der Muskel wirkt also exspiratorisch, indem er die Rippen senkt.
Der M. intercostalis externus auf der rechten Bildseite produziert ein größeres Drehmoment für die untere Rippe. Da der wirksame Hebel zum Drehpunkt der unteren Rippe größer ist. Der Muskel wirkt also inspiratorisch, indem er die Rippen hebt.

Übungsaufgabe 5

S. 99

Muskeln, die durch ihren Ansatz am Thorax die Einatmung unterstützen:
- M. intercostales externi
- M. serratus posterior superior
- Diaphragma (2. Phase der Inspiration)
- Mm. scaleni
- M. sternocleidomastoideus
- Mm. levatores costarum

Lösungen zu Kapitel 3: Obere Extremität

Knöcherne Strukturen der oberen Extremität

Abb. 3.1: Scapula von dorsal

1. Angulus superior
2. Angulus inferior
3. Angulus lateralis
4. Margo medialis
5. Margo lateralis
6. Margo superior
7. Incisura scapulae
8. Proc. coracoideus
9. Spina scapulae
10. Acromion
11. Trigonum scapulae
12. Fossa supraspinata
13. Fossa infraspinata

Abb. 3.2: Scapula von lateral

1. Acromion
2. Proc. coracoideus
3. Cavitas glenoidalis
4. Tuberculum supraglenoidale
5. Tuberculum infraglenoidale
6. Facies costalis (Fossa subscapularis)
7. Facies dorsalis

Abb. 3.3: Clavicula von kaudal

1. Corpus claviculae
2. Extremitas sternalis
3. Facies articularis sternalis
4. Extremitas acromialis
5. Facies articularis acromialis
6. Tuberculum conoideum
7. Linea trapezoidea

Abb. 3.4: Humerus von ventral

1. Caput humeri
2. Tuberculum majus
3. Christa tuberculi majoris
4. Tuberculum minus
5. Christa tuberculi minoris
6. Sulcus intertubercularis
7. Tuberositas deltoidea
8. Condylus humeri
9. Trochlea humeri
10. Capitulum humeri
11. Fossa coronoidea
12. Fossa radialis
13. Epicondylus lateralis
14. Epicondylus medialis

Abb. 3.5: Humerus von dorsal

1. Corpus humeri
2. Caput humeri
3. Collum anatomicum
4. Collum chirurgicum
5. Tuberculum majus
6. Sulcus nervi radialis
7. Trochlea humeri
8. Fossa olecrani
9. Sulcus nervi ulnaris
10. Epicondylus medialis
11. Christa supraepicondylaris medialis
12. Epicondylus lateralis
13. Christa supraepicondylaris lateralis

Abb. 3.6: Radius von dorsal (A) und ulnar (B)   S. 116

1. Corpus radii
2. Collum radii
3. Caput radii
4. Fovea articularis
5. Circumferentia articularis
6. Tuberositas radii

7. Proc. styloideus radii
8. Tuberculum dorsale
9. Incisura ulnaris
10. Facies articularis carpalis

Abb. 3.7: Ulna von radial   S. 117

1. Olecranon
2. Incisura trochlearis
3. Proc. coronoideus
4. Incisura radialis
5. Tuberositas ulnae

6. Christa musculi supinatoris
7. Corpus ulnae
8. Caput ulnae
9. Proc. styloideus ulnae
10. Circumferentia articularis

Abb. 3.8: Radius und Ulna im Querschnitt auf Höhe der Mitte des Unterarms   S. 118

1. Margo anterior
2. Margo posterior
3. Margines interossei
4. Facies anterior
5. Facies lateralis
6. Facies posterior

7. Margo anterior
8. Margo posterior
9. Facies anterior
10. Facies medialis
11. Facies posterior
12. Membrana interossea antebrachii

Abb. 3.9: Handskelett von dorsal   S. 119

1. Os scaphoideum
2. Os lunatum
3. Os triquetrum
4. Os pisiforme
5. Os trapezium
6. Os trapezoideum
7. Os capitatum
8. Os hamatum
9. Basis ossis metacarpi

10. Corpus ossis metacarpi
11. Caput ossis metacarpi
12. Phalanx proximalis
13. Phalanx media
14. Phalanx distalis
15. Basis phalangis
16. Corpus phalangis
17. Caput phalangis

Abb. 3.10: Handskelett von palmar   S. 120–121

1. Carpus
2. Metacarpus
3. Digiti manus
4. Os scaphoideum
5. Tuberculum ossis scaphoidei
6. Os lunatum
7. Os triquetrum
8. Os pisiforme

9. Os trapezium
10. Tuberculum ossis trapezii
11. Os trapezoideum
12. Os capitatum
13. Os hamatum
14. Hamulus ossis hamati
15. Ossa sesamoidea

S. 132–133

Muskulatur der oberen Extremität

Kopfmuskel

Muskel		Vertikale Richtung	Transversale Richtung	Sagittale Achse	Weitere Funktionen
M. trapezius – Pars descendens	Bewegung der Skapula auf dem Thorax:	Elevation	Retraktion	Laterorotation	An der HWS: Extension, Lateralflexion zur gleichen Seite, Rotation zur Gegenseite
M. trapezius – Pars transversa		keine	Retraktion	Laterorotation	
M. trapezius – Pars ascendens		Depression	Retraktion	Laterorotation	

S. 135–138

Dorsale Schultergürtelmuskulatur

Muskel		Vertikale Richtung	Transversale Richtung	Sagittale Achse	Weitere Funktionen
M. latissimus dorsi	Bewegung der Skapula auf dem Thorax:	**Depression**	Retraktion	Mediorotation	
	Bewegung im Glenohumeralgelenk:	**Adduktion** (sagittale Achse)	Extension (transversale Achse)	Innenrotation (longitudinale Achse)	
Mm. rhomboideii	Bewegung der Skapula auf dem Thorax:	Elevation	**Retraktion**	Mediorotation	
M. levator scapulae	Bewegung der Skapula auf dem Thorax:	**Elevation**	Retraktion	Mediorotation	An der HWS: Extension, Lateralflexion und Rotation zur gleichen Seite

Die Hauptfunktion des Muskels ist jeweils **fett** gedruckt.

Ventrale Schultergürtelmuskulatur

S. 139–141

Muskel		Vertikale Richtung	Transversale Richtung	Sagittale Achse	Weitere Funktionen
M. serratus anterior – Pars superior	Bewegung der Skapula auf dem Thorax:	Elevation	**Protraktion**	Mediorotation	Atemhilfsmuskel
M. serratus anterior – Pars intermedia		Elevation	**Protraktion**	Mediorotation	
M. serratus anterior – Pars inferior		Depression	Protraktion	**Laterorotation**	
M. pectoralis major	Bewegung auf dem Thorax:	Depression	**Protraktion**	Mediorotation	Atemhilfsmuskel ↻
	Bewegung im Glenohumeralgelenk:	**Adduktion** (sagittale Achse)	Flexion (transversale Achse)	Innenrotation (longitudinale Achse)	
M. pectoralis minor	Bewegung der Skapula auf dem Thorax:	Depression	**Protraktion**	Mediorotation	Atemhilfsmuskel

Schultermuskeln

S. 142–150

Muskel		Sagittale Achse	Transversale Achse	Longitudinale Achse	Weitere Funktionen
M. supraspinatus	Bewegung im Glenohumeralgelenk:	**Adduktion**	keine	keine	↻
M. infraspinatus	Bewegung im Glenohumeralgelenk:	Adduktion	Extension	**Außenrotation**	↻
M. teres minor	Bewegung im Glenohumeralgelenk:	Adduktion	Extension	**Außenrotation**	
M. subscapularis	Bewegung im Glenohumeralgelenk:	Adduktion	keine	**Innenrotation**	↻
M. teres major	Bewegung im Glenohumeralgelenk:	**Adduktion**	Extension	Innenrotation	
M. deltoideus – Pars clavicularis	Bewegung im Glenohumeralgelenk:	Adduktion	Flexion	Innenrotation	↻
M. deltoideus – Pars acromialis		**Adduktion**	keine	keine	↻
M. deltoideus – Pars spinalis		Adduktion	Extension	Außenrotation	↻
M. coracobrachialis	Bewegung im Glenohumeralgelenk:	Adduktion	Flexion	Innenrotation	↻

Die Hauptfunktion des Muskels ist jeweils **fett** gedruckt.

S. 157–161

Oberarmmuskeln

Muskel		Transversale Achse	Unterarm-längsachse	Weitere Funktionen
M. brachialis	Bewegung im Ellenbogengelenk:	**Flexion**	keine	
M. biceps brachii – Caput longum	Bewegung im Ellenbogengelenk:	Flexion	**Supination**	Im Glenohumeralgelenk: Abduktion, Flexion, Innenrotation
M. biceps brachii – Caput breve		Flexion	**Supination**	Im Glenohumeralgelenk: Adduktion, Flexion, Innenrotation
M. triceps brachii – Caput longum	Bewegung im Ellenbogengelenk:	**Extension**	keine	Im Glenohumeralgelenk: Adduktion, Extension, Außenrotation
M. triceps brachii – Caput mediale et laterale		**Extension**	keine	
M. anconeus	Bewegung im Ellenbogengelenk:	**Extension**	keine	

S. 162–167

Unterarmmuskeln

Muskel		Transversale Achse	Unterarm-längsachse	Weitere Funktionen
M. brachioradialis	Bewegung im Ellenbogengelenk:	**Flexion**	keine	↻
M. pronator teres	Bewegung im Ellenbogengelenk:	Flexion	**Pronation**	
M. pronator quadratus	Bewegung im Ellenbogengelenk:	keine	**Pronation**	
M. supinator	Bewegung im Ellenbogengelenk:	keine	**Supination**	

S. 176–181

Handgelenksmuskeln

Muskel		Radioulnare Achse	Dorsopalmare Achse	Weitere Funktionen
M. flexor carpi radialis	Bewegung im Handgelenk:	**Palmarflexion**	Radialduktion	Im Ellenbogengelenk: Flexion, Pronation ↻
M. flexor carpi ulnaris	Bewegung im Handgelenk:	**Palmarflexion**	Ulnarduktion	Im Ellenbogengelenk: Flexion, Supination ↻
M. extensor carpi radialis longus	Bewegung im Handgelenk:	**Dorsalextension**	Radialduktion	Im Ellenbogengelenk: Flexion, Supination ↻
M. extensor carpi radialis brevis	Bewegung im Handgelenk:	**Dorsalextension**	keine	Im Ellenbogengelenk: Supination ↻
M. extensor carpi ulnaris	Bewegung im Handgelenk:	**Dorsalextension**	Ulnarduktion	Im Ellenbogengelenk: Extension, Pronation ↻

Die Hauptfunktion des Muskels ist jeweils **fett** gedruckt.

Lange Fingermuskeln

S. 182–187

Muskel		Radioulnare Achse	Dorsopalmare Achse	Weitere Funktionen
M. palmaris longus	Bewegung im Handgelenk:	Palmarflexion	Ulnarduktion	Im Ellenbogengelenk: Flexion, Pronation ↻
M. flexor digitorum superficialis	Bewegung im Grundgelenk des 2.–5. Fingers:	**Flexion**	Adduktion	Im Handgelenk: Palmarflexion; Im Ellenbogengelenk: Flexion ↻
	Bewegung im Mittelgelenk des 2.–5. Fingers:	**Flexion**		
M. flexor digitorum profundus	Bewegung im Grundgelenk des 2.–5. Fingers:	**Flexion**	Adduktion	Im Handgelenk: Palmarflexion; Im Ellenbogengelenk: Pronation ↻
	Bewegung im Mittelgelenk des 2.–5. Fingers:	**Flexion**		
M. extensor indicis	Bewegung im Zeigefinger-grundgelenk:	**Extension**	Adduktion	Im Handgelenk: Dorsalextension, Radialduktion Im Ellenbogengelenk: Supination
	Bewegung im Mittel- und Endgelenk des Zeigefingers:	**Extension**		
M. extensor digitorum	Bewegung im Grundgelenk des 2.–5. Fingers:	**Extension**	Abduktion	Im Handgelenk: Dorsalextension, Ulnarduktion; Im Ellenbogengelenk: Extension ↻
	Bewegung im Mittel- und Endgelenk des 2.–5. Fingers:	**Extension**		
M. extensor digiti minimi	Bewegung im Kleinfinger-grundgelenk:	**Extension**	Abduktion	Im Handgelenk: Dorsalextension, Ulnarduktion; Im Ellenbogengelenk: Extension, Pronation ↻
	Bewegung im Mittel- und Endgelenk des Kleinfingers:	**Extension**		

Die Hauptfunktion des Muskels ist jeweils **fett** gedruckt.

S. 188–190

Lange Daumenmuskeln

Muskel		Bewegungs-achse in der Ebene des Daumennagels	Bewegungs-achse zur Ebene des Daumennagels	Weitere Funktionen
M. extensor pollicis longus	Bewegung im Daumensattelgelenk:	**Extension**	Adduktion	Im Handgelenk: Dorsal-extension, Radialduktion
	Bewegung im Daumengrund- und Interphalangealgelenk:	**Extension**		
M. extensor pollicis brevis	Bewegung im Daumensattelgelenk:	**Extension**	keine	Im Handgelenk: Dorsal-extension, Radialduktion ↻
	Bewegung im Daumengrundgelenk:	**Extension**		
M. abductor pollicis longus	Bewegung im Daumensattelgelenk:	Extension	**Abduktion**	Im Handgelenk: Palmarflexion, Radialduktion
M. flexor pollicis longus	Bewegung im Daumensattelgelenk:	**Flexion**	Adduktion	Im Handgelenk: Palmarflexion, Ulnarduktion
	Bewegung im Daumengrund- und Interphalangealgelenk:	**Flexion**		

S. 191–193

Kurze Daumenballenmuskeln (Thenarmuskeln)

Muskel		Bewegungs-achse in der Ebene des Daumennagels	Bewegungs-achse zur Ebene des Daumennagels	Weitere Funktionen
M. flexor pollicis brevis	Bewegung im Daumensattelgelenk:	**Flexion**	keine	↻
	Bewegung im Daumengrundgelenk:	**Flexion**		
M. abductor pollicis brevis	Bewegung im Daumensattelgelenk:	Flexion	**Abduktion**	
	Bewegung im Daumengrundgelenk:	Flexion		
M. adductor pollicis	Bewegung im Daumensattelgelenk:	Flexion	**Adduktion**	
	Bewegung im Daumengrundgelenk:	Flexion		
M. opponens pollicis	Bewegung im Daumensattelgelenk:	**Flexion**	Abduktion	

Die Hauptfunktion des Muskels ist jeweils **fett** gedruckt.

Kurze Kleinfingerballenmuskeln (Hypothenarmuskeln)

S. 195

Muskel		Bewegungs-achse von radial-dorsal nach ulnar-palmar	Radioulnare Achse	Dorsopal-mare Achse	Weitere Funktionen
M. abductor digiti minimi	Bewegung im Karpo-metakarpalgelenk 5:	**Opposition**			
	Bewegung im Klein-fingergrundgelenk:		Flexion	Abduktion	
	Bewegung im Mittel- und Endgelenk des Kleinfingers:		Extension		
M. flexor digiti minimi	Bewegung im Karpo-metakarpalgelenk 5:	**Opposition**			
	Bewegung im Klein-fingergrundgelenk:		Flexion	Abduktion	
M. opponens digiti minimi	Bewegung im Karpo-metakarpalgelenk 5:	**Opposition**			

Kurze Fingermuskeln

S. 196–198

Muskel		Radioulnare Achse	Dorsopalmare Achse	Weitere Funktionen
Mm. interossei dorsales	Bewegung im Grundgelenk des 2.–4. Fingers:	**Flexion**	Abduktion	
	Bewegung im Mittel- und Endgelenk des 2.–4. Fingers:	**Extension**		
Mm. interossei palmares	Bewegung im Grundgelenk des 2., 4. und 5. Fingers:	**Flexion**	Adduktion	
	Bewegung im Mittel- und Endgelenk des 2., 4. und 5. Fingers:	**Extension**		
Mm. lumbricales	Bewegung im Grundgelenk des 2.–5. Fingers:	**Flexion**	keine	
	Bewegung im Mittel- und Endgelenk des 2.–5. Fingers:	**Extension**		

Die Hauptfunktion des Muskels ist jeweils **fett** gedruckt.

Übungsaufgabe 6

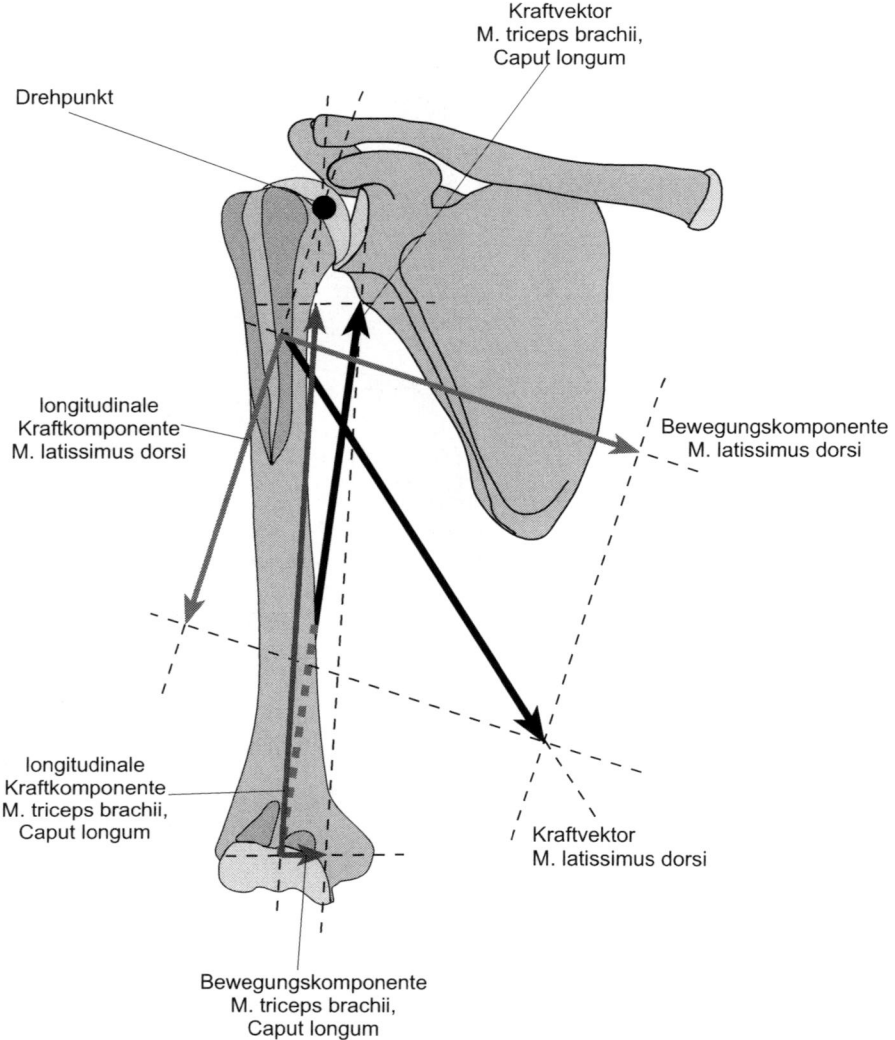

Kraftvektor
M. triceps brachii,
Caput longum

Drehpunkt

longitudinale
Kraftkomponente
M. latissimus dorsi

Bewegungskomponente
M. latissimus dorsi

longitudinale
Kraftkomponente
M. triceps brachii,
Caput longum

Kraftvektor
M. latissimus dorsi

Bewegungskomponente
M. triceps brachii,
Caput longum

Lösung zu Abb. 3.20: Unterschiedliche Wirkung der Schulteradduktoren (M. latissimus dorsi und Caput longum des M. triceps brachii) auf das Schultergelenk

Bei der Muskelkraftzerlegung verhält sich die Bewegungskomponente zu der longitudinalen Komponente (B:L) für die beiden Muskeln folgendermaßen:

- Caput longum des M. triceps brachii: (B:L) = 1:13
- M. latissimus dorsi: (B:L) = 1,2:1.

Damit hat der M. latissimus dorsi eine deutlich größere rotatorische Wirkung im Sinne der Schulteradduktion als das Caput longum des M. triceps brachii.

Die longitudinale Kraftkomponente des M. triceps brachii ist nach kranial gerichtet und wirkt daher komprimierend auf den subakromialen Raum.

Die longitudinale Kraftkomponente des M. latissimus dorsi wirkt nach kaudal-lateral und daher separierend auf den subakromialen Raum.

Die beiden Muskeln arbeiten also an der Schulter synergistisch für die Schulteradduktion und antagonistisch am Gelenk.

Übungsaufgabe 7

S. 148

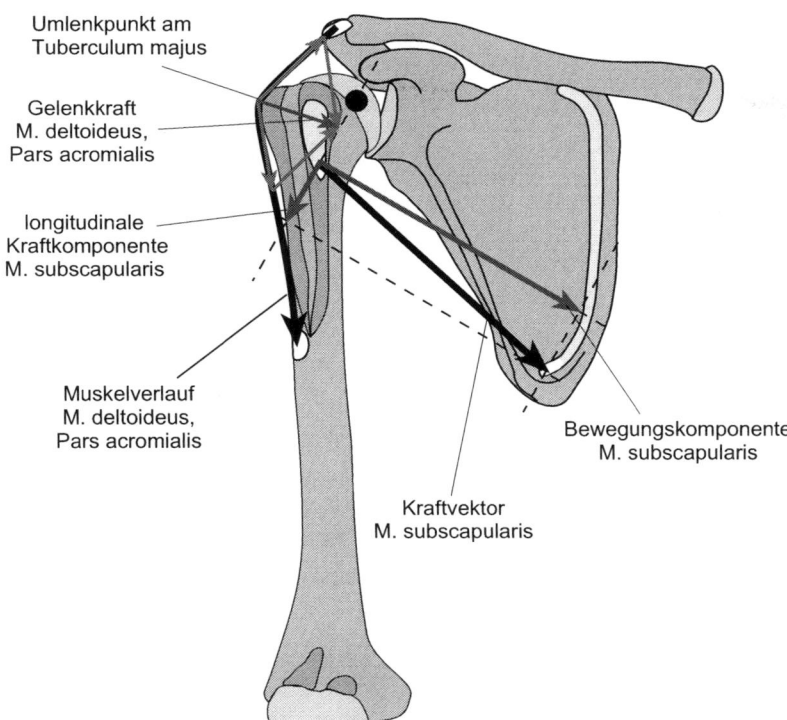

Umlenkpunkt am
Tuberculum majus

Gelenkkraft
M. deltoideus,
Pars acromialis

longitudinale
Kraftkomponente
M. subscapularis

Muskelverlauf
M. deltoideus,
Pars acromialis

Bewegungskomponente
M. subscapularis

Kraftvektor
M. subscapularis

Lösung zu Abb. 3.28: Bedeutung des Caput humeri als Umlenkrolle und Funktion des M. subscapularis bei der Schulterabduktion

Durch die Bildung eines Kräfteparallelogamms am Humeruskopf für die Pars acromialis des M. deltoideus kann eine resultierende Kraft ermitteln werden, die nach kaudal-medial gerichtet ist. Diese Gelenkkraft, die durch die Umlenkung des Muskelzugs entsteht, stabilisiert den Humeruskopf in der Gelenkpfanne. Gleichzeitig wirkt die resultierende Kraft einer Kompression der Strukturen im subakromialen Raum entgegen, indem sie den Humerus nach kaudal schiebt. (Diese Wirkung entsteht nur in N-0-Stellung und ist sehr gering).

Die kaudalen Faseranteile des M. subscapularis haben ebenfalls eine nach kaudal gerichtete longitudinale Kraftkomponente, die den M. deltoideus in seiner kaudalisierenden Wirkung unterstützt.

Das bedeutet, beide Muskeln wirken synergistisch bei der Abduktion, obwohl der M. subscapularis bei isolierter Kontraktion ein Adduktor im Schultergelenk ist.

Übungsaufgabe 8

Alle Muskeln, die den Humeruskopf nach kaudal ziehen:

- M. latissimus dorsi
- Pars abdominalis des M. pectoralis major
- M. supraspinatus
- M. infraspinatus (untere Fasern)
- M. teres minor
- M. subscapularis (untere Fasern)

Übungsaufgabe 9

S. 150

Alle inspiratorischen Atemhilfsmuskeln des Schultergürtels:

- Pars costalis des M. latissimus dorsi
- M. serratus anterior
- M. pectoralis major
- M. pectoralis minor

S. 163

Übungsaufgabe 10

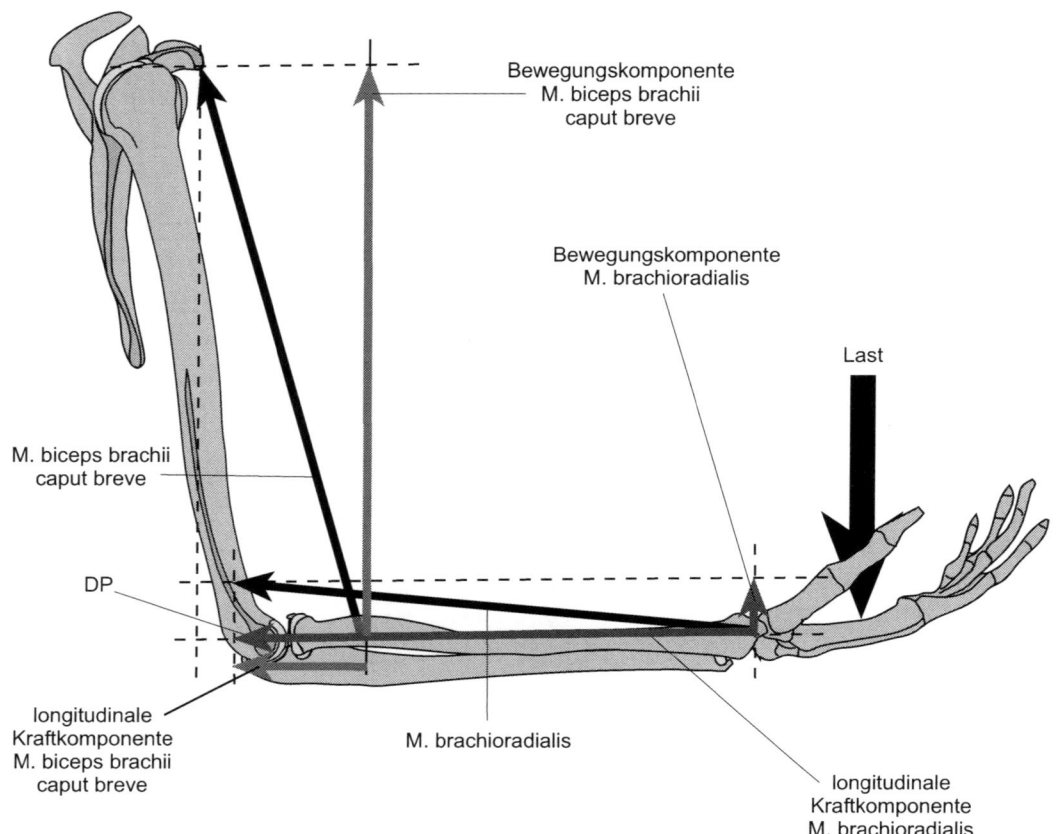

Bewegungskomponente
M. biceps brachii
caput breve

Bewegungskomponente
M. brachioradialis

Last

M. biceps brachii
caput breve

DP

longitudinale
Kraftkomponente
M. biceps brachii
caput breve

M. brachioradialis

longitudinale
Kraftkomponente
M. brachioradialis

Lösung zu Abb. 3.40: Funktion des M. brachioradialis und des M. biceps brachii, Caput breve beim Heben von Gewichten

Bei der Muskelkraftzerlegung verhält sich die Bewegungskomponente zu der longitudinalen Komponente (B:L) für die beiden Muskeln folgendermaßen:

• Caput breve des M. biceps brachii: (B:L) = 4:1
• M. brachioradialis: (B:L) = 1:7,5.

Der M. biceps brachii hat eine deutlich größere rotatorische Wirkung im Sinne der Ellenbogenflexion.

Die longitudinalen Kraftkomponenten beider Muskeln wirken komprimierend auf die Art. humeroradialis und stabilisiert sie damit.

Der M. brachioradialis ist mit weniger als 1/7 seiner Kraft als Ellenbogenflexor tätig. Seine Hauptfunktion ist demnach die Zuggurtung des Radius bei einer Gewichtsbelastung der Hand, um eine Biegespannung auf den Knochen zu verhindern.

S. 166

Übungsaufgabe 11

Querschnitt durch die Mitte des Oberarms:
1. M. biceps brachii
2. M. brachialis
3. M. triceps brachii, Caput mediale
4. M. triceps brachii, Caput laterale
5. M. triceps brachii, Caput longum
6. N. radialis
7. N. ulnaris
8. N. medianus
9. N. musculocutaneus

Übungsaufgabe 12

S. 180

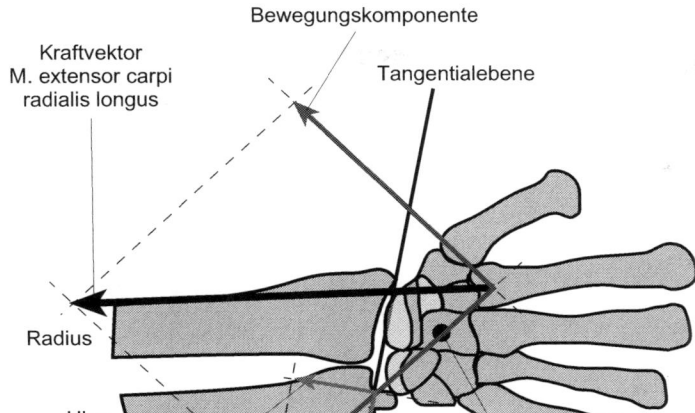

Lösung zu Abb. 3.50: Bedeutung des M. extensor carpi radialis longus für die Arthrokinematik des Handgelenks

Bei der Muskelkraftzerlegung verhält sich die Bewegungskomponente zu der longitudinalen Komponente (B:L) folgendermaßen:
M. extensor carpi radialis longus: (B:L) = 1:1,2.
Die rotatorische Kraftkomponente bewirkt eine Radialduktion um eine dorsopalmare Achse.
Bei der Zerlegung der longitudinalen Kraftkomponente an der Tangentialebene erhält man ein Verhältnis von Normalkraft zu Schubkraft von 1:1,4.
Die Schubkraft schiebt den Karpus entlang der Tangentialebene nach ulnar. Dadurch wird das gegensinnige Gleiten bei der Radialduktion unterstützt (Konvex-Konkav-Regel).

Übungsaufgabe 13

S. 199

Querschnitt durch die Mitte des Unterarms:
1. M. flexor digitorum profundus
2. M. flexor digitorum superficialis
3. M. palmaris longus (Sehne)
4. M. flexor pollicis longus
5. M. flexor carpi ulnaris
6. M. flexor carpi radialis
7. M. brachioradialis
8. M. extensor carpi radialis brevis
9. M. extensor carpi radialis longus
10. M. extensor pollicis brevis
11. M. abductuor pollicis longus
12. M. extensor indicis,
    M. extensor pollicis longus
13. M. extensor digitorum
14. M. extensor digiti minimi
15. M. extensor carpi ulnaris
16. N. medianus
17. N. radialis
18. N. ulnaris

Lösungen zu Kapitel 4: Untere Extremität

Knöcherne Strukturen der unteren Extremität

Abb. 4.1: Os coxae von lateral-dorsal

1. Christa iliaca
2. Spina iliaca anterior superior
3. Spina iliaca anterior inferior
4. Spina iliaca posterior superior
5. Spina iliaca posterior inferior
6. Spina ischiadica
7. Incisura ischiadica major
8. Incisura ischiadica minor
9. Facies glutea
10. Linea glutea anterior
11. Linea glutea inferior
12. Linea glutea posterior
13. Tuber ischiadicum
14. Tuberculum pubicum
15. Foramen obturatum
16. Fossa acetabuli
17. Facies lunata
18. Incisura acetabuli
19. Limbus acetabuli

Abb. 4.2: Femur von ventral

1. Caput femoris
2. Collum femoris
3. Trochanter major
4. Trochanter minor
5. Linea intertrochanterica
6. Fossa trochanterica
7. Fovea capitis femoris
8. Epicondylus medialis
9. Epicondylus lateralis
10. Facies patellaris
11. Tuberculum adductorium
12. Corpus femoris

Abb. 4.3: Femur von dorsal

1. Caput femoris
2. Collum femoris
3. Trochanter major
4. Trochanter minor
5. Christa intertrochanterica
6. Tuberositas glutea
7. Linea pectinea
8. Condylus medialis
9. Condylus lateralis
10. Fossa intercondylaris
11. Tuberculum adductorium
12. Labium laterale
13. Labium mediale
14. Linea aspera

Abb. 4.4: Patella von ventral (A) und dorsal (B)

1. Basis patellae
2. Apex patellae
3. Facies anterior
4. Facies articularis

Abb. 4.5: Tibia und Fibula von ventral

1. Corpus tibiae
2. Corpus fibulae
3. Condylus medialis
4. Condylus lateralis
5. Caput fibulae
6. Apex capitis fibulae
7. Collum fibulae
8. Malleolus lateralis
9. Malleolus medialis
10. Facies articularis inferior
11. Facies articularis superior
12. Tuberositas tibiae

Abb. 4.6: Tibia und Fibula von dorsal

S. 208–209

1. Corpus tibiae
2. Corpus fibulae
3. Condylus medialis
4. Condylus lateralis
5. Caput fibulae
6. Apex capitis fibulae
7. Collum fibulae
8. Malleolus lateralis
9. Malleolus medialis
10. Sulcus malleolaris fibulae
11. Sulcus malleolaris tibiae
12. Facies articularis malleoli lateralis
13. Facies articularis malleoli medialis
14. Eminentia intercondylaris
15. Tuberculum intercondylare mediale
16. Tuberculum intercondylare laterale
17. Linea musculi solei

Abb. 4.7: Tibia und Fibula im Querschnitt, Ansicht von distal

S. 209

1. Margo anterior
2. Margo medialis
3. Margo interosseus
4. Facies lateralis
5. Facies medialis
6. Facies posterior
7. Margo anterior
8. Margo interosseus
9. Christa medialis
10. Margo posterior
11. Facies lateralis
12. Facies medialis
13. Facies posterior

Abb. 4.8: Fußskelett von proximal

S. 210

1. Tarsus
2. Metatarsus
3. Digiti pedis
4. Talus
5. Calcaneus
6. Os naviculare
7. Os cuneiforme mediale
8. Os cuneiforme intermedium
9. Os cuneiforme laterale
10. Os cuboideum
11. Basis ossis metartarsi
12. Corpus ossis metatarsi
13. Caput ossis metatarsi
14. Phalanx proximalis
15. Phalanx media
16. Phalanx distalis

Abb. 4.9: Fußskelett von plantar

S. 211

1. Talus
2. Calcaneus
3. Sustentaculum tali
4. Os naviculare
5. Tuberositas ossis navicularis
6. Os cuneiforme mediale
7. Os cuneiforme intermedium
8. Os cuneiforme laterale
9. Os cuboideum
10. Tuberositas ossis metatarsi V
11. Tuberositas ossis metatarsi I
12. Ossa sesamoidea
13. Basis phalangis
14. Corpus phalangis
15. Caput phalangis

Abb. 4.10: Talus von proximal (A) und plantar (B)

S. 212

1. Caput tali
2. Collum tali
3. Corpus tali
4. Sulcus tali
5. Trochlea tali (Facies superior)
6. Facies malleolaris lateralis
7. Facies malleolaris medialis
8. Facies articularis navicularis
9. Facies articularis calcanea anterior
10. Facies articularis calcanea media
11. Facies articularis calcanea posterior

S. 213   **Abb. 4.11: Calcaneus von medial (A) und lateral (B)**

1. Tuber calcanei
2. Trochlea fibularis
3. Sustentaculum tali
4. Facies articularis cuboidea

5. Facies articularis talaris anterior
6. Facies articularis talaris media
7. Facies articularis talaris posterior

Muskulatur der unteren Extremität

S. 218–222   ## Ventrale Hüftmuskeln

Muskel		Sagittale Achse	Transversale Richtung	Longitudinale Achse	Weitere Funktionen
M. psoas major	Bewegung i. Hüftgelenk:	Adduktion	**Flexion**	Innenrotation	An der LWS: Extension, Lateralflexion zur gleichen Seite, Rotation zur Gegenseite ↻
M. iliacus		Adduktion	**Flexion**	Innenrotation	
M. sartorius	Bewegung i. Hüftgelenk:	Abduktion	Flexion	Außenrotation	Im Kniegelenk: Flexion, Innenrotation
M. tensor fasciae latae	Bewegung i. Hüftgelenk:	**Abduktion**	Flexion	Innenrotation	↻

S. 223–229   ## Dorsale Hüftmuskeln

Muskel		Sagittale Achse	Transversale Richtung	Longitudinale Achse	Weitere Funktionen
M. gluteus maximus – iliakaler Anteil	Bewegung i. Hüftgelenk:	Abduktion	**Extension**	Außenrotation	↻
M. gluteus maximus – sakraler Anteil		Adduktion	**Extension**	Außenrotation	↻
M. gluteus maximus – kokzygealer Anteil		Adduktion	**Extension**	Außenrotation	
M. gluteus minimus – ventrale Anteile	Bewegung i. Hüftgelenk:	**Abduktion**	Flexion	Innenrotation	↻
M. gluteus minimus – dorsale Anteile		**Abduktion**	Extension	Außenrotation	
M. gluteus medius – ventrale Anteile	Bewegung i. Hüftgelenk:	**Abduktion**	Flexion	Innenrotation	
M. gluteus medius – dorsale Anteile		**Abduktion**	Extension	Außenrotation	
M. piriformis	Bewegung i. Hüftgelenk:	**Abduktion**	Flexion	Außenrotation	↻
M. quadratus femoris	Bewegung i. Hüftgelenk:	Adduktion	Extension	**Außenrotation**	
M. obturatorius internus	Bewegung i. Hüftgelenk:	Adduktion	Flexion	**Außenrotation**	↻
Mm. gemelli	Bewegung i. Hüftgelenk:	Adduktion	Flexion	**Außenrotation**	↻

Die Hauptfunktion des Muskels ist jeweils **fett** gedruckt.

Mediale Muskeln des Oberschenkels

S. 230–238

Muskel		Sagittale Achse	Transversale Richtung	Longitudinale Achse	Weitere Funktionen
M. pectineus	Bewegung i. Hüftgelenk:	**Adduktion**	Flexion	keine	↶
M. adductor longus	Bewegung i. Hüftgelenk:	**Adduktion**	Flexion	keine	↶
M. adductor brevis	Bewegung i. Hüftgelenk:	**Adduktion**	Flexion	Außenrotation	↶
M. adductor magnus – Pars adductoris minima	Bewegung i. Hüftgelenk:	**Adduktion**	Flexion	Außenrotation	↶
M. adductor magnus – Pars medialis		**Adduktion**	keine	Außenrotation	↶
M. adductor magnus – Pars ischiocondylaris		**Adduktion**	Extension	Außenrotation	↶
M. gracilis	Bewegung i. Hüftgelenk:	**Adduktion**	Flexion	Außenrotation	Im Kniegelenk: Flexion, Innenrotation ↶
M. obturatorius externus	Bewegung i. Hüftgelenk:	**Adduktion**	Flexion	Außenrotation	↶

Ventrale Oberschenkelmuskeln

S. 248–250

Muskel		Transversale Achse	Unterschenkellängsachse (bei Knieflexion)	Weitere Funktionen
M. rectus femoris	Bewegung im Kniegelenk:	**Extension**	keine	Im Hüftgelenk: Flexion, Abduktion, Außenrotation
M. vastus lateralis		**Extension**	keine	
M. vastus medialis		**Extension**	keine	
M. vastus intermedius		**Extension**	keine	
M. articularis genus		**Extension**	keine	

Dorsale Oberschenkelmuskeln (ischiokrurale Muskeln)

S. 252–255

Muskel		Transversale Achse	Unterschenkellängsachse (bei Knieflexion)	Weitere Funktionen
M. biceps femoris – Caput longum	Bewegung i. Kniegelenk:	**Flexion**	Außenrotation	Im Hüftgelenk: Extension, Außenrotation, Adduktion
M. biceps femoris – Caput breve		**Flexion**	Außenrotation	
M. semitendinosus	Bewegung i. Kniegelenk:	**Flexion**	Innenrotation	Im Hüftgelenk: Extension, Adduktion ↶
M. semimembranosus	Bewegung i. Kniegelenk:	**Flexion**	Innenrotation	Im Hüftgelenk: Extension, Adduktion ↶

Die Hauptfunktion des Muskels ist jeweils **fett** gedruckt.

S. 256

Dorsale Unterschenkelmuskeln

Muskel		Transversale Achse	Unterschenkellängsachse (bei Knieflexion)	Weitere Funktionen
M. popliteus	Bewegung i. Kniegelenk:	Flexion	**Innenrotation**	

S. 267–268

Unterschenkelmuskeln (oberflächliche Flexoren)

Muskel		Transversale Achse im OSG	Henkesche Achse im USG	Weitere Funktionen
M. soleus	Bewegung in den Sprunggelenken:	**Plantarflexion**	Rückfußsupination-Adduktion-Plantarflexion	
M. plantaris	Bewegung in den Sprunggelenken:	Plantarflexion	Rückfußsupination-Adduktion-Plantarflexion	
M. gastrocnemius	Bewegung in den Sprunggelenken:	**Plantarflexion**	Rückfußsupination-Adduktion-Plantarflexion	Im Kniegelenk: Flexion

S. 270–273

Unterschenkelmuskeln (tiefe Flexoren)

Muskel		Transversale Achse im OSG	Henkesche Achse im USG	Weitere Funktionen
M. flexor hallucis	Bewegung in den Sprunggelenken:	**Plantarflexion**	Rückfußsupination-Adduktion-Plantarflexion	Im Grund- und Mittellongus gelenk der Großzehe: Flexion, Adduktion (im Grundgelenk)
M. flexor digitorum longus	Bewegung in den Sprunggelenken:	**Plantarflexion**	Rückfußsupination-Adduktion-Plantarflexion	Im Grund-, Mittel- und Endgelenk der 2.–5. Zehe: Flexion, Adduktion (im Grundgelenk)
M. tibialis posterior	Bewegung in denSprunggelenken:	**Plantarflexion**	Rückfußsupination-Adduktion-Plantarflexion	

S. 275

Unterschenkelmuskeln (Peroneusgruppe)

Muskel		Transversale Achse im OSG	Henkesche Achse im USG	Weitere Funktionen
M. peroneus longus	Bewegung in den Sprunggelenken:	**Plantarflexion**	Rückfußpronation-Abduktion-Dorsalextension	
M. peroneus brevis		**Plantarflexion**	Rückfußpronation-Abduktion-Dorsalextension	

Die Hauptfunktion des Muskels ist jeweils **fett** gedruckt.

Unterschenkelmuskeln (Extensoren)

S. 276–278

Muskel		Transversale Achse im OSG	Henkesche Achse im USG	Weitere Funktionen
M. extensor hallucis longus	Bewegung in den Sprunggelenken:	**Dorsalextension**	Rückfußsupination-Adduktion-Plantarflexion	Im Grund- und Mittelgelenk der Großzehe: Extension
M. extensor digitorum longus	Bewegung in den Sprunggelenken:	**Dorsalextension**	Rückfußpronation-Abduktion-Dorsalextension	Im Grund-, Mittel- und Endgelenk der 2.–5. Zehe: Extension, Abduktion (im Grundgelenk)
M. peroneus tertius	Bewegung in den Sprunggelenken:	**Dorsalextension**	Rückfußpronation-Abduktion-Dorsalextension	
M. tibialis anterior	Bewegung in den Sprunggelenken:	**Dorsalextension**	Rückfußsupination-Adduktion-Plantarflexion	

Muskulatur des Fußes

S. 285–293

Muskel		Transversale Achse	Vertikale Achse	Weitere Funktionen
M. extensor hallucis brevis	Bewegung im Großzehengrundgelenk:	**Extension**	Adduktion	
M. extensor digitorum brevis	Bewegung im Grundgelenk der 2.–4. Zehe:	**Extension**	Abduktion	
	Bewegung im Mittel- und Endgelenk der 2.–4. Zehe:	**Extension**		
M. flexor digitorum brevis	Bewegung im Grundgelenk der 2.–5. Zehe:	**Flexion**	Adduktion	
	Bewegung im Mittelgelenk der 2.–5. Zehe:	**Flexion**		
M. abductor hallucis	Bewegung im Großzehengrundgelenk:	Flexion	**Abduktion**	
M. abductor digiti minimi	Bewegung im Kleinzehengrundgelenk:	Flexion	**Abduktion**	
M. flexor hallucis brevis	Bewegung im Großzehengrundgelenk:	**Flexion**	keine	
M. adductor hallucis – Caput obliquum	Bewegung im Großzehengrundgelenk:	Flexion	**Adduktion**	
M. adductor hallucis – Caput transversum		Flexion	**Adduktion**	
M. flexor digiti minimi	Bewegung im Kleinzehengrundgelenk:	**Flexion**	keine	
M. quadratus plantae	Im Grundgelenk der 2.–5. Zehe:	**Flexion**	Adduktion	
	Bewegung im Mittel- und Endgelenk der 2.–5. Zehe:	Flexion		
Mm. lumbricales	Bewegung im Grundgelenk der 2.–5. Zehe:	**Flexion**	keine	
	Bewegung im Mittel- und Endgelenk der 2.–5. Zehe:	**Extension**		
Mm. interossei plantares	Bewegung im Grundgelenk der 3.–5. Zehe:	**Flexion**	Adduktion	
	Bewegung im Mittel- und Endgelenk der 3.–5. Zehe:	**Extension**		
Mm. interossei dorsales	Bewegung im Grundgelenk der 2.–4. Zehe:	**Flexion**	Abduktion	
	Bewegung im Mittel- und Endgelenk der 2.–4. Zehe:	**Extension**		

Die Hauptfunktion des Muskels ist jeweils **fett** gedruckt.

Übungsaufgabe 14

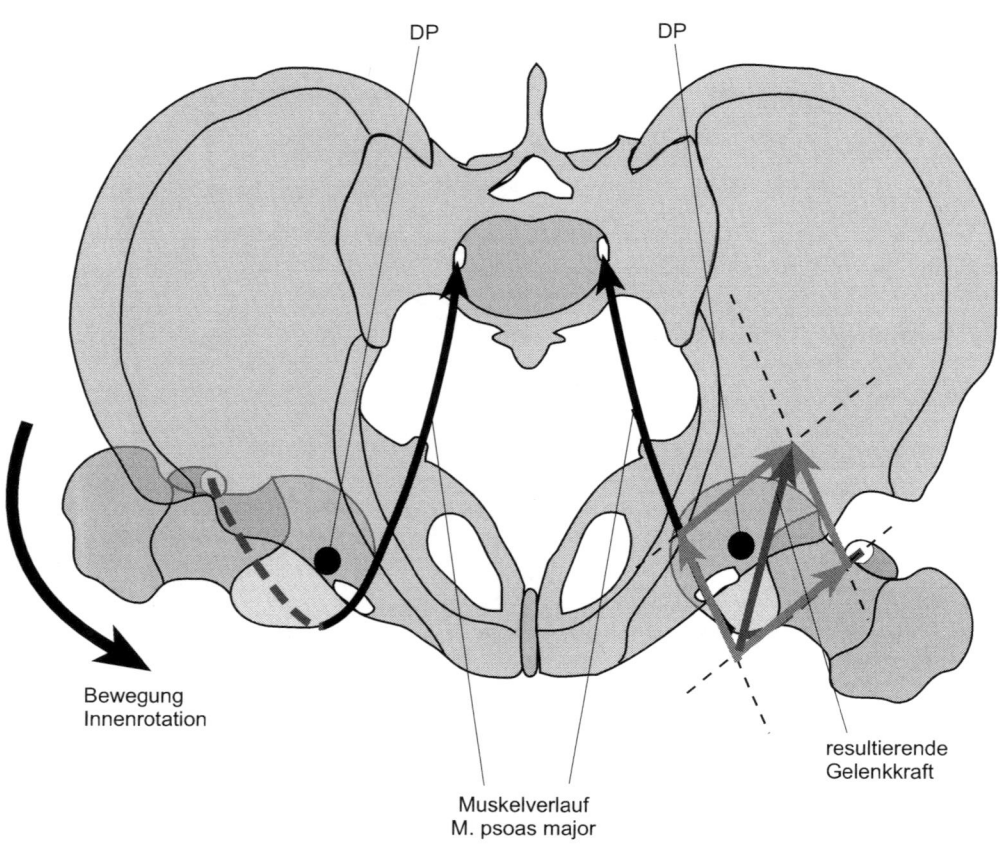

DP   DP

Bewegung
Innenrotation

resultierende
Gelenkkraft

Muskelverlauf
M. psoas major

Lösung zu Abb. 4.17: Funktion des M. psoas major bei Bewegungen um die longitudinale Achse

Das Drehmoment des M. psoas major auf der linken Bildseite ist gegen den Uhrzeigersinn gerichtet. Das bedeutet, dass sich der Trochanter minor und major nach ventral-medial bewegen, was einer Innenrotation des Femur entspricht.

In manchen Büchern wird der M. iliopsoas als Außenrotator dargestellt. Das liegt wahrscheinlich an der falschen Vorstellung, dass die Drehachse des Beins durch den Femurschaft verläuft. Tatsächlich verläuft sie aber durch den Femurkopf, liegt also im Hüftgelenk.

Durch die Bildung eines Kräfteparallelogramms am Caput femoris kann man eine Resultierende ermitteln, die nach dorsal gerichtet ist. Diese Gelenkkraft, die durch die Umlenkung des Muskelzugs entsteht, stabilisiert das Gelenk ventral. Bei einer Extensionsbewegung in der Hüfte wird so eine Luxation nach ventral verhindert.

Übungsaufgabe 15

S. 232

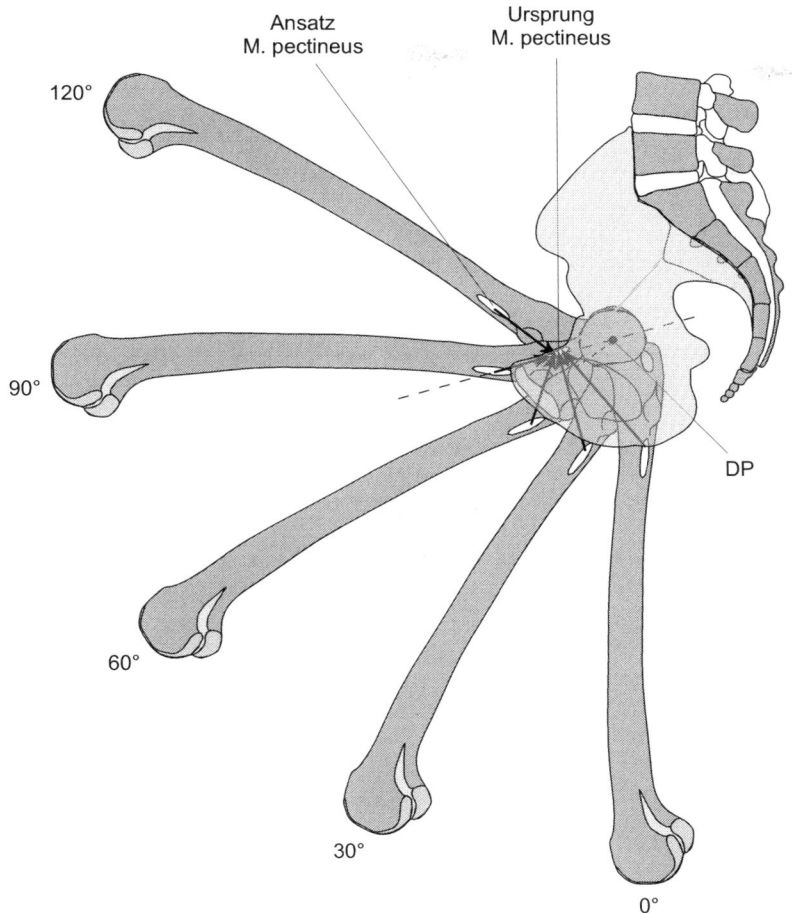

Ansatz
M. pectineus

Ursprung
M. pectineus

120°

90°

60°

30°

0°

DP

Lösung zu Abb. 4.26: Funktionsumkehr des M. pectineus bei Bewegungen um die transversale Achse

Die Wirkungslinie des M. pectineus liegt bezüglich des Hüftgelenks für alle Winkelstellungen kaudal der Drehachse.
Die Richtung des Muskelzugs verändert sich dabei in jeder Winkelstellung:
- In der N-0-Stellung und bei 30° Flexion ist er nach ventral-kranial gerichtet.
- Bei 60° Flexion weist er nach kranial.
- Bei ca. 90° Flexion ist er genau auf den Drehpunkt gerichtet.
- Bei 120° Flexion zeigt er nach dorsal-kaudal.

Daraus ergeben sich folgende Drehmomente in der Sagittalebene:
- Aus N-0-Stellung sowie bei 30° und 60°

Flexion beugt der M. pectineus das Hüftgelenk.
- Bei 120° Flexion wirkt er als Extensor, hat also eine Funktionsumkehr vollzogen.
- Bei ca. 90° Flexion hat der Muskel keine Bewegungskomponente, weil sich Ansatz, Ursprung und Drehpunkt auf einer Linie befinden. Es ergibt sich also kein wirksamer Hebel. Hier befindet sich sein Umkehrpunkt.

Der Muskel bewegt also den Femur in der Sagittalebene aus jeder Position zu seinem Umkehrpunkt. Folglich ist er in dieser Ebene bei 90° Flexion maximal angenähert. Bei der Muskellängenuntersuchung der Adduktoren ist zu bedenken, dass das größte Bewegungsausmaß in Richtung der Abduktion für den M. pectineus bei ca. 90° Flexion erreicht wird.

S. 236

Übungsaufgabe 16

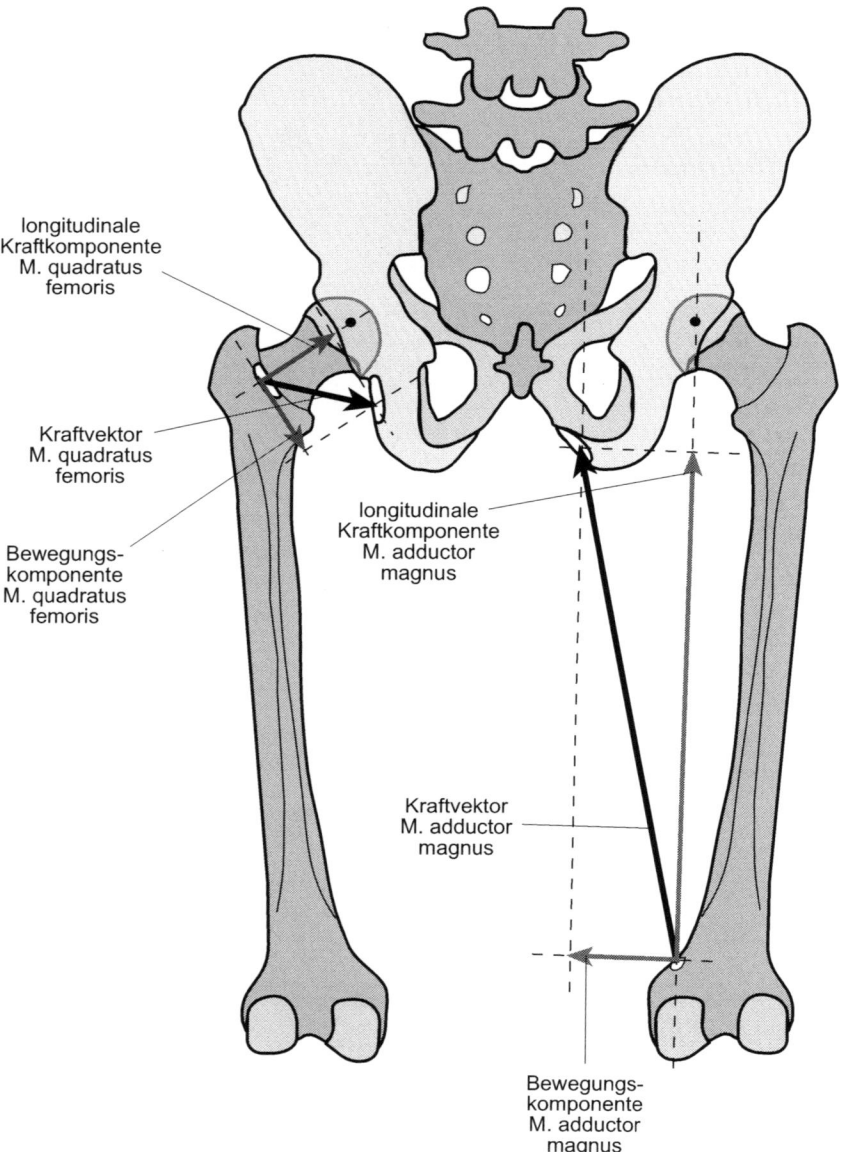

longitudinale
Kraftkomponente
M. quadratus
femoris

Kraftvektor
M. quadratus
femoris

Bewegungs-
komponente
M. quadratus
femoris

longitudinale
Kraftkomponente
M. adductor
magnus

Kraftvektor
M. adductor
magnus

Bewegungs-
komponente
M. adductor
magnus

Lösung zu Abb. 4.29: Wirkung der Hüft-adduktoren (M. adductor magnus und M. quadratus femoris)

Aus der Länge der Vektoren ergibt sich, dass der M. quadratus femoris bei der Kraftzerlegung eine deutlich größere Bewegungskomponente als die Pars ischiocondylaris des M. adductor magnus hat. Damit ist der M. quadratus femoris in der Frontalebene ein Adduktor mit gutem wirksamen Hebel.

Bei der Pars ischiocondylaris des M. adductor magnus ist die longitudinale Komponente mehr als 20-mal größer als seine Bewegungskomponente. Diese nach kranial gerichtete Kraft dient in erster Linie der medialen und dorsalen Zuggurtung des Femur.

Beachte: Bei pathologischen Veränderungen der Hüftpfanne (Hüftdysplasie) kann der M. adductor magnus eine Luxation des Hüftkopfes nach kranial verursachen.

Übungsaufgabe 17

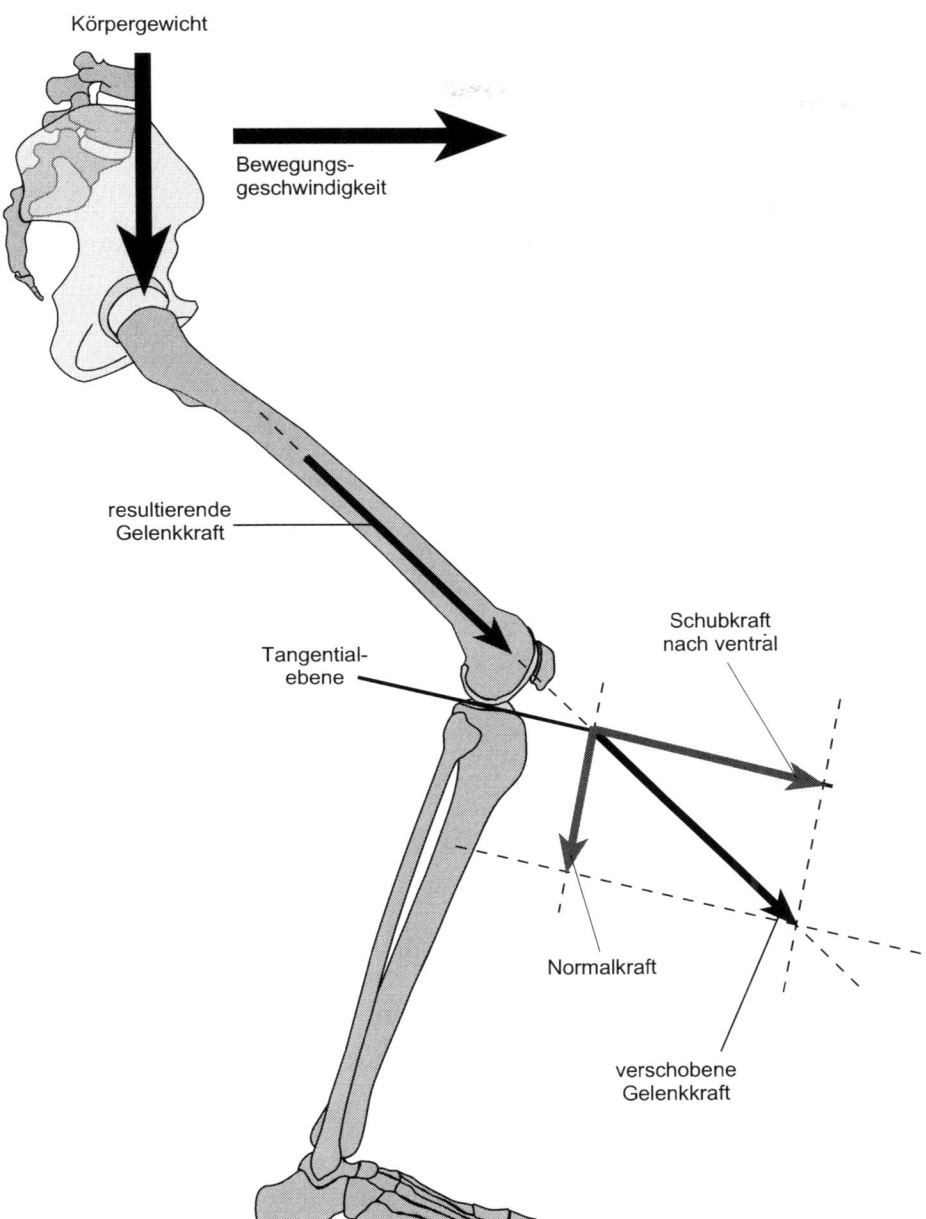

Körpergewicht

Bewegungs-
geschwindigkeit

resultierende
Gelenkkraft

Tangential-
ebene

Schubkraft
nach ventral

Normalkraft

verschobene
Gelenkkraft

Lösung zu Abb. 4.43: Belastung des Knie-gelenks und stabilisierende Strukturen beim bergab Laufen

Bei der Zerlegung der resultierenden Ge-lenkkraft an der Tangentialebene des Knie-gelenks erhält man ein Verhältnis von Nor-malkraft zu Schubkraft von 1:1,4.
Die Schubkraft schiebt den Femur entlang der Tangentialebene nach ventral. Dadurch

entsteht ein Stress auf das Kniegelenk im Sinne einer hinteren Schublade.
Diese Bewegung setzt Zug auf das Lig. cru-ciatum posterior, auf das Lig. collaterale la-terale und die ventralen Kapselanteile.
Der M. quadriceps femoris hat durch seine Umlenkung über die Patella eine nach dor-sal gerichtete Gelenkkraft, die eine Transla-tion des Femur nach ventral verhindern kann.

S. 256

Übungsaufgabe 18

Muskuläre Stabilisierung des Kniegelenks			
Ventrale Stabilität	Dorsale Stabilität	Mediale Stabilität	Laterale Stabilität
M. quadriceps femoris (alle Anteile)	M. gastrocnemius	M. semimembranosus M. semitendinosus M. gracilis M. sartorius	M. biceps femoris (beide Köpfe) M. popliteus M. tensor fasciae latae und M. gluteus maximus über den Tractus iliotibialis

S. 257

Übungsaufgabe 19

Querschnitt durch die Mitte des Oberschenkels:
1. M. rectus femoris
2. M. vastus medialis
3. M. vastus intermedius
4. M. vastus lateralis
5. M. biceps femoris, Caput breve
6. M. biceps femoris, Caput longum
7. M. semitendinosus
8. M. semimembranosus
9. M. adductor magnus
10. M. adductor longus
11. M. gracilis
12. M. sartorius
13. N. ischiadicus (N. peroneus communis, N. tibialis)
14. N. femoralis
15. N. saphenus

Übungsaufgabe 20

S. 271

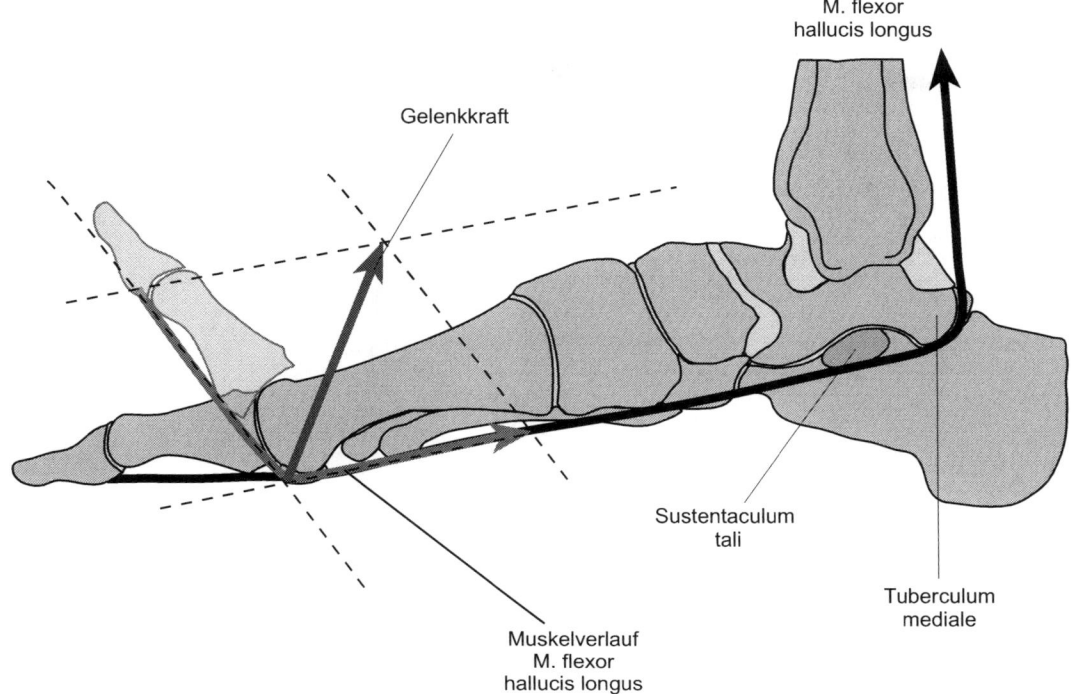

Gelenkkraft

M. flexor
hallucis longus

Sustentaculum
tali

Tuberculum
mediale

Muskelverlauf
M. flexor
hallucis longus

Lösung zu Abb. 4.61: Wirkung des M. flexor hallucis longus auf den medialen Bogen des Längsgewölbes

In Extensionsstellung der Großzehe wird der Muskelzug des M. flexor hallucis longus um das Köpfchen des Os metatarsale I umgelenkt. Durch die Bildung eines Kräfteparallelogramms am Köpfchen des Os metatarsale I kann man eine resultierende Kraft ermitteln, die nach proximal-dorsal gerichtet ist. Diese Kraft stabilisiert den medialen Bogen des Fußlängsgewölbes.

Übungsaufgabe 21

S. 279

Querschnitt durch die Mitte des Unterschenkels:
1. M. tibialis anterior
2. M. extensor digitorum longus
3. M. extensor hallucis longus
4. M. peroneus longus
5. M. peroneus brevis
6. M. tibilalis posterior
7. M. flexor hallucis longus
8. M. flexor digitorum longus
9. M. soleus
10. M. gastrocnemius
11. N. tibialis
12. N. fibularis superficialis
13. N. fibularis profundus

Übungsaufgabe 22

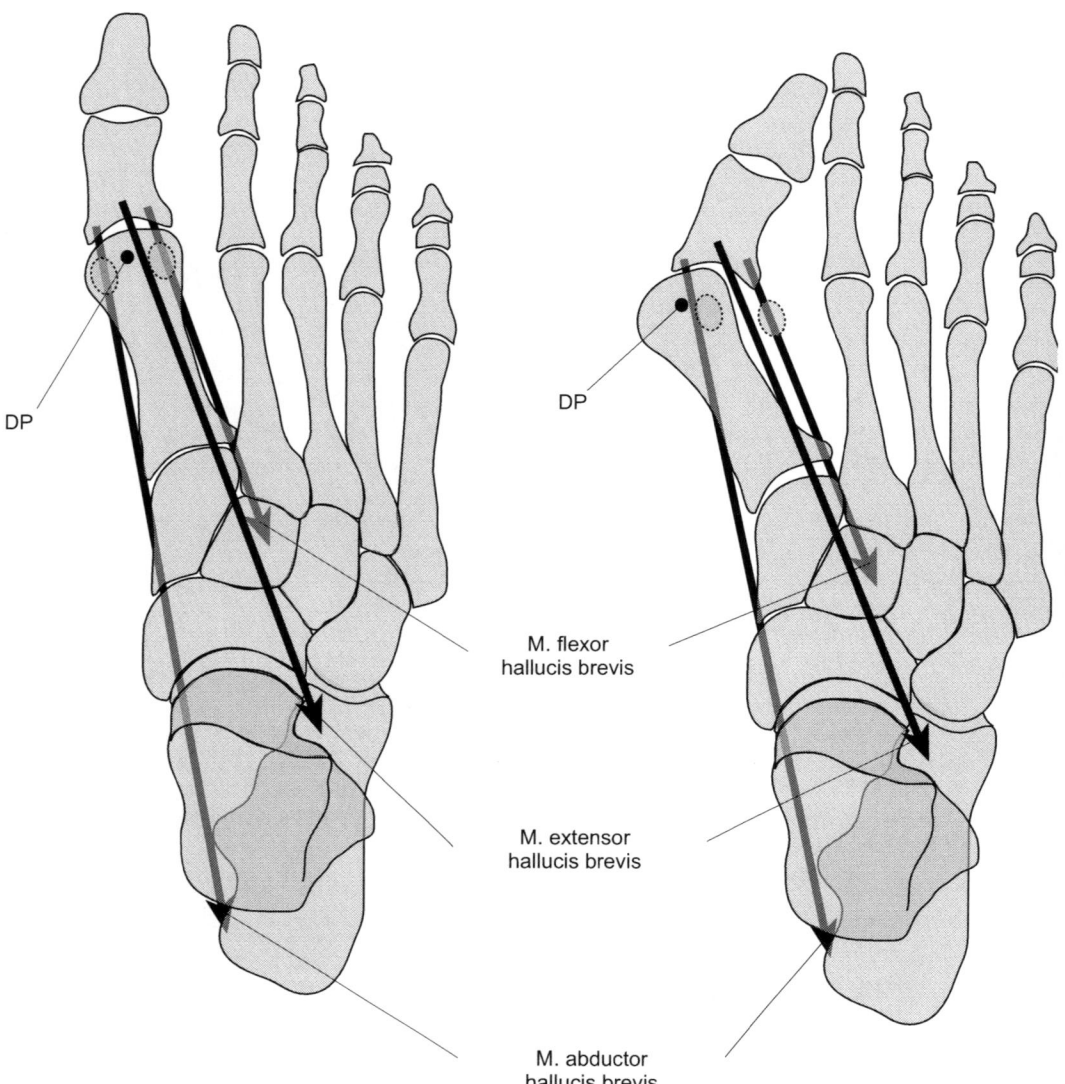

DP

DP

M. flexor
hallucis brevis

M. extensor
hallucis brevis

M. abductor
hallucis brevis

Lösung zu Abb. 4.76: Rolle der kurzen Zehenmuskeln bei der Entstehung eines Hallux valgus

Alle drei Muskeln führen an der Großzehe zu einem Drehmoment im Uhrzeigersinn nach lateral.
In Neutralstellung liegt der M. abductor hallucis brevis mit seiner Wirkungslinie medial der Drehachse und wirkt daher als Abduktor im Großzehengrundgelenk. Bei einem Hallux valgus kann sich die Muskelwirkungslinie nach lateral verlagern. Dadurch dreht sich die Muskelfunktion um und der Muskel wird zum Adduktor.

Beim M. extensor hallucis brevis verhält es sich ähnlich: In Neutralstellung liegt er auf der Drehachse und hat keine Wirkung bezüglich Ab- oder Adduktion. Beim einem Hallux valgus verlagert sich seine Wirkungslinie nach lateral und er wird zum Adduktor im Großzehengrundgelenk.
Der M. flexor hallucis brevis hat schon in Neutralstellung eine leichte adduktorische Wirkung, die sich jedoch beim Hallux valgus noch verstärkt.
Insgesamt zeigt die Analyse, dass alle Muskeln bei einem beginnenden Hallux valgus diesen verstärken können.

Anhang

Körperebenen und Bewegungsachsen (im aufrechten Stand)

Frontalebene	(frons = Stirn) Eine Ebene, die senkrecht zur ebenen Bodenfläche von links nach rechts (bzw. umgekehrt) durch den Körper verläuft und ihn dabei in einen vorderen und einen hinteren Bereich teilt.
Sagittalebene	(sagitta = Pfeil) Eine Ebene, die senkrecht zur ebenen Bodenfläche von vorne nach hinten (bzw. umgekehrt) durch den Körper verläuft und ihn dabei in eine linke und rechte Seite teilt. Die Ebene, die den Körper mittig in zwei fast symmetrische Hälften teilt, nennt man Medianebene.
Transversalebene	Eine Ebene, die waagerecht (parallel) zur ebenen Bodenfläche von vorne nach hinten (bzw. umgekehrt) durch den Körper verläuft und ihn dabei in einen oberen und unteren Bereich teilt (auch Horizontalebene).
Longitudinale Achse	steht senkrecht auf der Transversalebene. Um diese Achse finden Innen- und Außenrotationsbewegungen statt. Die Achse verläuft von kranial nach kaudal bzw. von proximal nach distal.
Sagittale Achse	steht senkrecht auf der Frontalebene. Um diese Achse finden Abduktion- und Adduktionsbewegungen statt. Die Achse verläuft von ventral nach dorsal bzw. von anterior nach posterior.
Transversale Achse	steht senkrecht auf der Sagittalebene. Um diese Achse finden Flexions- und Extensionsbewegungen statt. Die Achse verläuft von links nach rechts bzw. von rechts nach links.

Lage- und Richtungsbezeichnungen

Allgemeine Bezeichnungen

anterior, -ius/ posterior, -ius	vorne/hinten
cranialis, -e/ caudalis, -e	zum Schädel (Cranium) hin/zum Steißbein (cauda = Schwanz) hin (diese Richtungsbeschreibung benutzt man nur für den Rumpf)
dexter, -tra, -trum/sinister, -tra, -trum	rechts/links
externus/ internus	außen gelegen/innen gelegen
inter/intra/ extra	zwischen/innerhalb/außerhalb
medialis, -e/ lateralis, -e	mittig, in Richtung Körpermitte/ seitlich, weg von der Körpermitte
profundus, -a, -um/superficialis, -e	tiefer gelegen, in der Tiefe gelegen/oberflächlich gelegen
superior, -ius/ inferior -ius	weiter oben gelegen/weiter unten gelegen
supra-/infra-	oberhalb, über/unterhalb, unter
ventralis, -e/ dorsalis, -e	vorne, bauchwärts/hinten, rückenwärts (dorsum = Rücken)

Bezeichnungen an den Extremitäten

distalis, -e/ proximalis, -e	vom Körper weg, rumpffern/zum Körper hin, rumpfnah
palmaris, -e/ dorsalis, -e	zur Handfläche hin (Beugeseite der oberen Extremität)/zum Handrücken hin
plantaris, -e/ dorsalis, -e	zur Fußsohle hin/zum Fußrücken hin
radialis, -e/ ulnaris, -e	zur Speiche (Radius) hin/zur Elle (Ulna) hin
tibialis, -e/ fibularis, -e (= peroneus, -a, -um)	zum Schienbein hin/zum Wadenbein hin

Bewegungen

Abduktion	Bewegung von der Mittellinie weg
Adduktion	Bewegung zur Mittellinie hin
anteriore Rotation	Rotation des Beckens um eine transversale Achse, bei der sich der obere (kraniale) Knochenanteil nach vorne (ventral) bewegt
Anteversion	das Heben des Arms um eine transversale Achse nach vorne
Außenrotation (Exorotation)	Drehung in einem Gelenk nach außen
Depression	(lateinisch: depressio = niederdrücken) Senken der Schulter oder des Beckens
Elevation	Anheben des Schultergürtels oder des Beckens oder das Heben des Armes über die Horizontale
Eversion	Auswärtsdrehung des ganzen Fußes, Kombination von Rückfußpronation, Dorsalextension und Abduktion im unteren Sprunggelenk
Extension	allgemein das Strecken eines Gelenks
Flexion	allgemein das Beugen eines Gelenks
Gegennutation	Bewegung im Iliosakralgelenk aus der Nutationsstellung zurück
Inklination	Beugung (Flexion) im oberen Kopfgelenk
Innenrotation (Endorotation)	Drehung in einem Gelenk nach innen
Inversion	Einwärtsdrehung des gesamten Fußes, Kombination von Rückfußsupination, Plantarflexion und Adduktion im unteren Sprunggelenk
Lateralflexion	Seitneigung der Wirbelsäule
Laterorotation	Drehung der Skapula um eine sagittale Achse, wobei sich der Angulus inferior nach lateral bewegt
Mediorotation	Drehung der Skapula um eine sagittale Achse, wobei sich der Angulus inferior nach medial (zur Wirbelsäule) bewegt
Nutation	(lateinisch: nutare = nicken) Bewegung im Iliosakralgelenk um eine transversale Achse, wobei sich das Promontorium nach ventral-kaudal bewegt
Opposition	Bewegung des Daumens in Richtung der anderen Finger, so dass sich die Fingerbeeren berühren. Im gleichen Sinne auch die Kleinfingerbewegung in Richtung Hohlhand
posteriore Rotation	Rotation des Beckens um eine transversale Achse, bei der sich der obere (kraniale) Knochenanteil nach hinten (dorsal) bewegt
Pronation	Umwendbewegung des Unterarm oder des Fußes um seine Längsachse nach außen
Radialduktion	Abduktionsbewegung im Handgelenk in Richtung des Daumens
Reklination	Streckung (Extension) im oberen Kopfgelenk
Reposition	Bewegung des Daumens aus der Oppositionsstellung zurück
Retroversion	das Rückführen des Arms um eine transversale Achse nach hinten
Rotation	Drehung in einem Gelenk um eine longitudinale Achse
Supination	Umwendbewegung des Unterarms oder des Fußes um seine Längsachse nach innen
Ulnarduktion	Abduktionsbewegung im Handgelenk in Richtung des kleinen Fingers

Körperregionen

Caput	Kopf	Cubitus	Ellenbogen
Truncus	Rumpf	Antebrachium	Unterarm
Thorax	Brustkorb	Manus	Hand
Dorsum	Rücken	Untere Extremität	Bein
Abdomen	Bauch		
Pelvis	Becken	Femur	Oberschenkel
Obere Extremität	Arm	Genu	Knie
		Crus	(Unter-) Schenkel
Brachium	Oberarm	Pes	Fuß

Glossar

Adaptation	Anpassung
Amphiarthrosen	echtes Gelenk mit sehr geringem Bewegungsausmaß
Ansatz	(lat.: Insertio) beschreibt i. d. R. die kaudale oder distale Anheftungsstelle eines Skelettmuskels am passiven Bewegungsapparat
Arthrose	degenerative Gelenkerkrankung, Gelenkverschleiß
Arthroskopie	(Gelenkspiegelung) Der Begriff Arthroskopie leitet sich aus dem Griechischen ab. Dabei steht „Arthros" für Gelenk, „skopein" bedeutet schauen. Die Arthroskopie ist eine Untersuchung von Gelenken mit einem Endoskop (Arthroskop).
Atrophie	Rückbildung von Geweben oder Organen als Folge eines Anpassungsprozesses
Bursa (Bursa synovialis)	mit Gelenkschmiere (Synovia) gefüllter Schleimbeutel, der wie Wasserkissen an Stellen mit erhöhter Druckbelastung auftritt
Degeneration	Rückbildung von Geweben oder Organen
Descensus uteri	Gebärmuttersenkung, die Gebärmutter kann durch die Beckenbodenmuskulatur nicht mehr in ihrer Position gehalten werden
dezentrieren	vom Mittelpunkt weg bewegen, nicht im Zentrum befindlich

divergierend	auseinander gehend
echtes Gelenk	Knochenverbindung mit mindestens 2 artikulierenden Gelenkpartnern in einer Gelenkkapsel. Die Gelenkflächen sind mit hyalinem Knorpel bedeckt. Zwischen den Gelenkflächen befindet sich der Gelenkspalt, der mit Gelenkschmiere (synovialer Flüssigkeit) gefüllt ist.
Fascia lata	bindegewebige Hülle der Oberschenkelmuskulatur (lat.: Faszie = Binde)
Hallux valgus	häufigste und bedeutsamste Zehendeformität beim Menschen. Sie ist charakterisiert durch eine laterale Abweichung der Großzehe mit einer Subluxation im Großzehengrundgelenk.
heterolateral (kontralateral)	zur Gegenseite, die Gegenseite betreffend
homolateral (ipsilateral)	zur gleichen Seite, dieselbe Körperseite betreffend
Homöostase	das Bestreben des Organismus, physiologische Funktionen im Gleichgewicht zu halten (von dem griechischen Wort für gleichartig/ähnlich abgeleitet)
Impingement-Syndrom	(syn.: subakromiales Engesyndrom, Schulterengpasssyndrom) Der subakromiale Raum zwischen dem Oberarmkopf und dem Schulterdach ist von Natur aus sehr eng.

Unter bestimmten Umständen wird dieser Raum noch enger, und es kommt zu einer Kompression der Strukturen in diesem Raum (engl.: to impinge = zusammenstoßen). Folge ist eine chronische Reizung der Rotatorenmanschette oder der Bursa subacromialis.

Innervation	Nervenversorgung eines Muskels
Kinematik	Wissenschaft, die als Teil der Mechanik die Bewegung ohne Berücksichtigung der einwirkenden Kräfte untersucht (Bewegungslehre)
Kompartmentsyndrom	Als Kompartment- oder Logensyndrom (engl.: compartment = Abteilung, abgeschlossener Raum) wird die Schädigung von Muskeln und Nerven in den Muskellogen aufgrund eines erhöhten Gewebedrucks bezeichnet. Sehr häufig ist die Tibialis anterior-Loge am Unterschenkel betroffen.
Kompression	physikalischer Begriff, der die Verdichtung oder die Verringerung des Volumens eines festen Körpers, einer Flüssigkeit oder eines Gases durch Druck beschreibt
konkav	hohl, nach innen gewölbt
konvergierend	zusammenlaufend
konvex	erhaben, nach außen gewölbt, bauchig
Kubitaltunnelsyndrom	Das Kubitaltunnelsyndrom ist ein Engpass-Syndrom. Der N. ulnaris wird im Bereich des Ellenbogens (lat.: cubitus) komprimiert. Der Kubitaltunnel ist ein enger Raum, der zwischen einer Rinne, einem Band und einer Sehnenplatte liegt.
Kyphose	Krümmung der Wirbelsäule nach dorsal
Lacertus fibrosus	Sehnenstreifen, der von der Endsehne des Oberarmbizeps in die palmare Unterarmfaszie einstrahlt.
Linea alba	weiße Linie (Verbindung der Aponeurosen der Bauchmuskeln in der Mittellinie, läuft von der Spitze des Proc. xiphoideus zum Discus interpubicus)
Lordose	Krümmung der Wirbelsäule nach ventral
Luxation	Verrenkung, vollständiger Kontaktverlust zweier Gelenkpartner (häufig traumatisch, aber auch anlagebedingt oder durch gelenkzerstörende Erkrankungen)
Membrana obturatoria	(lat.: obturare = verstopfen, verschließen) Die Membrana obturatoria ist eine bindegewebige Trennschicht, die das Foramen obturatum am Hüftbein verschließt.
Morphologie	die Lehre von Struktur und Form
Obstruktion	Einengung, Verlegung eines Hohlorgans (z. B. der Bronchien oder Luftröhre)
Pes anserinus superficialis/ Pes anserinus profundus	Als Pes anserinus superficialis wird der gemeinsame Ansatzpunkt der drei am Kniegelenk beugenden und innenrotierenden Mm. semitendinosus, sartorius und gracilis an der proximalen ventro-medialen Tibia bezeichnet. Die Ansatzsehen der Muskeln erinnern an einen Gänsefuß (= Pes anserinus). Gleiches gilt für die Sehenausläufer des M. semimebranosus, dessen gänsefußähnliche Ansatzsehne am dorso-medialen Kniegelenk als Pes anserinus profundus bezeichnet wird.
Pes valgus	Knickfuß
Plexus	(lat.: Geflecht) wird in der Anatomie für Geflechte aus Nervenfasern oder Blutgefäßen verwendet. Willkürmotorische und sensible Nervenfasern bilden auf jeder Seite der Wirbelsäule aus den Spinalnerven einen Plexus cervicalis für Hinterkopf und Hals, einen Plexus brachialis für Schulter und Arm und einen Plexus lumbosacralis für Hüfte und Bein.
Punctum fixum	beschreibt das Skelettelement, dass sich bei einer Muskelaktion nicht bewegt (fixiert oder fest ist). Achtung: Es ist nicht gleichzusetzen mit dem Ursprung eines Muskels.
Punctum mobile	beschreibt das Skelettelement, dass sich bei einer Muskelaktion bewegt
Rektusscheide	Der M. rectus abdominis (gerader Bauchmuskel) wird durch die Sehnenplatten (Aponeurosen) der

schrägen Bauchmuskeln einge-schlossen. Der Muskel liegt in einer Art Tasche, die als Rektus-scheide bezeichnet wird. Die Apo-neurosen der schrägen Bauchmus-keln verlaufen teilweise vor (vorde-res Blatt der Rektusscheide) und teilweise hinter (hinteres Blatt der Rektusscheide) dem M. rectus abdominis.

Scapula alata	(lat.: ala = Flügel) flügelförmiges Abstehen des Schulterblattes
Schulterdach	Das Akromion (Schulterhöhe) und der Proc. coracoideus (Rabenschna-belfortsatz) bilden zusammen mit dem Lig. coracoacromiale das sog. Schulterdach (Fornix humeri). Zwi-schen dem Schulterdach und dem Kopf des Oberarmknochens befin-den sich die Sehnen der Rotatoren-manschette und ein Schleimbeutel.
Separation	voneinander entfernen, Abtren-nung
subakromi-aler Raum	Raum unter dem Akromion, zwischen Oberarmkopf und Schul-terdach
Subluxation	unvollständige Verrenkung, Ver-schiebung zwischen zwei Gelenk-partnern ohne vollständigen Kon-taktverlust
Syndesmosen	Verbindung von Knochen durch Bindegewebe
Thoracic Outlet-Syndrom (TOS)	Unter dem Begriff Thoracic Outlet-Syndrom werden verschiedene neurovaskuläre Engpasssyndrome im Bereich des oberen Brustkorbes (Thorax) zusammengefasst, bei denen Nerven oder Blutgefäße durch Druck geschädigt bzw. be-einträchtigt werden können. Mög-liche Engstellen sind die hintere Skalenuslücke (Skalenussyndrom), der Raum zwischen der 1. Rippe und der Klavikula (Kostoklaviku-läres Syndrom) sowie der Bereich zwischen dem Brustkorb und dem M. pectoralis minor (Pectoralis-minor- oder Hyperabduktions-syndrom). Eine weitere Ursache für ein TOS kann eine zusätzliche

	Rippe an der Halswirbelsäule (sog. Halsrippe) sein.
Thoraxapertur	Apertur (lat.: apertus = offen, geöffnet), die Öffnung des Thorax-raumes zum Hals stellt die obere Thoraxapertur, die Öffnung zum Bauch die untere Thoraxapertur dar.
Tractus iliotibialis	Der Tractus iliotibialis ist ein breiter, straffer Faserzug, der die laterale Oberschenkelfaszie (Fascia lata) verstärkt. Er zieht von der Crista iliaca über den lateralen Femurkondylus bis zur distal des Kniegelenkes gelegenen Tuberositas gerdii der Tibia.
Translation	geradlinig fortschreitende Bewe-gung eines Körpers
unechtes Gelenk	bewegliche Verbindung von Skelettelementen, die nicht die Kriterien eines echten Gelenkes erfüllen (Gelenk-flächen mit hyalinem Knorpel, Gelenkkapsel, Gelenkschmiere), z. B. die Skapula auf dem Thorax
Ursprung	(lat.: origo) beschreibt i. d. R. die proximale oder kraniale Anheftungsstelle eines Skelett-muskels am passiven Bewegungs-apparat
Valgus	Achsenabweichung des Skelettsys-tems in der Frontalebene mit nach außen offenem Winkel (lateralkon-kav), wie zum Beispiel bei X-Bei-nen (Genu valgum). Der distale Knochen befindet sich in einer Abduktionsstellung.
Varus	(lat.: krumm) Achsenabweichung des Skelettsystems in der Frontal-ebene mit nach innen offenem Winkel (lateralkonvex), wie zum Beispiel bei O-Beinen (Genu varum). Der distale Knochen befindet sich in einer Adduktions-stellung.
Zentrieren	zum Mittelpunkt hin bewegen, um einen Mittelpunkt herum anord-nen

Wichtige anatomische Begriffe

abdomen, -inis	Bauch
abducens, -entis	zur Seite wegführend
abductor, -oris	Wegführer
accessorius, -a, -um	hinzukommend
acetabulum, -i	Essigschälchen, Hüftgelenkspfanne
Acromion	Schulterhöhe
adductor, -oris	Heranführer
adhaesio, -ionis	Verklebung
adiposus, -a, -um	fettreich
afferens, -entis	hinführend
ala, -ae	Flügel
albus, -a, -um	weiß
anconaeus, -a, -um	zum Ellenbogen gehörend
ante	vor, vorn
angulus, -i	Winkel
antebrachium, -i	Unterarm
anterior, -ior, -ius	vorderer
anulus, -i	kleiner Ring
anus, -i	Ring
apertura, -ae	Öffnung
aponeurosis	flächenhafte Sehne
arcuatus, -a, -um	bogenförmig
articulatio, -iones	Gelenk
ascendens, -entis	aufsteigend
asper, -a, -um	rau
autochthon	bodenständig, ursächlich durch eigene Einflüsse entstanden
biceps, bicipitis	zweiköpfig
bifurcatio, -onis	Gabelung
brachium, -i	Arm, Stiel
brevis, -e	kurz
bursa, -ae	Beutel
calcaneus, -i	Fersenbein
canalis, -i	Röhre, Kanal
capitulum, -i	Köpfchen
capsula, -ae	kleine Hülle
caput, capitis	Kopf
carpus, -i	Handwurzel
cartilago, -inis	Knorpel
cauda, -ae	Schwanz
cavitas, -atis	Aushöhlung
cervix, -icis	Hals, Nacken
chiasma, -ae	Kreuzung (der griechische Buchstabe Chi hat die Form eines „x")
chondralis, -e	knorpelig
circumferentia, -ae	Umkreis, Umfang
clavicula, -ae	Schlüsselchen
coccyx, -gis	Steißbein
collateralis, -e	zusammen, seitlich
collum, -i	Hals
columna, -ae	Säule
communis, -e	gemeinsam
condylus, -i	Gelenkwalze
conoideus, -a, -um	kegelförmig
coracoideus, -ea, -eum	rabenschnabelähnlich
coronoideus, -ea, -eum	kronenartig
corpus, -oris	Körper
costa, -ae	Rippe
coxa, -ae	Hüfte
crista, -ae	Kamm, Knochenleiste
cruciformis, -e	kreuzförmig
crus, -ris	Unterschenkel
cuboideus, -ea, -eum	würfelförmig
cuneiformis, -e	keilförmig
cutis	Haut, Oberfläche
deltoideus, -a, -um	deltaförmig
dens, dentis	Zahn
descendens, -entis	herabsteigend
digitus, -i	Finger/Zehe
discus, -i	Scheibe
dorsum, -i	Rücken
efferens, -entis	abführend, herausführend
eminentia, -ae	Erhabenheit
epicondylus, -i	außerhalb der Gelenkkapsel an der Gelenkwalze befindlicher Knochenfortsatz
erector, -oris	Aufrichter
extremitas, -atis	äußerstes Ende
facies	Oberfläche (Facies articularis = knorpelige Gelenkfläche)
fascia, -ae	Muskelhaut
fenestra, -ae	Fenster
fissura, -ae	Spalte
flavus, -a, -um	gold-gelb (Ligg. flava = gelbe Bänder)
foramen, -inis	Loch
fossa, -ae	Grube, Graben
fovea, -ae	Grübchen
frons, -tis	Stirn
gastrocnemius, -a, -um	zur Wade gehörend
gemellus, -i	Zwillingsbruder
genu, -us	Knie
glenoidale, -is	dem glänzenden Augapfel ähnlich
gluteus, -a, -um	zum Gesäß gehörend
gracilis, -e	schlank, zart

hallux, -cis	Großzehe	piriformis, -e	birnenförmig
hamatus, -a, -um	hakenförmig	pisiformis, -e	erbsenförmig
hamulus, -i	kleiner Haken	plexus, -i	Geflecht
hiatus, -i	Durchtrittsöffnung	pollex, -icis	Daumen
incisura, -ae	Einschnitt	processus, -us	Fortsatz
index, -icis	Zeigefinger	profundus, -a, -um	tief
inguinalis, -e	zur Leiste gehörend	pronator, -oris	Wender
interosseus, -a, -um	zwischen den Knochen gelegen	protuberantia, -ae	Knochenvorsprung, Erhabenheit
labium, -i	Lippe (paarig)	pulposus, -a, -um	aus weicher Substanz
labrum, -i	Lippe (Faserrand einer Gelenkfläche, z.B. an Schulter und Hüfte)	quadratus, -a, -um	viereckig
		quadriceps, -cipitis	vierköpfig
		radius, -i	Speiche
lacuna, -ae	Lücke	ramus, -i	Ast
latissimus, -a, -um	der breiteste	recessus, -i	Ausstülpung
latus, -a, -um	breit	rectus, -i	gerade
levator, -oris	Heber	recurrens, -entis	zurücklaufend
ligamentum, -i	Band	rhomboideus, -a, -um	rautenförmig
longissimus, -a, -um	der/die/das längste	sartorius, -a, -um	der zum Schneidern verwendete
longus, -a, -um	lang		
lunatus, -a, -um	mondförmig	scalenus, -a, -um	treppenartig
magnus -a, -um	groß	scaphoideus, -a, -um	kahnförmig
major, -us	groß	semitendinosus, -a, -um	halbsehnig
malleolus, -i	kleiner Hammer, Knöchel	septum, -i	Trennwand
manubrium, -i	Griff	serratus, -a, -um	gezackt
manus	Hand	soleus, -a, -um	schollenähnlich
margo, -inis	Rand	spina, -ae	Dorn
mastoideus, -ea, -eum	einer Brust ähnlich	sternum, -i	Brustbein
maximus, -a, -um	größte	styloideus, -a, -um	griffelförmig
membrana, -ea	Membran, Grenzschicht (kollagenes Bindegewebe)	sulcus, -i	Graben, Rinne
		sustentaculum, -i	Unterstützung
multifidus, -a, -um	vielfach gespalten	talus, -i	Sprungbein
musculus, -i	Muskel	tarsus, -i	Fußwurzel
minimus, -a, -um	der kleinste	tendo, -inis	Sehne
minor, -us	kleiner	tensor, -oris	Anspanner
navicula, -ae	Schifflein	teres, -etis	rund
nervus, -i	Nerv	tractus, -us	Faserzug
nucha, -ae	Nacken	transversus, -a, -um	transversal, quer
nucleus, -ei	Kern	triceps, -itis	dreiköpfig
obliquus, -a, -um	schräg	trigonum, -i	Dreieck
obturatus, -a, -um	verstopft	trochanter, -eris	Rollhügel
occipitalis, -e	zum Hinterhaupt gehörend	trochlea, -eae	Rolle
		truncus, -i	Stamm, Bündel
opponens, -entis	entgegenstellend	tuber, -is	Höcker
os, ossis	Knochen	tuberculum, -i	Höckerchen
palma, -ae	Handfläche	tuberositas, -tatis	Rauigkeit
pars, partis	Teil, Abschnitt, Anteil	ulna, -ae	Elle
pecten, -inis	Kamm	uncinatus, -a, -um	hakenartig
pectoralis, -oris	zur Brust gehörig	vagina, -ae	Hülle, Scheide
pelvis, -oris	Becken	vastus, -a, -um	groß, weit
perforans, -ntis	durchbohrend	vertebra, -ae	Wirbel
perforatus, -a, -um	durchbohrt	xiphoideus, -i	schwertförmig
pes, pedis	Fuß		

Literatur

Berg, V., Moll, H., Mink, A. J.: Manuelle Therapie der Extremitäten, Jungjohann, Lübeck 1990

Brinkmann, P., Frobin, W., Leivseth, G.: Orthopädische Biomechanik, 1. Auflage; Thieme, Stuttgart 2000

Debrunner, H. U., Hepp, W.: Orthopädisches Diagnostikum, 7. Auflage; Thieme, Stuttgart 2004

Dobner, H. J., Perry, G.: Biomechanik für Physiotherapeuten, 1. Auflage; Hippokrates, Stuttgart 2001

Egund, N., Olsson, Th., et al: Movements in the sacroiliac joints demonstrated with roentgen stereophotogrammetry; Acta Radiologica Diagnosis 19 (5), 833–846, Stockholm 1978

Frisch, H.: Programmierte Untersuchung des Bewegungsapparates, 6. Auflage; Springer, Heidelberg 1995

Frisch, H.: Programmierte Therapie am Bewegungsapparat, 4. Auflage; Springer, Heidelberg 2001

Hochschild, J.: Strukturen und Funktionen begreifen, Band 1; Thieme, Stuttgart 1998

Hochschild, J.: Strukturen und Funktionen begreifen, Band 2; Thieme, Stuttgart 2002

Kahle, W., Frotscher, M.: Taschenatlas der Anatomie, Band 3: Nervensystem und Sinnesorgane, 8. Auflage; Thieme, Stuttgart 2002

Kapandji, I. A.: Funktionelle Anatomie der Gelenke, Band 1: Obere Extremität, 2. Auflage; Enke, Stuttgart 1992

Kapandji, I. A.: Funktionelle Anatomie der Gelenke, Band 2: Untere Extremität, 2. Auflage; Enke, Stuttgart 1992

Kapandji, I. A.: Funktionelle Anatomie der Gelenke, Band 3: Rumpf und Wirbelsäule, 2. Auflage; Enke, Stuttgart 1992

Klein, P., Sommerfeld, P.: Biomechanik der menschlichen Gelenke; 1. Auflage, Urban&Fischer, München 2004

Myers, Thomas W.: Anatomy Trains; 1. Auflage, Urban&Fischer, München 2004

Netter, Frank H.: Atlas of human anatomy, Ciba Geigy, Basel/Switzerland 1989

Platzer, W.: Taschenatlas der Anatomie, Band 1: Bewegungsapparat; 8. Auflage; Thieme, Stuttgart 2003

Schünke, M., et al.: Prometheus, Lernatlas der Anatomie; Thieme, Stuttgart 2005

Rauber, A., Kopsch, F.: Anatomie des Menschen, Lehrbuch und Atlas, Band 1: Bewegungsapparat, 3. Auflage; Thieme, Stuttgart 2003

Sobotta, J.: Atlas der Anatomie des Menschen, Band 1: Kopf, Hals, obere Extremität, 21. Auflage; Urban&Fischer, München 2000

Sobotta, J.: Atlas der Anatomie des Menschen, Band 2: Rumpf, Eingeweide, untere Extremität, 21. Auflage; Urban&Fischer, München 2000

Travell, Janet G., Simons, David G.: Handbuch der Muskeltriggerpunkte, Band 1 Obere Extremität, Kopf und Thorax, 1. Auflage; Urban&Fischer, München 2000

Travell, Janet G., Simons, David G.: Handbuch der Muskeltriggerpunkte, Band 2: Untere Extremität, 2. Auflage; Urban&Fischer, München 2002

Voll, J.: Handbuch Sporttraumatologie, Sportorthopädie; Karl F. Haug Fachbuchverlag, Stuttgart 1995

Bildnachweis

Susanne Adler, Lübeck
Abb. 2.18, 2.21–2.24, 2.26–2.29, 2.34, 2.35, 2.38–2.40, 2.42, 2.43, 2.47–2.49, 2.51, 2.53, 2.59, 2.60, 3.18, 3.19, 3.21–3.27, 3.29, 3.35–3.39, 3.41, 3.44, 3.48, 3.49, 3.51–3.65, 4.16, 4.18–4.25, 4.27–4.28, 4.30, 4.31, 4.41, 4.42, 4.44–4.47, 4.56, 4.57, 4.60, 4.62–4.65, 4.71–4.75

Christoph Röbbelen, Frankfurt a. M.
Abb. 1.1–1.60, 2.25, 2.30, 2.41, 2.50, 3.20, 3.28, 3.40, 3.50, 4.5, 4.17, 4.26, 4.29, 4.43, 4.61, 4.76, 5.1–5.14

Alle nicht explizit aufgeführten Abbildungen stammen aus:
Sobotta Atlas der Anatomie des Menschen
21., neu bearb. Aufl. in einem Band
Elsevier GmbH, Urban & Fischer Verlag
München, 2004

Index

8751242R10202

Printed in Germany
by Amazon Distribution
GmbH, Leipzig